临床常见药物不良反应与防治

陈智娴　孟德钢　文　彤　著

U0325127

吉林科学技术出版社

图书在版编目（CIP）数据

临床常见药物不良反应与防治 / 陈智娴，孟德钢，文彤著. —— 长春：吉林科学技术出版社，2023.6
ISBN 978-7-5744-0568-4

Ⅰ. ①临… Ⅱ. ①陈… ②孟… ③文… Ⅲ. ①药物副作用－防治 Ⅳ. ①R961

中国国家版本馆 CIP 数据核字（2023）第 113907 号

临床常见药物不良反应与防治

著	陈智娴　孟德钢　文　彤	
出 版 人	宛　霞	
责任编辑	韩铭鑫	
封面设计	张啸天	
制　　版	济南越凡印务有限公司	
幅面尺寸	170mm×240mm	
开　　本	16	
字　　数	412 千字	
印　　张	26.25	
印　　数	1–1500 册	
版　　次	2023年6月第1版	
印　　次	2024年2月第1次印刷	

出　　版　吉林科学技术出版社
发　　行　吉林科学技术出版社
地　　址　长春市福祉大路5788号
邮　　编　130118
发行部电话/传真　0431-81629529 81629530 81629531
　　　　　　　　　81629532 81629533 81629534
储运部电话　0431-86059116
编辑部电话　0431-81629518
印　　刷　三河市嵩川印刷有限公司

书　　号　ISBN 978-7-5744-0568-4
定　　价　210.00元

版权所有　翻印必究　举报电话：0431-81629508

前　言

临床用药的目的是治病救人。然而,药物的作用是多方面的,患者自身状况及对药物的反应也千差万别,多药并用后,药物之间发生相互作用并因此对机体造成影响。如果用药不当,不但达不到治病救人的目的,还会导致药源性疾病,甚至危及患者的生命。因此,医药工作者应全面了解临床常用药物知识。不仅要掌握药物的作用与适应证、用法与用量,还必须对药物的不良反应、相互作用、禁忌证、慎用证及用药监护等有充分的认识,才能为患者正确地选择、合理地使用药物,最大程度发挥药物的治疗作用,使药物的不良反应降到最低。

本书由第一作者陈智娴(现就职于江苏省南通卫生高等职业技术学校)编写了第一章至第三章,共计 10 万字符;第二作者孟德钢[现就职于绍兴市柯桥区食品药品检验检测中心(柯桥区药品不良反应监测站)]编写了第五、六、七、十章,共计 10 万字符;第三作者文彤(现就职于湖南省湘乡市人民医院)编写了第八、九章,共计 6 万字符;第四作者张娇(现就职于成都市龙泉驿区第一人民医院)编写了第四章,共计 3 万字符。内容包括药物不良反应概述、抗菌药物不良反应与防治、中枢神经系统药物不良反应与防治、呼吸系统药物不良反应与防治、心血管系统药物不良反应与防治、消化系统药物不良反应与防治、血液系统药物不良反应与防治、泌尿系统药物不良反应与防治、内分泌系统药物不良反应与防治。本书作者根据多年的工作经验,参考有关文献资料及药物说明书,在药物的不良反应、中毒救治与监控预防等方面做了大量的工作,以常见药物不良反应与救治为重点,以较强的理论性、创新性、针对性、实用性介绍了药品不良反应相关知识、重要器官系统损害救治处理原则以及正确认识和对待药物不良反应等内容。本书条理清晰,层次鲜明,方便读者阅读,为急性药物不良反应与中毒救治提供更多的方法,具有较强的实用价值。

在编写过程中笔者参阅了大量的相关专著及论文,在此对相关文献的作者表示感谢。由于编写水平有限,书中难免存在不妥之处,敬请各位专家、读者批评指正。

目　录

第一章　概述

第一节　药物不良反应的概念和分类

一、药物不良反应的概念

凡与用药目的无关，并为患者带来不适或痛苦的反应统称为药物不良反应。具体来说合格药品（假冒伪劣药品不在此范畴）在正常用法用量下出现的与用药目的无关的有害反应，亦可称为药品不良反应（adverse drug reaction, ADR）。药源性疾病是由药物引起的人体功能或结构的损害，并有临床过程的疾病，其实质是药物不良反应的结果。据世界卫生组织统计，因药品不良反应住院的患者占住院人数的 $5\%\sim10\%$，而住院患者中发生药品不良反应的人数达 $10\%\sim20\%$，致死率为 $0.24\%\sim2.9\%$。药物不良反应一般是可预知的，但是是不可避免的，有的甚至难以恢复。广义的药物不良反应包括由于药品质量问题或用药不当所引起的有害反应。

二、药物不良反应的分类

（一）根据不良反应的性质分类

根据不良反应的性质可分为：副作用、毒性反应、变态反应、后遗效应、停药反应、特异质反应、"三致"作用、药物依赖性、过度作用、首剂效应等。

1. 副作用

副作用是在药物正常的治疗量时出现，而与治疗目的无关的效应。当药物的某一作用为治疗目的时，其他效应就成为副作用；副作用发生的基础是药物的选择性不高。阿托品作为解痉药服用时，其抑制腺体分泌引起的口干、心悸、视物模糊、眼压升高等即为副作用；当阿托品用于治疗严重盗汗或流涎症时，其抑制腺体分泌的作用则成了治疗作用，而松弛胃肠平滑肌作用引起便秘又成了副作用。这种副作用是不可避免的,但一般可以预料、可以减轻,能通过调整剂量或合并用药来缓解、纠正。例如麻黄碱治疗支气管哮喘时,引起患者失眠,若同时给予镇静药可减轻其中枢兴奋作用。

2. 过度作用

药物在一般情况下产生治疗效应,即适度地调节机体功能,使其趋向正常。但药物有时候会出现过强的效应而致不良反应,如镇静药引起嗜睡、降压药引起血压过低、降糖药致低血糖等。

3. 毒性作用

在治疗量下不出现,仅在剂量过大或用药时间过长,体内药物蓄积过多时才出现的反应称之为毒性反应。毒性反应会引起机体功能或组织结构的改变。毒性反应立即发生称为急性毒性;长期用药后逐渐发生的称为慢性毒性。毒性反应与该药的治疗指数有关,治疗指数愈小,毒性愈大,安全性愈小。对治疗指数小的几类药物,使用时尤其应加以注意。如洋地黄类、氨基糖苷类(链霉素、妥布霉素)、降血糖药(胰岛素、磺酰脲类)、抗癌药(氨甲蝶呤)、抗凝药(肝素)、抗心律失常药(利多卡因)、抗癫痫药(苯妥英钠)、抗高血压药(β受体阻滞药)等。毒性作用一般是可预知的,采用剂量个体化,控制给药时间和间隔,定期检查相关功能,必要时停药或更换用药,也可避免。

4. 变态反应

机体对药物不正常的免疫反应称为变态反应,又称过敏反应。变态反应出现于过敏体质者,临床表现则因药、因人而异。其反应性质与药物效应、剂量无关,但反应程度相差大,从皮疹、发热至血液系统抑制、肝功能损害,甚至休克。有些大分子药物本身具有半抗原性,与人体内蛋白质结合形成抗原,如某些抗生素。药物作为半抗原,在体内与生物大分子结合成抗原复合物并具有抗原性,经过 7～10d 潜伏期后,产生抗体。当再次接触就会引起变态反应。

5. 后遗效应

停药后药物浓度降至有效浓度下,仍有残留的生物效应,称为后遗效应。如口服巴比妥类药物,次晨出现的宿醉现象;长期服用肾上腺皮质激素后引起的肾上腺皮质萎缩。

6. 停药反应

长期服用某些药物,突然停药后,原有疾病出现加剧的现象称为停药反应,又可称为反跳现象。如长期应用 β 受体阻滞药普萘洛尔治疗高血压、心绞痛等,突然停药,血压升高或心绞痛发作而产生危险,这种反应可能是由于 β 受体上调,对内源性去甲肾上腺素等递质增敏的结果。再如长期应用皮质激素类药物突然停药,则发生急性肾上腺皮质功能不全综合征,其严重程度与其应用的剂量和时间有关。这可能与干扰下丘脑—垂体—肾上腺轴的负反馈有关,致肾上腺皮质萎缩,使下丘脑、垂体对低浓度的皮质激素不能做出正常反应。

此外,苯二氮䓬类药物突然停药,出现反跳和戒断症状,如失眠、焦虑、兴奋不安、震颤、惊厥、精神失常等,但较巴比妥类轻。

7. 继发效应

继发效应又称治疗矛盾,是由治疗效应所带来的不良后果。应用广谱抗生素,体内对抗生素敏感的细菌被杀死,而不敏感的菌株大量繁殖。

8. 特异质反应

特异质反应大多是由于生化过程异常所致,往往与遗传因素有关。有些患者红细胞内缺乏葡萄糖－6－磷酸脱氢酶(G－6－PD),服用伯氨喹后,易发生溶血性贫血。使用骨骼肌松弛药琥珀胆碱引起的特异质反应是由于先天性血浆胆碱酯酶缺乏。特异质反应严重程度与剂量有关,药理拮抗药可能救治。

9.“三致”作用

“三致”作用是指致畸、致突变和致癌作用,均属慢性毒性反应。

(1)致畸作用:在胎儿快速发育期内,使用一次药物有时也会影响胎儿的体形结构,沙利度胺就是如此,其引起的短肢畸形发生于孕后的4～7周,这一时期正是四肢发育的时期。在孕期胎儿发育的各个阶段,持续接触致畸药物,可能产生累积作用,尤其在孕期前6个月。致畸作用的发生率与药物的剂量呈正相关,有的致畸药物对某一器官有选择性,有的在胎儿发育特定阶段产生作用。当然,即使无任何致畸物接触时,新生儿畸形的发生率也有3%。目前已发现有30种药物有致畸作用,如丙咪嗪、苯丙胺、氯丙嗪、氨甲蝶呤、巯嘌呤、白消安、环磷酰胺、雄性激素、孕酮、氯氮䓬、地西泮、苯巴比妥、氟哌啶醇、阿司匹林、奎宁、四环素、链霉素、乙胺嘧啶、华法林、甲苯磺丁脲、氯磺丙脲、格列本脲(优降糖)等。

(2)致突变作用和致癌作用:有些药物长期应用,可能作用于DNA导致细胞突变,甚至癌变。自20世纪70年代,医学文献中出现了医源性致癌,其泛指与医疗措施有关的各种因素,当然包含了药物引起肿瘤,从而药物致癌性问题日益受到重视。国际癌症研究所对368种可能对人有致癌危险的物质进行评估,发现有25～30种化学药物与肿瘤有关。有些药物长期服用以后,引起机体某些器官、组织、细胞的过度增殖,形成肿瘤。有些药物已被正式列入致癌物或叫能致癌物,如己烯雌酚、右旋美法(其左旋体为 L-溶肉瘤素)、苯丁酸氮芥、环磷酰胺、右旋糖酐铁、非那西丁、羟甲烯龙等;有些药物目前已发现有致癌作用的报道,如利血平、多巴胺、氯霉素、苯妥英钠、苯巴比妥、异烟肼、保泰松、苯丙胺、黄体酮、氯贝丁酯、煤焦油软膏等。中国自 1985 年以来已发现 117 名银屑病患者服用乙双吗啉、乙亚胺(双酮嗪)等药物后,出现急性白血病、肝癌、肾癌、膀胱癌等。

10. 药物依赖性

某些药物长期应用后,停药后产生心理上的渴求称心理依赖性(习惯性)。有些药物停药后除心理上的强烈渴求外,还有生理上的依赖性,此种依赖性通常称之为成瘾性,是一种病态表现。具有生理依赖性的药物长期应用可成瘾,停药后体内不能维持正常生理功能,发生戒断综合征,轻者不适,重者出现惊厥,甚至死亡。有的药物很易成瘾,如吗啡、阿片制剂、哌替啶等,此类药品均应严格管理。

(二)根据不良反应有无剂量依赖性分类

根据不良反应有无剂量依赖性分类可将药物不良反应分成:甲型药物不良反应和乙型药物不良反应两种。

1. 甲型药物不良反应

甲型药物不良反应指由于药物的药理作用增强所引起的不良反应,是药物固有作用增强和持续。如过渡作用、副作用、毒性反应及首剂效应等。其程度轻重与用药剂量有关,一般容易预测,发生率较高,死亡率较低。如,当血浆苯妥英钠的浓度超过 $20\mu g/ml$ 时,即可发生运动失调和眼球震颤等不良反应,而成人每日口服 300mg 的常规剂量,其血药浓度可达 $4\sim40\mu g/ml$,这意味着有相当一部分患者会出现不良反应。

2. 乙型药物不良反应

乙型药物不良反应指与药物固有的药理作用无关的异常反应,而与药物的变质和人体特异质有关。通常难以预测在具体患者身上是否会出现,在药物研究阶段的常规毒理学试验中难以发现,一般与用药剂量无关,发生率较低但死亡率较高。许多不良反应并非由药物有效成分本身,而是由于生产中使用的添加剂,或者由于生产过程中产生的杂质,药品在储存、保管、运输过程中产生的氧化、分解、降解、聚合产物而产生的。如青霉素的变态反应主要是由于其分解或降解产物青霉噻唑酸、青霉烯酸等与机体血浆蛋白结合形成抗原而引起。

第二节　药物不良反应的发生机制

药物不良反应发生的机制比较复杂。为了便于机制分析,将按照药物不良反应两种分型即甲型不良反应和乙型不良反应分别进行论述。

一、甲型不良反应发生机制

(一)药动学原因

1. 药物的吸收

大多数药物口服后给药,吸收的量和速度会影响药物不良反应的发生。脂溶性药物容易在肠道内吸收,在较短的时间里就达到较高的血药浓度,从而引起甲型药物不良反应。非脂溶性药物在消化道里的吸收不规则、不完全,个体差异大。例如胍乙啶在治疗高血压时,其剂量范围可在 $10\sim100\mathrm{mg/d}$,其吸收程度可以从 $3\%\sim27\%$ 不等。说明给予同样剂量,在某些患者还没有出现疗效,而在另一些患者已发生不良反应。

2. 药物的分布

药物在循环中分布的量和范围受局部血流量和药物穿透细胞难易的影响。例如经肝代谢的利多卡因,受肝血流量的影响。当心衰、出血或静脉滴注去甲肾上腺素时,肝血流量减少,利多卡因的消除率降低。又如循环中血浆蛋白含量相对稳定,与药物的结合部位和结合容量都是有限度的,随着药物量的增加,血浆蛋白结合达饱和,略增加药量,就可使血中游离型药物剧增,导致药效增强或毒性反应。服用血浆蛋白结合率为 99% 的双香豆素后,再服用保泰松,由于保泰松与蛋白亲和力强于双香豆素,保泰松可将双香豆素从蛋白结合中置换出来,使双香豆素被游离,血中的双香豆素成倍增加,其抗凝作用增强而导致出血。同样,老年人、病程较长的慢性患者、长期处于营养状况不良的患者,血中蛋白含量降低都可增加不良反应发生率。不同药物对人体不同器官、组织细胞的亲和力是不一样的,从而引起不同的不良反应。例如氯喹对黑色素有高度亲和力,可高度蓄积在含黑色素的眼组织中,从而引起视网膜变性。

3. 药物的生物转化

药物主要在肝脏进行代谢,第一阶段主要进行氧化、还原或水解,第二阶段进行葡萄糖醛酸化、硫酸化、乙酰化和甲基化等,在肝细胞内质网中,药物经微粒体氧化酶进行氧化。药物氧化速率主要取决于基因多态性,个体之间有很大差异,例如每天服用苯妥英钠 300mg,药物血浆浓度可在 $4\sim40\mu g/ml$ 波动。当其血浆浓度超过 $20\mu g/ml$,即可产生甲型不良反应。有些药物如巴比妥类、苯妥英钠、保泰松、多西环素等能诱导另一些药物的氧化,从而加速这些药物的代谢。例如巴比妥类与抗凝药合用可使抗凝作用减弱,甚至消失,另一些药物可抑制肝微粒体酶的氧化作用,因而导致某些经肝氧化代谢的药物产生甲型不良反应。例如单胺氧化酶抑制剂苯乙肼,可抑制肝微粒体酶合成,使乙醇和儿茶酚胺类经肝微粒体氧化作用减弱,而出现严重甲型不良反应。氯丙嗪可抑制普萘洛尔的代谢转化,加强了后者对心血管系统的抑制作用,可致严重的低血压。神经递质、激素和某些维生素主要通过与特异受体结合而发挥药理作用;个体间的受体不但在数量上不同,而且在受体的敏感性也可受其他药物的影响,例如乙诺(一种蛋白同化制剂,去甲基乙基睾丸素,norethandrolone)能增加华法林对肝脏受体部位的亲和力,当与抗凝药华法林合用时,可使后者毒性增强而出血。

4. 药物排泄

婴幼儿、老年人、肾脏疾病者,由于肾小球滤过功能不足或减退,使这些药物从体内的排泄不畅,药物在体内的滞留时间延长,血药浓度维持在较高的水平,从而引起甲型不良反应。这对一些毒性大的药物如地高辛、氨基糖苷类抗生素和多黏菌素等,需特别注意。

(二)机体因素

1. 体内离子平衡的影响

有些药物不良反应的发生是由于干扰了体内的离子平衡。例如强心苷通过抑制 Na^+-K^+-ATP 酶,增加心肌细胞内的 Ca^{2+} 而产生正性肌力作用,使心肌收缩力加强;当中毒量的强心苷严重抑制 Na^+-K^+-ATP 酶,可引起细胞内 Na^+、Ca^{2+} 明显增加,使细胞内 Ca^{2+} 超负荷,过量的 Ca^{2+} 可引起细胞内 Ca^{2+} 释放和再摄取的自发循环,并可诱导产生由 Ca^{2+} 携带的内向电流,引起后去极,这是强心苷中毒引起心律失常的原因之一。另外,细胞内明显缺钾,减少静息电位或最大舒张电位,使心肌细胞自律性增高,传导速度减慢,也易致心律失常。

2. 受体调节的异常

受体除对机体生理和生化过程的调节作用以外,受体本身也受多种激素乃至生理、药理和病理的调节。受体的数量和质量总是处在动态平衡状态。长期用受体激动药可导致受体的脱敏，又称不应性或向下调节，从而减弱药理效应，这种现象在治疗上是十分重要的，例如在治疗哮喘时，长期用 β 受体激动药作为支气管扩张药，可出现药效的递减。另一方面，相反的现象也会出现，如长期用拮抗剂可致受体的高反应性或向上调节，突然停药可引起反跳反应，使病情加重或恶化。在某些疾病中，受体功能的异常可能是发病的原因。例如重症肌无力和胰岛素抵抗性糖尿病就可能分别与 N 胆碱受体和胰岛素受体的自身免疫性衰减有关。

二、乙型不良反应发生机制

（一）药物因素

许多不良反应不是药物有效成分本身造成的，而是由于生产过程使用的添加剂，例如稳定剂、着色剂、赋形剂、乳化剂、增溶剂等，或者化学合成中产生的杂质以及药品在贮藏保管、运输过程中产生的氧化、分解、降解、聚合等产物所致。例如四环素的降解产物差向四环素和脱水差向四环素的毒性分别是四环素的 70 倍和 250 倍。青霉素的变态反应主要由于其分解或降解产物青霉噻唑酸、青霉烯酸等与机体血浆蛋白结合形成抗原而引起。

（二）机体因素

患者体内在遗传、新陈代谢、酶系统方面存在一些异常和缺陷，一般情况下不能被发现，一旦接触某些药物以后，就会暴露出来，出现一些不良反应。有些人红细胞内的葡萄糖－6－磷酸脱氢酶（G－6－PD）缺乏，服用常规剂量伯氨喹或磺胺类药物后，容易出现溶血性反应。有些患者肝细胞内缺乏乙酰化酶，使体内乙酰化过程减慢，服用异烟肼后容易引起多发性神经炎和维生素 B_6 缺乏症，服用肼屈嗪后可引起全身性红斑狼疮样综合征。此外还有氯霉素诱发的再生障碍性贫血，口服避孕药引起的胆汁淤积性黄疸等。

第三节　影响药物不良反应产生的因素

药物在机体内外因素影响下,其药效可能增强或减弱,也可能产生与治疗目的无关的效应,给患者带来痛苦或损害。药物不良反应是在药物与机体相互作用下出现的,其发生受许多因素的影响。下面分别分析药物或机体两方面的影响因素。

一、药物方面的因素

(一)药物的理化性质和化学结构

口服药物的脂溶性越强,在消化道里越容易吸收,从而越容易出现不良反应。

有些药物在化学结构上相似,出现的不良反应也相似,例如青霉素类药物都能引起变态反应;青霉素 G、氨苄西林、竣苄西林等都能引起过敏性肾病或间质性肾炎。但有时候,有些药物在化学结构上非常类似,而不良反应却有很大的不同,例如酮洛芬和氟比洛芬在化学结构上很相似,据报道前者的不良反应发生率为 16.2%,后者为 52.5%。

(二)药物的剂量、剂型和给药途径

服用螺内酯,其剂量为 100mg 时,对男性乳房没有明显的影响;当其剂量为 200mg 时,12 例服药者中有 2 例发现乳房增大;剂量为 300mg 时,11 例服药者中有 3 例乳房增大。氯霉素口服时,对造血系统损害较常见;但胃肠道外途径用药时,造血系统损害较少。

(三)药物的质量

同一种药物,因生产厂家不同,制剂技术差别,杂质去除率不同,其不良反应的发生率也不同。例如氯贝丁酯中的对氯苯酚是发生皮炎的原因;氨苄西林中的蛋白质是发生药疹的原因。药物的杂质指药物生产过程中加入的稳定剂、赋形剂、着色剂,甚至混入的微量高分子杂质。例如胶囊染料常会引起固定性皮疹。

（四）连续用药的时间

一般而言,连续用药的时间越长,发生药物不良反应可能性越大。同一剂量下服用螺内酯,服用 8 周以内,没有出现男性乳房增大,但服用 24 周后,男性乳房增大的发生率高达 66%。

（五）药物作用延伸

很多药物应用一段时间后,由于其药理作用导致一些不良反应。例如长期大剂量使用糖皮质激素,能使毛细血管出血,皮肤、黏膜出现红斑、瘀点,出现肾上腺皮质功能亢进。

（六）药物的选择性

由于许多药物缺乏高度的选择性,在实现治疗目的过程中,对一些无关的系统、脏器、功能也产生影响,有的甚至有毒害作用。例如抗恶性肿瘤药物,杀死肿瘤细胞的同时,也杀伤宿主功能活跃的正常细胞。

二、机体方面的因素

（一）年龄

1. 小儿

特别是新生儿与早产儿,脏器功能发育不全,对药物的敏感性高。药物代谢速度慢,肾脏排泄功能差,药物易通过血脑屏障,所以不良反应发生率较高,其表现与成年人也可不同。小儿对中枢抑制药、影响水盐代谢及酸碱平衡的药物易出现不良反应。

与成年人相比,新生儿体液比例较大,水盐代谢快,所以对影响水盐代谢和酸碱平衡的药物较敏感;血浆蛋白的总量较少,药物与血浆蛋白结合率低,对药物敏感性高;肝肾功能发育不全,新生儿肾功能只有成年人的 20%,药物清除率低,如应用庆大霉素等肾消除的药物明显延长而蓄积中毒;新生儿肝脏葡萄糖酸结合能力差,应用氯霉素或吗啡易导致灰婴综合征及呼吸抑制。总之,小儿,尤其新生儿与婴幼儿,生理、生化功能与成年人有较大差别,并非按比例缩小的成年人。特别是自身调节功能都未发育完全,药物易进入中枢神经系统而产生不良反应。另外小儿生长发育旺盛,氟喹诺酮类药物可影响生长发育,同化激素影响长骨发育,四环素可影响牙齿发育等。

2. 老人

老年人生理功能衰退的迟早快慢各人不同,因此没有绝对的年龄划分界线,在医学方面一般以 65 岁以上为老年人。老年人由于存在不同脏器功能退化,药物代谢速度较慢,血浆蛋白含量下降,较成年人更易发生不良反应。例如青霉素在成年人半衰期为 0.55h,而老年人则为 1h;苯妥英钠与血浆蛋白结合率,老年人较 45 岁以下的人要低 26%。老年人服用中枢神经系统的药物易致神经错乱,服用心血管系统的药物易致血压下降、心律失常,服用阻滞 M 胆碱受体药易致尿潴留、便秘及青光眼发作。所以,老年人用药应慎重,用药剂量要适当减少。此外,一些老年人由于记忆力减退,用药的依从性较差,服用多种药物时,应仔细交代服药方法。

(二)性别

一般来说,对药物的不良反应,女性较男性更为敏感。有人调查了 1160 人中的药物不良反应发生情况,发现女性为 14.2%(68/478),男性为 7.3%(50/682),女性不良反应为男性患者的 2 倍。氯霉素引起的再生障碍性贫血,女性约为男性的 2 倍。患慢性气喘的患者服用阿司匹林后发生变态反应的人数中,男性占 39%,女性占 61%。但在药物性皮炎,男性发生率却高于女性,其比例约为 3:2。

女性有月经、妊娠、哺乳等特殊问题。妇女在月经期服用导泻药和抗凝药会导致盆腔充血,月经增多。妊娠者用药不慎,可导致胎儿流产、发育不良、畸胎等严重后果。妊娠妇女应严禁使用锂盐、乙醇、华法林、苯妥英钠及性激素等。有报道女性患者在妊娠期间服用阿司匹林,分娩时易出现血量增加,而且新生儿也有并发出血的危险。妊娠后期和哺乳期妇女应注意可通过胎盘及乳汁的药物对胎儿和婴儿发育的影响,如奈替米星和吗啡。

(三)种族差别

现在已经发现,一些药物的不良反应在不同种族或民族的用药者间存在区别。一些药物进入体内需经过乙酰化后被代谢,乙酰化过程有快型和慢型。例如抗结核病药异烟肼乙酰化速度分为快代谢型和慢代谢型,前者尿中乙酰化异烟肼较多,后者尿中游离异烟肼较多。日本人、因纽特人慢乙酰化者很少,而欧美白种人慢乙酰化可达 50%~60%,中国人慢乙酰化者仅占 26.5%。所以异烟肼在白种人易引发神经炎,而黄种人则引起肝损伤。抗结核病药物吡嗪酰胺引起肝脏损害的发生率在非洲黑人中约为 3.6%;而在中国香港人中可高达 27.3%。氯碘羟喹能引起亚急性脊髓视神经病,在日本人中发生率高,而且发病较快。北欧和智利的妇女口服避孕药后发生胆汁淤积性黄疸者较多。白种人应用吗啡后呼吸抑制和血压降低等不良反应发生率高于中国人;相反,中国人应用吗啡后发生恶心、呕吐等不良反应的发生率明显高于白种人。黄种人服用奥美拉唑、氯胍、地西泮、丙咪嗪、普萘洛尔等药物时,不良反应发生率高于白种人,因为前者经 CYP2C19 代谢的弱代谢发生率为后者的 5 倍(分别为 15%、3%)。

缺乏葡萄糖-6-磷酸脱氢酶(G-6-PD)患者中,非洲人和北美黑人多是缺乏 G-6-PDA,在服用伯氨喹等出现的溶血性贫血时,红细胞损害不太严重;而地中海地区、高加索人中主要缺乏 G-6-PDB,红细胞损害就比较严重。

(四)个体差异

不同个体对同一剂量的相同药物有不同的反应,这种因人而异的药物反应性称为个体差异。个体差异与遗传、新陈代谢、酶系统以及生活习惯等方面差异有关。药物代谢酶的遗传多型性是造成个体差异的一个重要原因。细胞色素 P450 酶系中 CYP2C19 均存在遗传多型性,CYP2C19 弱代谢人群服用美芬妥因、奥美拉唑等药物后,血药浓度显著高于强代谢型人,很容易发生不良反应。CYP2D6 弱代谢人服用三环类抗抑郁药常产生排尿困难、心律失常等不良反应。可待因经 CYP2D6 代谢脱甲基生成吗啡产生镇痛作用,但在弱倾型人群,难于生成吗啡,故镇痛作用极弱。抗疟药氯胍经 CYP2C19 代谢为环氯胍而抗疟,但在弱代谢型人几乎无作用。

有报道 300 例男性患者应用水杨酸钠治疗,有 2/3 的患者在总量为 6.5～13g 时发生不良反应;但剂量仅为 3.25g 时,已有数例患者出现不良反应;但也有个别患者在总量达 30.08g 时才出现不良反应。引起不良反应的剂量在不同个体相差可达 10 倍。有时,个体差异也会影响到药物作用的性质。例如,巴比妥类药物在一般催眠剂量时,对大多数人可以产生催眠作用,但对个别人不但不催眠,甚至引起焦躁不安,不能入睡。吗啡也有类似情况,对个别人不表现抑制作用,相反却是兴奋作用。某些过敏体质的人,用药后产生变态反应,这是机体将药物视为一种外来物质所产生的免疫反应。磺胺类药物可引起发热、药疹、局部水肿,严重者可发生剥脱性皮炎,青霉素可引起过敏性休克。

（五）用药者的病理状况

用药者的病理状况影响药物药效学和药动学，使不良反应发生率和临床表现发生改变。例如一般人对阿司匹林的变态反应不多见，但患有慢性支气管炎的患者中，过敏的发生率可达 28％；氨苄西林在一般人中的皮疹发生率为 3.1％～3.8％，但在患单核细胞增多症的患者，皮疹发生率可达 42％～100％。地西泮在一般人半衰期约为 46.6h，但在肝硬化患者可达 105.6h；哌替啶在一般人的血浆半衰期为 3.8h，但在急性病毒性肝炎患者可长达 7h；在肾功能正常者多黏菌素的神经系统毒性反应的发生率约为 7％，但在肾功能不良者可高达 80％。

抑郁症、溃疡病、帕金森病、创伤或手术等使胃排空延长，延缓口服药物吸收；心功能不全及休克等因血液循环不畅也影响药物吸收。低蛋白血症患者，药物与血浆蛋白结合率低，使血中游离型药物浓度增高，增加发生不良反应的几率。中枢炎症时血脑屏障功能减弱，药物进入中枢增加，即有可能提高疗效，也有可能增加中枢毒性。肝肾功能不全者可明显改变药物代谢和排泄，使药物的清除率降低，半衰期延长，药物体内蓄积而中毒，临床治疗中务必根据患者肝肾功能调整用药方案。患者同时存在潜在性疾病也可导致严重不良反应，例如氯霉素加重糖尿病，M 胆碱受体阻断药诱发青光眼等。

（六）饮酒吸烟和食物对药物不良反应的影响

患者某些生活习惯可影响药物的作用，尤以烟酒嗜好最为突出，应引起广泛重视。乙醇本身是许多药物代谢酶的诱导剂，可加速一些药物在人体内的代谢转化，降低疗效。另一方面乙醇对交感神经、血管运动中枢有抑制作用，与异山梨酯、氨茶碱、利血平等合用，导致血压显著下降，出现直立性低血压。乙醇尚能增强地西泮、氯氮䓬等中枢抑制药的作用，导致重度抑制。吸烟诱导 P450 酶系 CYP1A2 活性，使某些药物如氯氮䓬、地西泮等代谢加快，缩短 $t_{1/2}$，血药浓度降低，作用减弱。长期吸烟者的普萘洛尔、茶碱的清除率比正常人快 2～3 倍，安替比林、苯妥英钠、非那西丁消除也加快。

富含脂肪的食物能增加机体对脂溶性药物的吸收，在短时间内达到较高的血药浓度。长时间的低蛋白饮食或营养不良，可使肝细胞微粒体酶活性下降，药物代谢速度减慢，容易引起不良反应。维生素 B_6 缺乏时，可加重异烟肼引起的神经系统损害。富含酪氨酸的食物如奶酪、啤酒、腌鱼、鸡肝等能促进去甲肾上腺素的释放,引起血压升高。

三、其他因素

(一)给药途径

药物剂型不同给药途径亦不同。临床常用的给药途径主要有消化道给药、注射给药、呼吸道给药和皮肤黏膜给药。不同给药途径的药物吸收速率不同,关系到药物的吸收、分布、作用的快慢、强弱和持续时间。一般规律是静脉注射>(快于)吸入>肌肉注射>皮下注射>口服>直肠>贴皮。口服给药为最经济、最简便、最安全的途径,凡是神志清楚又能主动配合的患者都应优先考虑口服。注射给药是把无菌的药液直接注入组织内、体腔内或血管中,其中以肌内注射和静脉注射用得最多。注射给药吸收迅速、剂量准确,可避免消化液破坏,适用于不能口服和病情危急的患者,但注射药物时,要求无菌操作,尤其静脉注射的要求更高,否则容易引起感染,甚至发生生命危险。因此,注射药物一定要由医务人员操作,才能确保安全。当前,临床上静脉注射和静脉滴注应用过多,超出了"不能口服或病情危急"的界定,尤其在抗生素滥用、病毒性疾病传播、艾滋病蔓延的今天,应引起临床医务工作者的重视。

(二)联合用药与药物相互作用

临床上常联合应用两种或两种以上药物以达到提高疗效或减少不良反应。但不合理的联合用药现象日益增多,如抗菌药物的联合应用。用一种抗菌药就能控制感染者居多,仅少数需联合治疗。即使联合治疗,通常两种药物联用即可,而三联、四联一般无大必要,反而会增加毒副反应。作用机制相同的抗菌药不宜合用(如联用两种氨基糖苷类抗生素),此种联合用药的疗效不一定比单用的好,反而增加药物的毒性反应,甚至因共同竞争靶位而出现拮抗现象(如红霉素与林可霉素或氯霉素合用)。

药物相互作用是指某种药物的作用由于其他药物或化学物质的存在而受到干扰,使该药的疗效发生变化或产生药物不良反应。化学物质可能是烟、酒或毒品,也可能是食物中的某种成分(如酪胺)或一些残存的物质(如杀虫剂),疗效变化包括药物原有疗效的提高或毒性增大(协同作用)和药物原有的疗效降低或毒性减轻(拮抗作用)。联合用药应起到提高疗效和(或)减轻毒性的作用,力求避免毒性加大和(或)疗效降低的不良药物相互作用。虽然临床上联合用药的情况非常普遍,但药物相互作用往往只是在对患者造成有害影响时才引起充分重视,所以狭义的药物相互作用通常是指两种或两种以上药物在患者体内共同存在时产生的不良影响,而这种不良影响是单用一个药物时所没有的。

（三）用药时间

有的药物对胃刺激性强,应于饭后服;胰岛素应在饭前注射;催眠药应在临睡前服。给药间隔一般以药物的半衰期为参考依据,但在有抗菌后效应的药物,在此时间细菌尚未恢复其活力,其给药间隔可适当延长。肝肾功能不全者,可适当延长给药间隔时间。总之,给药间隔时间短,易致累积中毒;给药间隔时间延长,血药浓度波动增大,抗菌药物易产生耐药性。对一般疾病和急重患者,疾病症状消失后即可停药。对某些慢性疾病及感染性疾病应按规定用药,以避免疾病复发和加重。停药不当也可引起不良反应,例如治疗严重皮疹,停用糖皮质激素或减药过快,会产生"反跳"。

（四）医师和药师的职业道德问题

少数医药工作者或单位在经济利益驱使下,不顾职业道德而造成选药或用药不当。如本可以用一般有效但价廉的药物进行治疗,却改用价格昂贵、毒性资料不全、用药经验不足的新药;制药企业质量控制不严,营销中的不正当竞争导致的大处方、乱用及滥用药;还有因患者无力支付高额药费,改用价廉、毒性大甚至将被淘汰的老药。这些都会增加药物不良反应的发生概率,甚至导致严重的"药害"事件。

第四节 药物不良反应的诊断与预防

随着人们生存质量和用药水平的提高,对药物不良反应事件的发生日趋关注,各种媒体官方机构报道的药物不良反应发生率已达相当严重的数字,那么如何减少和避免此类不良事件的发生,及时正确地诊断与预防,成为当前医药工作者及患者共同关注的内容。临床确定药物不良反应或药源性疾病的主要问题是要正确确定它们和可疑药物之间的因果关系,这种关系的确立有时十分困难,因为所发生的不良反应不是某一种药物所独有的,许多药物均可以引起。而且被怀疑的药物常常和其他药物合用,很难确定不良反应是何种药物引起的。此外,有时不能区分药物的不良反应和所患疾病的临床表现。

一、药物不良反应的诊断

(一)可疑药物不良反应的确定与评价

诊断药物不良反应之前,首先涉及不良药物事件或可疑 ADR 的确定与最初评价。这一过程包括不良事件的临床诊断和相继进行的鉴别诊断。不良事件(adverse event,AE)由医生做出临床诊断。药物不良事件(odverse dug event,ADE)由医生确定 AE 是否由药物引起,做出鉴别诊断。

1. 临床诊断

不良事件的临床诊断依赖于医生的知识和经验,必要时应借助于实验室检查、会诊或计算机辅助诊断程序。

2. 不良事件的鉴别诊断

临床诊断做出后,须进一步做鉴别诊断。进行 ADR 的鉴别诊断需要收集患者的全部病史及用药史,包括用药时间、停止用药、重新用药、剂量、剂型等情况,以便肯定或排除每种可能的病因。同时应查阅文献,确定患者服用的药物中是否有与临床诊断的不良事件有联系的报道。

各种研究表明,确诊 ADR 并非易事。通常判断 ADE 是否由某种药物引起的,专家间的一致意见不足 50%。医生常常持不同意见。为了解决这一问题,可采用两种办法:一是开发诊断试验技术,以提供更多的和可靠的鉴别诊断材料;二是研究辅助诊断技术,对鉴别诊断信息进行系统的处理。如果 ADE 是严重的或未预料到的,最好是应用这两种方法,在互补的情况下确诊 ADR。

（二）ADR 的诊断试验

现已开发了许多 ADR 诊断试验,但都有一定的局限性。这些试验可以在体内或体外进行。

1. 体内再次用药试验

经典的体内诊断试验是再次使用小剂量药物,即再次使用怀疑其能引起 ADR 的药物。再次用药的条件必须是有效的和合理的,并随着药物及 ADE 的不同而变化,包括在对照的情况下再次用药,也可在局部进行,例如青霉素变态反应的皮肤试验。虽然体内试验的阳性反应能够得到良好的判断价值,但阴性反应不能得到结论性结果,而严重不良反应者,体内再用药试验在道义上是不可行的。

2. 体外再用药试验

考虑到体内试验的种种不利,因而体外再用药的试验方法变得愈加重要。目前,广泛采用的体外试验有淋巴细胞转化试验、嗜碱粒细胞脱颗粒试验、移动抑制试验等。测定药物变态反应的体外试验技术有如下几种。

（1）特异性试验包括:①血清学研究。抗体的测定、抗体类别的鉴定、RAST（放射变应原吸附试验）等。②组织致敏抗体测定。血清中及结合细胞抗体。③迟发型超敏反应（细胞介导免疫性）的测定。淋巴细胞转化试验,巨噬细胞移动抑制试验。④抗体体细胞介导免疫性的其他试验。抗原包被红细胞的花结形成试验（周围是致敏的嗜碱粒细胞或淋巴细胞）。⑤含特异性半抗原的免疫复合物的测定。⑥细胞毒性分析试验:嗜碱粒细胞脱颗粒试验和淋巴细胞毒性分析试验。

（2）非特异性试验包括:①血清 IgE 总量,白细胞结合 IgE 总量;②间接法测定药物特异性抗体,用透析或平衡透析法测定血清蛋白中放射性核素标记或未标记的药物;③其他试验,如自身抗体、红斑狼疮细胞、嗜酸粒细胞计数等。

3. 淋巴细胞毒性分析试验

取患者血液淋巴细胞与药物及鼠肝脏药代系统共同孵育,某些患者的淋巴细胞对氧化代谢物的敏感性高于对照组。阳性试验可以证实超敏反应。淋巴细胞毒性分析试验已被用于诊断磺胺、芳香族抗惊厥药物及醛糖还原酶抑制剂索比尼尔（sorbinil）等药物引起的超敏反应。药源性超敏综合征的特点是缓慢出现发热和皮疹,常合并有肝炎、肺炎、粒细胞缺乏症等。该反应通常发生在用药后 2～3 周。药物超敏反应体外试验证实,对于治疗、监护和患者注意的问题等极其重要。阴性试验结果有助于排除药源性,该药物疗法可继续使用。

4. 药物遗传学

近年研究药物遗传性变异,已确定几种单基因药物代谢酶缺乏,如血清胆碱醋酶、异喹胍羟化酶和硫嘌呤甲基转移酶等。这些酶在某些情况下具有临床意义,如葡萄糖－6－磷酸脱氢酶缺陷可增加患者对很多药物所致溶血的敏感性。临床观察能够推动药物遗传学的研究,有助于阐明药物不良反应的机制,促进诊断试验的发展。

(三)ADR 的判断评定

要合乎逻辑,其原则是:①在不同地方用不同方法判断时,ADR 的评定要相互一致,结果重现性要好;②评定方法要有说服力,这可由 ADR 的强弱与存在剂量－效应关系等体现出来;③评定方法应适合特异性药物反应;④诱因与反应之间存在时间上的相关性,评定方法应考虑时间上的要求;⑤评定方法应遵循事物的内在规律,其判断通过病史和疾病的已知事实能予以解释。为符合上述要求,排除各种因素的干扰,以确定某种药物的 ADR,可采用列表评分方法。

关于 ADR 的反应级度评定,尚缺乏统一标准。Tallarida 等曾提出将 ADR 分为 7 个级别:①轻微作用,且症状不再加重,如轻微头痛;②比上项稍重,如严重头痛;③慢性作用,可影响正常活动或造成暂时性功能丧失,如哮喘、癫痫;④慢性疾病,功能丧失但不会危及生命或缩短寿命;⑤可能缩短寿命,但不会危及生命,如高血压;⑥会危及生命,但不告临床危急;⑦告临床危急,或可能在短时间内死亡,如严重心律失常、过敏性休克。

(四)药物不良反应因果关系评价方法

药物不良反应因果关系评价方法是 ADR 监察工作中最关键和最困难的问题,一直为学术界、制药界以及国家药政管理机构所关注。ADR 因果关系评价方法很多,其中总体判断、标准化评价和贝叶斯方法在不同时期分别发挥过重要作用。目前仍无统一的国际性评价标准,但贝叶斯方法已广泛应用于 ADR 的因果关系评价及相关领域,而且被某些学者推荐为该领域的"黄金标准"。

1. 总体判断

在 20 世纪 60 年代初至 70 年代中期,它是用于 ADR 因果关系评价的唯一方法,目前仍为大多数临床工作者在个案病例判断时使用。它可以概括为:评价者把不良事件与一种或多种所用药物之间的关系排列起来,并根据其相对重要性进行权衡,得出有关药物引起不良事件可能性大小的结论。这种方法的评价过程是1个"黑匣子",主要依靠评价者的经验得到一个定性的结论。

2. 标准化评价

在20世纪70年代中期到80年代后期,这种方法已成为ADR因果关系评价的主流。首先,这种方法拥有一系列问题,可以引出某一特定的可疑性不良事件的详细情况。例如,不良事件的发生时间和临床表现是否与某药物的不良反应相符合;是否有其他因素存在;停药后反应是否减轻或消(撤药实验),再次投药反应是否重现(激发实验);大多数方法还包括该反应是否被公认为某药的可疑反应等问题。其次,这种方法能提供一个程序,把问题的答案转换成对患者所用药引起不良反应可能性大小的概率评价。这种概率通常定性地分为4个等级,即肯定、很可能、可能和可疑。如果问题的答案是数字,通常用简单的加法合并起来,然后以相应的数字范围与上述4个等级相对照。标准化方法的应用,首先解决了总体判断中不能明确解释的问题,使评价者所用信息来源和判断过程清晰可见。同时,其结论的重现性和正确性也相应提高。

3. 贝叶斯方法

贝叶斯方法是一种以不确定逻辑的贝叶斯概率理论为基础的ADR因果关系评价方法,在1986年的第4次国际ADR因果关系评价会议上,David完整地介绍了贝叶斯方法,其他学者通过病例分析详细阐述了这种方法的具体应用。贝叶斯方法的公式可以简单地表示为:药物(D)引起事件(E)可能性大小的后验比数比(PsO)=先验比数比(PrO)×5个似然比(LR)。简单地讲,贝叶斯方法是收集所有相关信息作为输入内容,以后验比数比作为输出结果,对这些信息支持药物(D)引起事件(E)假设程度进行定量测定。该方法分两个阶段,即收集资料和评价。收集资料又分为3个步骤。首先确定临床状况(M)和不良事件(E),其次列出事件E的所有可能原因,然后记录病例的详细情况。评价阶段分2个步骤。首先把多种药物或药物相互作用降为某一个可疑药物;然后把后验比数比分为6个部分:先验比数比和5个似然比,分别算出结果,最后根据上述公式得出后验比数比。其中,先验比数比代表药物流行病学资料;似然比代表病例情况。这种方法可以全面准确地评价影响药物不良反应的所有因素,而且可以保证合并各个因素时的内在逻辑性。因此,它的结果是准确可靠的,并且已被推荐为评价ADR因果关系评价的"黄金标准"。利用这种方法还可以设计各种不确定逻辑模型进行ADR评价,预测ADR发生率,这是其他任何方法都不具备的。另外,贝叶斯方法也开始用于其他相关领域,如新药Ⅲ期临床试验及药物的其他临床试验的设计与分析。

上述 3 种方法均有其各自的实用性,应根据需要和实际条件进行选择。对于临床工作者,总体判断是必不可少的;对于监察中心或大制药厂的工作人员,使用标准化评价或贝叶斯专家系统则更为合适。

(五)ADR 因果关系评价

药物与不良反应间的因果关系的分析评价是一个相当复杂的问题,一般主要考虑以下几个方面。

(1)开始用药的时间和不良反应有无合理的先后关系。

(2)所出现的不良反应能否符合该药物已知的不良反应类型。

(3)所出现的不良反应能否用合并用药的作用,患者的临床状况或其他疗法影响来解释。

(4)停药或减量后,反应是否消失或减轻。

(5)再次接触药物后是否再次出现同样反应。

根据以上几个方面,因果关系常分为肯定、很可能、可能、可疑和不可能 5 级标准。

(6)一种药物不良反应因果关系评估的方法:RUCAM(roussel uclaf causality assessment method)法包括评价项目、计分标准:①反应发生时间与理论发生时的一致程度;②实际演变过程与理论演变过程的一致程度;③危险因素;④合用药物引起的可能性;⑤非药物原因引起反应的可能性;⑥该药已知信息;⑦再次用药的反应及其他。各项累计评分,其对应关系为:0 分为不可能(excluded);1~2 分为可疑(unlikely);3~5 分为可能(possible);6~8 分为很可能(probable);>8 分为极可能(rightly)。

(六)新药临床试验中不良反应评价的标准化

在制订临床试验方案时,对安全性评价与有效性评价应放在同等重要的位置上进行考虑,在设计临床试验方案时,应注意检出药物不良反应的方法和方法的标准化。药物警戒(pharmaco vigilance),在新药临床试验中应时刻警惕试验药物可能发生的各种不良反应,包括在常用剂量下可能出现的,属于药物本身具有的有害的与治疗目的无关的反应以及事前未估计到与药物可能有关的任何不良反应。

1. 检出药物不良反应的方法

主要从症状、体征、实验室检验三方面进行。要注意诊断方法的正确性、正常值范围的科学性以及判定为异常的标准的合理性。

(1)症状:对疑为药物不良反应的症状需仔细区分是否为疾病本身的症状,有无可能为安慰剂效应,所用药物是否可能产生这一症状。常用的是因果关系判断方法,经不断补充修改成为常用的记分法。目前临床上大多采用5级评定法,即肯定有关、很可能有关、可能有关、可能无关、肯定无关,以前三级相加统计临床症状不良反应发生率(%)。因果关系分析也可用图表法。

(2)体征:通过体格检查和无创性仪器检查发现体征变化,以早期做出诊断。

(3)实验室检验:检验结果受标本采取方法、所选检验方法、实验操作方法及操作者技术水平等因素的影响。实验室检验各项指标的正常值范围与异常变动均应有判定标准。

2. 各期临床试验中安全性评价方法标准化

(1)I期临床试验:包括耐受性与药物代谢动力学研究,应注意以下各项方法标准化问题:①给药剂量与给药方法标准化;②取血与留取体液方法标准化;③检测仪器灵敏度及正常值范围确定标准化;④检验方法精确度与重复性考核方法标准化;⑤检验人员技能考核与管理制度标准化;⑥数据处理与统计方法标准化;⑦评价方法标准化。

(2)Ⅱ期临床试验:I期临床试验各项方法学标准化同样适用于Ⅱ期临床试验。各主要脏器功能异常与药物关系评定方法标准化:①测定药物不良反应仪器与方法的标准化;②判定临床反应与药物关系的标准化;③主观药物不良反应与药物关系的标准化;④不良反应报告的标准化。

(3)Ⅲ期临床试验与上市后药物监督:中国以前规定的Ⅲ期临床试验又名生产期临床试验,与国外Ⅳ期临床试验或上市后药物监督不完全相同,但均包括药效与不良反应调查记录。ADR记录内容应包括不良反应的有无、类别及临床表现、发生时间、治疗情况及转归等。严重不良反应另行填写报告单。

(4)Ⅳ期临床试验:中国目前规定的Ⅳ期临床与国外相同。

（七）从病例报告中确定 ADR 的因果联系

1. 药物流行病学研究提出的临床问题

药物流行病学研究的主要任务之一，就是确定药物不良反应因果联系以及这种联系的强度。评估病例报告中的联系与评估慢性病流行病学中的因果联系具有一些类同点。因此，可以采用流行病学方法对病例报告进行研究。由于药物暴露的情况和临床事件的性质极为复杂，致使评估因果联系存在很大的困难，实际工作中可能会遇到以下一些问题：①通常评估不良反应总是把重点集中在与可疑临床事件有联系的药物上，因此在评估其因果联系时往往只注意药物引起的事件，从而可能忽略其他可能原因的资料收集，或是把无关的药物塞进因果联系中；②一般病例报告有关患者药物暴露的资料不够完全，常缺少用药持续时间、实际用药量以及联合用药等方面的确切资料；③与事件有关的资料，如发作症状、特征以及体征、时程等方面资料不完全；④临床事件可为急性、亚急性或慢性，可逆性或不可逆性（如患者死亡或出生时缺陷），罕见或常见，可能具有独特的病理或已知的常见疾病，所以难以规定统一的评估资料项目和标准；⑤有关共存疾病和其他混淆情况的资料很难获得。

2. ADR 因果联系评估方法的发展

早在 20 世纪 50 年代流行病学领域就致力于 ADR 因果联系的研究。20 年来评估可疑 ADR 逐渐形成了 5 条决定因素：①因果联系的紧密性；②因果联系的强度；③因果联系的特异性；④结果联系的时间关系；⑤因果联系的连贯性（coherence）和生物学的似合理性（plausibility）。目前还没有完全一致的方法来确定病例报告中药物和 ADR 之间的因果联系，下面简要介绍几种评估因果联系的方法。

（1）综合判断法：这是目前使用较多的方法。它是通过专家分析临床信息资料，进而判断药物暴露引起的 ADR。在评估因果联系时，通常使用反映可能性强度的定性术语，如"肯定""很可能""可能""可疑"及"无关"等。这种方法的缺陷：首先是人脑对不确切情况做出确切评估的能力是有限的，使综合判断法的评估结果不可信赖；其次是该法不够标准化，对同一种 ADR 某一评估者认为"可能"，而其他评估者则认为"很可能"。

（2）采用文字判断的演算方法：这种方法是将病例报告分为若干部分，对认为需要做标准化评估的基本资料项目进行鉴别。这些资料项目包括：①与药物暴露有关的事件出现的一定时间；②是否还有可能引起事件的其他因素；③撤药后的结果;④再次给药的结果;⑤换用次选药物的结果;⑥支持因果联系的其他资料,如以前的病例报告、实验数据等。采用填写调查表的方法,让被调查者回答,根据回答的情况评估因果联系。美国 FDA 拟定的"循环辩证法"就是其典型代表。它用简单的图示表明了调查的主要内容和评估因果联系的基本步骤。这类方法使评估在分级的一致性方面有很大改进,但仍不能解决一些不肯定情况。

(3)对个别判断记分的演算法:这种方法采用记分法以做出定量的判断。先提出有关不良反应的若干问题,将调查的每一个问题的答案转变为一个记分。然后,总计其记分,再将总分转换为定量概率的等级,以此作为评估因果联系的强度。这类方法仍属于定性方法。

(4)获取概率的方法:这是一类在贝叶斯法的基础上发展起来的替代方法。这类方法要对报告病例的病史、表现特征、撤药反应及定时关系、再次给药的结果以及其他因素,如多次诱发试验、生活习惯等进行核查。这类方法对分析新药临床试验中的首发 ADR,自愿报告的严重 ADR 以及想从病例对照研究和队列研究中发现罕见的 ADR 更为有用。使用这类方法评估可疑 ADR 有 4 个优点:①由于对每种组成部分进行个别的分析,因此每一信息组成部分的重要性可通过其最终的后实验差值或概率估计值的总分布情况估计出来,这样就可以确定哪种资料是关键;②所有判断必须明确并予以定量,此外,这种方法还可使已获得的资料得到最大限度的利用;③由于这种方法是经多途径做出的判断,而且不存在目前大多数方法所具有的预先判断的加权现象,故可抵制综合判断法获得期望结果的趋势;④这种方法可提供所需资料丰富的摘要、需进一步研究的领域以及资料汇编。从根本上说,贝叶斯法可以使评估者得以获得理解ADR 的最关键资料,并有助于制定需要进一步研究的最关键课题。

3. 评估方法的选择

①由于研究的目的各异,要求判断的准确性程度也就不同,因此选择评估方法应具有适应性。例如,要确定继续进行临床试验或某药继续上市,需要精确的判断,这就应当选择定量的评估方法;相反,如果不需要依靠判断而做进一步的研究,这就只需进行粗略的定性评估。②从理论上分析,评估病例报告的数目越多,其结果的可信度就越大。但是,对大数量的病例报告进行评估费时和耗资较多。如能对某些类型的 ADR 进行仔细、严格的评估,获得可靠的结果,就可以减少评估的病例数目,缩短研究时间,降低人力和物力的消耗。

二、药物不良反应的预防和对策

（一）ADR 事前防卫

ADR 作为一种严重危害人类健康的问题，尚未得到足够重视。在国内诸多的药物说明书中，禁忌证、不良反应和注意事项的记载残缺不全。据以前统计，三项中一项或三项不全者占 $95\% \sim 100\%$，缺不良反应项者占 89%，三项全缺者中占 41.6%，现在这些情况已得到改善，但是提高药物治疗的安全性，特别是提高药物中用药者的自我保护意识，仍是一项极有意义的工作。ADR 危害程度上可划分为：①一过性、轻微的和（或）不耐受的；②严重的、持久的和（或）可逆的。依照这一构思，可建立一种 ADR 咨询系统。

1. 不良反应或征兆警示系统

该警示系统将各种不良反应用患者自身（或其监护者）可以体察到的征兆或各种检验指标（如血细胞变化）等作为提示，并指导患者在 ADR 发生后应该如何处理。要求其指令语句简明，语气平和，不致引起用药者对 ADR 的暗示心理。提示：①某药可引起某种反应（征兆），但很轻微或可自行消失；②某药可引起某种反应（征兆），一旦发现，即当停药并报告。

2. 高危状警示系统

属于下列范围的患者，由于其处于特定的生理、病理和社会职业状态，其对于某些药物的毒副反应特别敏感，易产生后果严重的 ADR。提示①病理：患有肝、肾、心血管等疾病者应慎用、禁用；②生理：老年、小儿、孕妇应慎用、禁用；③特殊职业：驾驶员、精密仪器员、高空作业者应慎用、禁用。

3. 用药方法提示系统

这是一类十分常见且又极易被人忽视的问题，即使如口服给药这样的给药途径，也可能因服药姿势、服药饮水量等因素造成食管、气管损害。提示：①口服给药的注意事项；②直肠给药的注意事项；③吸入给药的注意事项。

4. 给药动力学系统

药动学参数可帮助医师制定合理的给药方案，在发生 ADR 时，可用药动学参数作为分析和评判的依据之一。

上述系统在以适当的模型建库后，可为临床及时、准确地提供咨询，警示系统是以用药者为直接咨询对象，可在调剂窗口直接实施服务。

（二）ADR 事后分析控制

ADR 关键是要引起临床医师的重视。英国早期报道住院患者中有 5％为药源性疾病，在美国为 14％，中国心血管患者 ADR 高达 37.5％，其中相当一部分是不合理用药所致。对 ADR 要善于总结，具体做法可分为因果分析和 ADR 讨论制。

1. 因果分析

对于一个 ADR，首先应辨别其能否成立，即判别出药物是否为主要的或唯一的诱发因素，结合 Naranjo 提出的两种 ADR 因果分析法（APS 和 Kruameri 耶鲁评分法）所建立的 ADR 诊断表。

2. ADR 讨论制

因果分析有了结论，就应进一步分析造成 ADR 的主、客观因素，是因药物固有的毒、副反应所造成的不可避免的后果，还是属于诊断不清或未能掌握药物的药理、药动学性质所致的不合理用药，这就要建立一种 ADR 讨论制。ADR 病例讨论资料应包括现病史、既往史、家庭社会史、各种检验数据、药物治疗概况和血药浓度监控等。主要邀请临床、护理、药理临床药学专家进行讨论，辨别主、客观原因。

（三）减少药物不良反应的常用方法

临床用药常在安全第一的原则下以考虑疗效为主，为减少药物毒性常采取以下两种方法。

1. 换用他药

以同类型的其他药物代替发生不良反应的药物。例如，间羟胺的升压作用比去甲肾上腺素弱，但不易引起少尿反应，故临床上常用间羟胺代替去甲肾上腺素用于休克的早期治疗，以避免不良反应。

2. 减少用量

以减少药物用量来减轻毒性，但同时也降低了疗效。

（四）药物疗效与不良反应的分离

多数药物的疗效与毒性是连续性的，也是相对性的，剂量增加到一定程度，疗效也就转变成毒性。某些药物的选择性低，靶器官多，作用范围广，治疗时利用其中一个作用，其他作用就成了副反应。另有一些药物的疗效与毒性是同一作用的两个方面,如肝素的抗凝作用既是抗血栓的机制,也是自发出血的原因。但是,多数药物的毒性可以与疗效分离,由于各药有不同的作用机制,其疗效与毒性的表现也各有不同,必须具体分析,个别解决。

(1)毒性反应是临床效应的延伸,可以控制剂量予以分离。①这类药物很多,如吸入麻醉药可以通过控制肺泡气中药物浓度维持外科麻醉深度而不引起呼吸麻痹;②有些药物的毒性浓度与有效浓度部分重叠,需要放弃部分疗效或允许轻微毒性反应出现,使两者基本或部分分离,如要充分地洋地黄化就难免出现某些毒性反应,对此只能用药效学监测以获得最佳疗效和最小毒性。

(2)毒性反应是药物在体内的蓄积或药效的蓄积,如长期或反复使用氯霉素可诱发再生障碍性贫血,这与白细胞减少反应不同,控制剂量并不能防止其毒性发生,只有限制用药时间才可避免这一毒性。阿霉素的情况也如此,疗程总量不能超过 $500mg/m^2$,否则必将产生心脏蓄积毒性。

(3)具有双重或多重作用的药物由于其选择性较低,可以作用于不同受体,或不同器官的受体而表现出疗效或毒性。①对于此类药物可考虑选用特异性较高的新一代药物代替,如普萘洛尔(心得安)对 β_1、β_2 受体都有阻断作用,可诱发支气管哮喘,用 β_1 受体阻断剂美托洛尔代替它可避免支气管收缩反应。②也可采用拮抗药消除不必要的副作用,如用苯海索对抗氯丙嗪诱发纹状体内乙酰胆碱功能亢进引起的锥体外系副作用;用地西泮对抗麻黄碱治疗支气管哮喘时中枢神经兴奋而出现的紧张失眠副作用。其中,前者是药理性拮抗,后者是生理性拮抗。③改变体内分布也是限制药物多重靶器官的方法,如季铵化的生物碱不易透过血脑屏障,可减少对中枢神经系统副作用;靶向性药物制剂及生物导弹的应用,是改变药物分布以加强药效和减少毒性的新手段。此外,中药配伍中的"相畏"和"相杀",也是采取一种药物来减轻或消除另一种药物的毒性,如生姜可减轻和消除生半夏的毒性,即生半夏畏生姜。

(4)药物相互作用导致的毒性反应。不恰当的配伍可以增加药物的毒性。中药配伍中的"相恶"和"相反"就是指这方面的作用。化学药物合并用药时,可以发生疗效的拮抗和(或)毒性的增强,如地高辛与排钾利尿剂合用会增加心律失常发生率;呋塞米与氨基糖苷类抗生素合用会加重耳毒性等。所以应避免不恰当的或不必要的联合用药。

(5)个体差异导致的毒性反应。药物效应的个体差异很大,临床用药必须根据患者的具体情况,选择适当的药物和剂量,才能达到预期疗效和减少毒副反应。但是,有些过敏和特异质患者对药物的反应一般很难预知,可事先测试敏感性以减少变态反应的发生。对于高敏性或肝肾心肺功能异常的患者,列为某些药物的用药禁忌,也可减少毒、副反应。

(6)环境因素导致的毒性反应:某些药物经日光照射后发生变化,在皮肤产生变态反应或炎症反应,使用此类药物时,避免日照可减少副反应。

第二章 抗菌药物不良反应与防治

第一节 氨基糖苷类抗生素

一、耳毒性及前庭功能失调

多见于卡那霉素、庆大霉素。耳蜗神经损害,多见于卡那霉素、阿米卡星。孕妇注射本类药物可致新生儿听觉受损,应禁用。

这些抗生素先是对毛细胞,然后对神经上皮的支持细胞和前庭的分泌组织以及耳蜗的结构,细胞的损伤与药物在内外淋巴积聚以及清除缓慢有关。

由于取样的人群不同,判断耳毒性的标准以及血药浓度的控制程度亦不同,所以氨基糖苷类抗生素耳毒性发生率的报道曾有很大差异。但 Robert 等通过临床的前瞻性调查发现,氨基糖苷类抗生素引起的听力损伤的发生率为 20%~30%,美国 3% 的住院患者用此药,尽管对剂量与血药浓度进行监控,仍有 20%~30% 接受氨基糖苷类抗生素治疗的患者听力受损。发病的速度与听力损伤的程度都与剂量有关,通常是永久性的。

氨基糖苷类抗生素耳毒性的表现包括耳鸣、各种程度的听力损失、不可逆的耳聋,听力的损失通常是双侧的,但也有单侧的报道。前庭的毒性包括恶心、呕吐、眩晕、头昏、步态不稳、眼球震颤。一些氨基糖苷类抗生素对两者的影响几乎一样,但最终所有的氨基糖苷类抗生素都会造成听力及前庭的损伤,致听觉器官的毒性反应。

(一)氨基糖苷类抗生素耳中毒后的功能及形态学方面的变化

氨基糖苷类抗生素耳中毒后耳蜗生理功能方面的改变:氨基糖苷类抗生素耳中毒后耳蜗生理功能的改变是慢性迟发性进行的,且很难恢复。因此在应用氨基糖苷类抗生素的同时,必须对耳蜗生理功能进行监测,这大致分为以下三类。

1. 纯音测听

研究表明,多数中毒者最先出现的听力下降是从高频开始的,在超高频听力范围内出现的听力异常不仅早而且明显,这对于监测和早期发现这类药所产生的耳毒性损害有重要意义。Huizing(1986)发现,氨基糖苷类抗生素耳中毒后的听力曲线呈"Z"形;低频区听力稍下降、曲线平坦,中频区范围的曲线呈斜坡形,高频区听力损害严重且平坦。Ylikoski 等(1974)在豚鼠庆大霉素和卡那霉素中毒后的纯音测听发现:耳蜗底回下半部损害引起 20kHz 以上的听力障碍,该回上半部损害出现 10～20kHz 范围的听力损失,中回的下半部病变导致 2～8kHz 范围的听力损失,中回的上半部损害出现 1～2kHz 的听力损失。

2. 电生理测试

(1)耳蜗电位主要包括蜗内电位(EP)、微音器电位(CM)、总和电位(SP)、蜗神经动作电位(CAP)。检测发现,卡那霉素、新霉素、双氢链霉素可抑制豚鼠 EP 的形成。耳蜗电图中 CM 主要由外毛细胞产生,对氨基糖苷类抗生素敏感,发生耳中毒时,CM 的最大振幅降低、反应阈值升高,其中以阈值升高为敏感;SP′ 主要来自内毛细胞,对氨基糖苷类抗生素不太敏感;CAP 来自耳蜗神经是临床的一个重要指标,Spoendlin 等在豚鼠新霉素耳毒性实验中记录耳蜗电图显示 AP 的潜伏期延长,阈值升高;CM 比 CAP 更易抑制;在豚鼠庆大霉素耳毒实验中通过单个耳蜗神经纤维的电位测试发现,一定浓度的庆大霉素可抑制耳蜗神经纤维放电;CAP 调谐曲线自 Dallos 1976 年首次报道以后,便作为一种能客观反映耳蜗的频率选择性的检查方法。汪磊概述了氨基糖苷类抗生素耳中毒后 CAP 调谐曲线的改变,即尖端变钝,甚至消失,其各项参量的改变在病变中出现早、恢复晚。Fuel(1987)等在 Wistar 大鼠阿米卡星耳毒性实验中发现:皮下注射阿米卡星(300～600mg/kg)后,耳蜗电图未发现 CAP 的阈值、潜伏期、振幅有明显变化,但 CAP 调谐曲线则显示尖部变钝,有一高敏尾部。

(2)听性脑干反应(ABR):ABR 自 1970 年 Jewett 发现以来,便得到广泛应用,在临床和动物实验中,它可以作为一种客观而准确地监测听觉功能的指标。Suppache 在豚鼠卡那霉素耳毒性实验中发现,ABR 反应阈值的升高常常发生在用药后的 2～3 周内,此后趋于稳定。邢娟娟等(1989)报告了一组氨基糖苷类抗生素耳中毒患者的 ABR 的变化,反应阈值升高、潜伏期延长或波形消失。近年研究表明,应用氨基糖苷类抗生素引起 ABR 阈值升高变化的最低剂量是 50～100mg/kg。ABR 的这些异常改变可以推测是由于这类抗生素损害耳蜗毛细胞、耳蜗神经以及听觉的各级中枢传导通路所致。

（3）皮层慢反应测试（SVR）：氨基糖苷类抗生素不仅对耳蜗有选择性毒性作用，而且对耳蜗核、斜方体、内侧膝状体、听皮层等也造成不同程度的损害，这导致了主要产生于初级听觉皮层投射区的 SVR 的异常，主要表现便是 SVR 的阈值提高。

（3）耳声发射：Kemp 在 1978 年成功地从人的外耳道记录到诱发性耳声发射，它是产生于耳蜗，经听骨链和鼓膜释放到外耳道的音频能量，是由外毛细胞参与的具有良好调谐特性和易损性的耳蜗滤波机制的产物，能够评价听力、监测内耳功能，并主要反映外毛细胞的功能。而氨基糖苷类抗生素首先和主要损害耳蜗外毛细胞，所以这是一个能早期发现氨基糖苷类抗生素耳毒性副反应的监测手段。

2. 氨基糖苷类抗生素耳中毒后耳蜗形态学方面的变化

伴随着氨基糖苷类抗生素的问世及其在临床的广泛应用，人们就几乎同时开始了对其毒性尤其是耳毒性的研究。研究表明，耳毒性发生后可观察到毛细胞几乎完全消失，毛细胞数目下降，且壶腹比耳石器更易受该类抗生素的耳毒性影响，在椭圆斑上可发现药物毒性所造成的血管纹损伤，耳蜗外毛细胞最先受到损伤，然后是内毛细胞。研究还表明，这与外毛细胞内含有更多量的某些特殊成分，如自由基有密切关系。对螺旋神经节的神经元、耳蜗毛细胞的损伤是由底回向顶回逐步进展的，且在高频区段的内、外毛细胞几乎都有损害，受损的毛细胞主要表现为纤毛排列紊乱，表皮板破坏或纤毛丛融合成巨纤毛，毛细胞胞浆突出表皮板，形成球状或静纤毛排列中断。有研究用透射电镜观察氨基糖苷类抗生素的耳毒性发现，随着耳毒性程度的不同，其超微结构也呈现不同程度的损害，溶酶体中多泡体膨大，小泡增多融合呈大空泡样变化，线粒体嵴断裂及空泡样变，损害严重的毛细胞可观察到溶酶体破裂消失，细胞内大空泡及大空洞，细胞顶端破裂、胞内容物外溢，胞核融解消失，甚至细胞框架塌陷，细胞消失，继而发生的是一个细胞自溶释放入细胞间的水解酶类加速其他细胞自溶的连锁反应，从而迅速导致内耳功能的障碍。氨基糖苷类抗生素耳毒性导致了细胞器的损伤，而细胞器的修复，尤其是线粒体在氨基糖苷类抗生素耳毒性中的作用也越来越受到重视。形态学方面的研究是氨基糖苷类抗生素耳毒性研究中最直观和有力的资料，所以也一直是研究的热点所在，尽管存在一定的困难，但目前对该方面的研究仍处于方兴未艾之势。

3. 氨基糖苷类抗生素耳毒性的机制

对氨基糖苷类抗生素耳毒性机制的研究，已有近半个世纪的历史，学者们纷纷试图通过不同的途径对其进行探索,但目前仍是众说纷纭,尚无定论。一度得到公认的有代谢抑制、钙离子紊乱、内淋巴药物蓄积、溶酶体破坏引起细胞自溶等学说。但最近又提出两种新的观点,一种观点提出的基础是氨基糖苷类抗生素的结合位点及耳中毒后引起毛细胞的形态学变化。基于对这两方面的研究,认为这类抗生素是与内耳感觉细胞的磷脂类结合而发挥毒性作用,破坏感觉细胞表面的多糖蛋白复合物,从而影响毛细胞换能。氨基糖苷类抗生素对离子通道的阻断是电压依赖性的,是急性的、可逆的,但当被代谢后便会不可逆地阻断细胞内的信号传导途径(PIP2),导致外毛细胞的死亡。分子遗传学研究又提出第二种观点,认为氨基糖苷类抗生素导致内耳毛细胞线粒体功能失常,使线粒体受氧化损伤出现 ATP 减少,而 ATP 的减少使细胞内出现能源危机,并同时也导致耳蜗内离子浓度失衡,这些变化发展到一定程度均可导致毛细胞死亡。分子遗传学观点还提出,线粒体基因组突变与氨基糖苷类抗生素的耳毒性有密切关系。无论是家族性的氨基糖苷类抗生素高敏感特性所出现的耳聋毒性,还是散发的氨基糖苷类抗生素性耳毒性患者,均在 12srRNA1555 位点上的 A→G 点突变(1555G 突变)。这一发现有着重要的临床意义,它可以使临床医师在一定程度上预知哪些患者在应用氨基糖苷类抗生素时有更大的耳聋危险。

4. 氨基糖苷类抗生素耳中毒后听觉功能的恢复

曾一度认为内耳毛细胞作为一种高度分化的感觉上皮细胞,受到损伤后会造成永久的不可逆的听力损失,但随后的研究发现,由于氨基糖苷类抗生素所造成的听力损伤是可以改善和恢复的。氨基糖苷类抗生素耳中毒后,听觉功能恢复的可能机制,目前存在:①药物可从内耳淋巴液和耳蜗细胞上的通道排泄;②毛细胞亚微结构的修复;③血管纹的可逆性变化;④较高部位的听觉通路的代偿;⑤毛细胞的再生等多种假设。并有研究显示毛细胞可以由支持细胞不经过细胞增殖直接转化而来。无论是通过何种途径,氨基糖苷类抗生素耳中毒后,听觉功能的恢复已有了大量实验依据,许多实验已证实:雏鸡毛细胞可以再生。近年有资料提示,鸟类甚至哺乳类动物的毛细胞也可再生。

二、肾毒性

肾毒性大小次序为卡那霉素＝西梭霉素＞庆大霉素＝丁胺卡那霉素＞妥布霉素＞链霉素。神经肌肉阻滞类药物具有类似箭毒阻滞乙酸胆碱和络合钙离子的作用,能引起心肌抑制、呼吸衰竭等,可用新斯的明和钙剂(静注)对抗。

本类反应以链霉素和卡那霉素较多发生,其他品种也不除外。患者原有肌无力症或已接受过肌肉松弛药者更易发生,一般应禁用。

氨基糖苷类抗生素主要损害肾脏近曲小管上皮细胞,一般不影响肾小球。临床上常出现蛋白尿、管型尿和镜下血尿等,尿量一般不减少,严重者可产生氮质血症、肾功能减退,其损害的程度与给药剂量大小和疗程的长短呈正比。氨基糖苷类经肾小球过滤后至近曲小管管腔,少量药物被重吸收入近曲小管上皮细胞,经细胞膜的吞饮作用而定位于细胞质的空泡内,并与溶酶体融合。当大量氨基糖苷类药物聚集在溶酶体内时,可抑制其中的磷脂酶和鞘髓磷脂酶,导致溶酶体内磷脂增多形成髓样小体。当肿胀的溶酶体破裂后,大量的氨基糖苷类药物、溶酶体酶和磷脂等物质释放至细胞液中,造成线粒体损害,最终导致细胞死亡。肾脏损害可使氨基糖苷类药物的血药浓度增高,易于诱发耳毒性症状,应引起临床医师们的重视。

患者的尿液异常,大都发生于给予氨基糖苷类药物后第4～6d,多数可逆性改变,停药数日后可逐渐恢复。极少数患者在停药后数月,血肌酐值仍高于正常。

氨基糖苷类药物对于肾组织有特殊的亲和力。药物可以选择性的聚集在肾皮质和髓质内。皮质的近曲小管上皮细胞内的药物浓度可为同期血药浓度的数十倍。

氨基糖苷类抗生素肾毒性大小的有关因素:①药物对亚细胞结构的损害能力;②肾皮质中药物的积聚量。

比较而言,妥布霉素的肾毒性比庆大霉素低10%左右,奈替米星、阿米卡星、西索米星等的肾毒性与庆大霉素无明显差异。

肝病患者应用氨基糖苷类抗生素较易引起肾毒性。因为肝功能损害可使肾脏的血管收缩、肾血流量减少而激活肾素—血管紧张素系统。

局部应用该类药物,如用作皮肤黏膜、腹膜腔或膀胱内,药物可被大量吸收而引起耳、肾毒性。

腹泻或肝昏迷患者口服新霉素或巴龙霉素也有可能使血药浓增高而引起听力下降。对于原有肾功能不全的患者尤易发生。

原有肾功能不全或肾功能衰竭的患者,并不是应用氨基糖苷类抗生素的禁忌证。因为只要根据肾功能情况调整给药剂量或给药间隔时间,有条件者监测其血中药物浓度,仍可以保证其安全性和有效性。另一方面,已有资料显示,慢性肾功能衰竭的患者氨基糖苷类抗生素在肾皮质中的聚集量显著地少于正常人。

如能在治疗期间应用碘(^{125}I)酚酞进行肾小球滤过率测定、高频音听电图、眼震颤电图等灵敏的方法监测肾功能、听力和前庭功能，及时发现氨基糖苷类抗生素的不良反应，将有助于防止严重毒性反应的发生。

三、神经肌肉阻断作用

各种氨基苷类抗生素均可引起神经肌肉麻痹作用，虽较少见，但有潜在性危险。神经肌肉阻断作用与剂量及给药途径有关，如静脉滴注速度过快或同时应用肌肉松弛剂与全身麻醉药。重症肌无力者尤易发生，可致呼吸停止。其机制是乙酰胆碱的释放需 Ca^{2+} 的参与，药物能与突触前膜上"钙结合部位"结合，从而阻止乙酰胆碱释放。当出现神经肌肉麻痹时，可用钙剂或新斯的明治疗。

临床表现：①心机抑制；②血压下降；③呼吸骤停等，可引起严重后果。

临床实例：腹腔手术中如用氨基苷类抗生素冲洗腹腔，可能引起呼吸衰竭和肢体瘫痪。

神经肌肉阻断作用大小：新霉素＞链霉素＞卡那霉素或阿米卡星＞庆大霉素或妥布霉素。动物实验结果显示，那替米星可能具有较强的神经－肌肉接头阻断作用。

四、过敏反应

包括过敏性休克、皮疹、荨麻疹、药热、粒细胞减少、溶血性贫血等。不良反应与药物浓度密切相关，在用药过程中应进行血药浓度监测。其他有血象变化、肝脏转氨酶升高、面部及四肢麻木、周围神经炎、视力模糊等。口服本类药物可引起脂肪性腹泻。菌群失调和二重感染也有发生。

五、影响胃肠道吸收

作用机制：氨基苷类抗生素对小肠壁绒毛细胞毒直接损害，抑制肠道乳糖酶的活性。临床表现：影响肠道对脂肪、胆固醇、蛋白质、糖、铁等的吸收，严重者可引起脂肪性腹泻和营养不良。

特点：主意见于新霉素、卡那霉素、巴龙霉素等氨基苷类抗生素口服时，与剂量呈正比。

六、对胎儿的影响

氨基糖苷类抗生素对胎儿的影响与三个因素有关。

1. 用药时的胎龄

一般药物致畸的敏感时期是受精后第 15～60 天。胚胎第 4 周耳朵及神经开始生长发育,直至 7 个月完成。氨基糖苷类抗生素具有耳毒性,对发育完全的听神经也有损害,故其应用时间的限制不仅在器官形成期。

2. 药物的性质

美国食品和药品管理局将药物对胎儿危险性分为 5 个等级,即 A、B、C、D 及 X 级。氨基糖苷类药物如链霉素、卡那霉素和妥布霉素属于 D 级,即对胎儿的危害有明确的证据,除非在抢救孕妇而又没有其他药物代替时才用。

而庆大霉素、丁胺卡那霉素和新霉素属于 C 级,即在动物实验中对胎儿有致畸或杀死胚胎的作用,而对人没有相应的研究,此类药物在选择应用时比较困难,要十分慎重。一般来说,孕期最好不用氨基糖苷类抗生素。

3. 药物的剂量

有些人由于不知道自己怀孕,打了一针或服了几片上述药物,是否对胎儿有影响,应该怎么观察?

国内曾有报道,检查胎儿的听力器官发育、了解听功能,可在妊娠 27 周以后,做声振刺激试验。孕龄 27 周以后听力正常、听功能成熟的胎儿,对声振刺激经耳蜗感受及听觉通路传导,再通过神经反应,改变胎儿的行为状态,表现为胎心加速、胎动增加。

对于胎儿声振试验阴性者,可于出生后做听性脑干反应测试。用 $\leqslant 60\mathrm{dB}$,受测者潜伏期正常者为正常,潜伏期延长为异常;对本项测试异常或可疑者,可于 3、6 个月及 1 年后复查。这项测试应由专业医师进行,以便得出正确结论。

七、氨基糖苷类抗生素不良反应与防治

(一)链霉素

1. 不良反应与防治

(1)变态反应:可与血清蛋白结合形成全抗原而引起各种变态反应,以皮疹、发热、嗜酸性粒细胞增多较为多见。也可导致过敏性休克,部分患者可能在特异性体质基础上发生,剂量往往并不大。本品皮试阳性率低,皮肤过敏试验不应过于信赖。

(2)毒性反应:注射后可引起的毒性反应可引起头晕、麻木等,此外常见的毒性反应有耳毒性、肾毒性、神经肌肉阻滞等。本品引起的毒性反应与每日剂量和疗程有关。①耳毒性反应,是链霉素最常见而严重的毒性反应,以对前庭的损害较多见。患者表现为听力减退、耳鸣、耳部胀满感、眩晕、步态不稳等。剂量每日 3g 时第三周即发生。老年患者、肾功能减退者、血药浓度持续在 25mg/L 以上者及中耳炎患者较易发生耳毒性症状。链霉素引起的耳毒性大多在用药 1～6 月后才出现,给药期间很少发现,故不易引起注意,停药后听力减退仍可进行性加重用后也可引起胎儿听力减退,故孕妇应不用或慎用。②肾脏损害主要损害近端肾小管,造成上皮细胞退行性变和坏死,引起蛋白质、管型尿,严重时可发生氮质血症,肾功能衰竭。③神经肌肉阻滞作用:一般发生于胸腔或腹腔内给药后,周围神经炎少见,偶可引起视神经炎和视力减退。

(3)局部刺激:肌注处可有疼痛、肿胀,程度大多轻微短暂。

(4)骨髓抑制及其他:白细胞减少较多见,偶可发生粒细胞减少、血小板减少或再生障碍性贫血。其他偶可发生多毛症、结膜炎、唇指感觉异常、关节痛、中毒性脑病、高血压等。

2. 药物相互作用

(1)链霉素与其他氨基糖苷类同用或先后连续局部或全身应用,可增加耳毒性、肾毒性以及神经肌肉阻滞作用的可能性。可能发生听力减退、停药后仍可能进展至耳聋;听力损害可能恢复或呈永久性。神经肌肉阻滞作用可导致骨骼肌软弱无力,呼吸抑制或呼吸麻痹(呼吸暂停),用抗胆碱酯酶药或钙盐有助于阻滞作用恢复。

(2)链霉素与神经肌肉阻滞剂合用,可加重神经肌肉阻滞作用,导致肌肉软弱、呼吸抑制或呼吸麻痹(呼吸暂停)。链霉素与卷曲霉素、顺铂、利尿酸、呋塞米或万古霉素等合用,或先后连续局部或全身应用,可能增加耳毒性与肾毒性,听力损害可能发生,且停药后仍可能发展至耳聋,听力损害可能恢复或呈永久性。

(3)链霉素与头孢噻吩局部或全身合用可能增加肾毒性。

(4)链霉素与多黏菌素类注射剂合用,或先后连续局部或全身应用,可增加肾毒性和神经肌肉阻滞作用,后者可导致骨骼肌软弱、呼吸抑制或麻痹(呼吸暂停)。

(5)其他肾毒性药物及耳毒性药物均不宜与氨基糖苷类合用或先后应用,

以免加重肾毒性或耳毒性。

(二)庆大霉素

1. 不良反应与防治

(1)耳毒性:本品会影响听觉和平衡功能,对耳前庭的影响较大,对耳蜗的损害较小。临床应用后出现耳鸣、耳部饱满感、听力丧失、眩晕、共济失调等不可逆的耳毒性反应。

(2)肾毒性:常用量对肾脏并无明显影响,仅少数患者应用后出现腰酸,主要损害近端肾曲小管,可出现蛋白尿、管型尿,继而出现红细胞尿,尿量减少或增多,进而发生氮质血症、肾功能减退、排钾增多等。

(3)变态反应:少见,偶可出现皮肤瘙痒、荨麻疹等,一般不影响继续治疗,停药后很快消退。

(4)神经肌肉阻滞作用:具有类似箭毒阻滞乙酰胆碱和络合钙离子的作用,能引起心肌抑制、呼吸衰竭等。患者原有肌无力症或已接受过肌肉松弛药者更易发生。

(5)长期应用可能导致耐药菌过度生长,发生菌群失调,偶可引起脂肪性腹泻。

(6)其他:可引起恶心、食欲减退、呕吐、腹胀等胃肠道症状,血清转氨酶偶有升高。偶可引起多发性神经病变和中毒性脑病、贫血、白细胞减少、粒细胞减少、血小板减少、低血压等。

2. 药物相互作用

(1)与青霉素 G 联合,几乎对所有粪链球菌及其变种如屎链球菌种、坚忍链球菌具有协同抗菌作用。

(2)与羧苄西林足量联合时,对铜绿假单胞菌的某些敏感菌株具有协同抗菌作用。

(3)与碱性药(如碳酸氢钠、氨茶碱等)联合应用,抗菌效能可增强,但同时毒性也相应增强。

(4)与强利尿药(如呋塞米、依他尼酸等)联合可增加耳毒性。

(5)与其他有耳毒性的药物(如红霉素等)联合应用可增加耳毒性。

(6)与头孢菌素类联合应用可增加肾毒性。

(7)与右旋糖酐合用可增加肾毒性。

(8)与肌肉松弛药或具有此种作用的药物(如地西泮等)联合应用可加强神

经肌肉阻滞作用。

(三)妥布霉素

1. 不良反应与防治

(1)耳毒性:本品会影响听觉和平衡功能,对前庭的影响较大,对耳蜗的损害较小,临床应用后出现耳鸣、耳部饱满感、听力丧失、眩晕、共济失调等不可逆的耳毒性反应。

(2)肾毒性:常用量对肾脏病无明显影响,仅少数患者会出现管型尿、蛋白尿、甚至血尿素氮增高,发生率为 $1.5\% \sim 3\%$,肾毒性与剂量、患者的耐受性相关。严重的肾毒性会出现少尿和急性肾功能衰竭,较少见。

(3)神经肌肉阻滞作用:可引起呼吸抑制。

(4)其他:过敏反应少见,偶见皮肤瘙痒、皮疹等。可见恶心、呕吐、血清转氨酶升高,血小板减低、白细胞和粒细胞减低、皮疹、静脉炎等。肌注局部疼痛不显著,偶见神经肌肉接头阻滞、二重感染等,不良反应发生率约 4%。

2. 药物相互作用

(1)与青霉素 G 联用,几乎对所有粪链球菌及其变种如屎链球菌种、坚忍链球菌有协同抗菌作用。

(2)与羧苄西林联用,对铜绿假单胞菌的某些敏感菌株具协同抗菌作用。

(3)与碱性药(如碳酸氢钠、氨茶碱等)联用,可增强妥布霉素抗菌效能。

(4)与其他氨基糖苷类联用,可增加中耳性、肾毒性以及神经肌肉阻滞作用。

(5)与肌肉松弛药或具有此种作用的药物(如地西泮等)联用,可加强神经肌肉阻滞作用。

(6)与卷曲霉素、万古霉素等联用,可增加耳毒性与肾毒性。

(7)与多黏菌素类联用,可增加肾毒性和神经肌肉阻滞作用。

(8)与头孢菌素类、两性霉素、右旋糖酐、强利尿药(如呋塞米、依地尼酸等)联用,可增加肾毒性。

(9)茶苯海明可掩盖妥布霉素的耳毒性。

(四)阿米卡星

1. 不良反应与防治

(1)耳毒性:本品会影响听觉和平衡功能,对耳蜗的损害较对前庭的损害大,临床应用后会出现耳鸣、耳部饱满感染、听力丧失等不可逆的耳毒性反应。

(2)肾毒性:常用量肾脏并无明显影响,极为少数患者会出现管型尿、蛋白尿,甚至血尿素氮增高,肾毒性与剂量、患者的耐受性相关。非少尿型肾毒性较常见,表现为多尿、蛋白尿等,大多不可逆;严重的肾毒性会出现少尿和急性肾功能衰竭,较少见。

(3)周围神经炎:少数可见麻木、针刺感或面部烧灼感。过敏反应少见,偶见皮肤瘙痒、皮疹等。神经肌肉阻滞作用。极少可引起呼吸抑制、嗜睡、软弱无力。

2. 药物相互作用

对铜绿假单胞菌感染,常需与抗假单胞菌青霉素(如羧苄青霉素等)联合应用。但二者不能置于同一容器中,以免降低疗效。

(五)小诺米星

不良反应与防治:有耳毒性、肾毒性、神经肌肉阻滞、血象变化、肝功能改变、消化道反应和注射部位疼痛、硬结等。可出现皮疹、瘙痒、红斑、发热等过敏反应症状,个别情况有过敏性休克发生。不良反应发生率为 2.81%,其中对第Ⅷ对脑神经损害 0.98%,疗程超过 14d 发生率高,停药后可恢复。长期应用可引起非敏感菌过度生长,导致菌群失调。

(六)卡那霉素

1. 不良反应与防治

发生率较高者有听力减退、耳鸣或耳部饱满感(耳毒性),主要影响耳蜗神经。血尿、排尿次数减少或尿量减少、食欲减退、极度口渴(肾毒性)、步履不稳、眩晕(耳毒性:影响前庭)、恶心或呕吐(耳毒性:影响前庭,肾毒性)。发生率较少者有呼吸困难、嗜睡或软弱无力(神经肌肉阻滞,肾毒性)。药物热和皮疹发生率 1%～3%,嗜酸性粒细胞增多症可达 10%,过敏性休克及二重感染偶有发生。尚可引起味觉丧失、口周及其他部位感觉异常、头痛、不安、心动过速、视觉异常等。口服可引起恶心、呕吐、腹泻,长期服用偶可引起吸收不良、脂肪泻等。

2. 药物相互作用

(1)与其他有耳毒性的药物(如霉素等)联合应用,可增加其耳毒性。

(2)与头孢菌素类联合应用,可增加其肾毒性。

(3)与肌肉松弛药或具有此种作用的药物(如地西泮等)联合应用可致神经

肌肉阻滞作用的加强。

（4）与碱性药（如碳酸氢钠、氨茶碱等）联合应用，抗菌效能可增强，但同时毒性也相应增强。

（5）与新霉素之间有完全交叉耐药性；与链霉素之间有单向交叉耐药性。

（七）地贝卡星

不良反应与防治：本品的不良反应比庆大霉素和卡那霉素小。不良反应发生率约为 2%～3%。包括少数患者出现血尿素氮和转氨酶的轻度增高；偶有耳鸣、听力暂时减退、蛋白尿、血尿、发热、头痛、麻木、食欲缺乏、腹泻或皮疹等；肌注部位疼痛较多见，但一般可耐受。

（八）新霉素

不良反应与防治：

（1）耳毒性：本品全身给药较少发生听力减退、耳鸣、耳部饱满感、步态蹒跚、头晕或步履不稳。

（2）肾毒性：本品口服给药可见尿量及排尿次数减少、极度口渴。口服给药可见口或肛周刺激或疼痛，恶心或呕吐，偶见腹泻、大量放气、皮疹等。局部应用可引起皮肤过敏，并可导致今后全身或局部应用本品时产生过敏。仍可引起肾毒性或耳毒性，尤其当患者肾功能减退或与其他肾毒性或耳毒性药物合用时。长期服用偶可引起肠黏膜萎缩而致吸收不良综合征及脂肪性腹泻，甚至为慢性肠炎。主要损害耳蜗神经影响听力，一旦发生听力减退，即使停药也不易恢复，并可继续发展至耳聋。孕妇注射本品后引起胎儿听力减退或丧失。

（九）异帕米星

不良反应与防治：偶有发热、皮疹、荨麻疹等过敏反应。有时发生食欲缺乏、恶心、呕吐、静脉炎。偶见血尿、蛋白尿、浮肿、耳鸣、听觉障碍、手足麻木等。不良反应发生率为：11%（每日 1 次给药），16%（每日 2 次给药）。

（十）西索米星

不良反应与防治：本品的耳、肾毒性与庆大霉素相似。7.4% 的患者可出现轻度可逆性的肾毒性反应。个别患者（1.7%）可出现轻度耳毒性，大多数表现为眩晕，听力减退者少见。尚可引起皮疹、静脉炎、血清转氨酶增高及低血钾等。

(十一)奈替米星

1. 不良反应与防治

参阅硫酸庆大霉素。动物实验结果显示,奈替米星的耳毒性较庆大霉素和妥布霉素低,在前庭和耳蜗组织中的药浓度较庆大霉素低,但二者在外淋巴液中的浓度基本相同。有人统计文献报道的 10000 例应用氨基糖苷类的患者,耳蜗毒性的平均发生率为:阿米卡星 13.9％、庆大霉素 8.3％、妥布霉素 6.1％、奈替米星 2.4％。动物实验资料提示本品的肾毒性比庆大霉素低,但临床统计资料奈替米星、庆大霉素、妥布霉素和阿米卡星的肾毒性无明显差异。

2. 药物相互作用

氨基糖苷类与 β 内酰胺类(头孢菌素类与青霉素类)混合可导致相互失活,因此需联合应用上述抗生素时必须分瓶滴注。奈替米星亦不宜与其他药物同瓶滴注。

(十二)依替米星

不良反应与防治:肝肾功能损害,停药后一般可恢复正常。耳毒性和前庭毒性比其他氨基糖苷类药物轻微,主要表现为眩晕、耳鸣,仅个别患者电测听结果显示听力下降。其他不良反应为罕见的皮疹、恶心、静脉炎、心悸、胸闷和皮肤瘙痒。

(十三)阿贝卡星

不良反应与防治:发生率为 1.96％,主要有皮疹、腹泻、注射部位疼痛。实验室检查异常占 9.25％,主要是 ALT、SAT、BUN、Cr 升高,嗜酸性粒细胞增多等。

本品对肾脏及神经的损害较其他氨基糖苷类抗生素轻。

(十四)阿司米星

不良反应与防治:偶致过敏,表现为皮疹、荨麻疹、瘙痒、红斑、发热等,也偶见休克。偶见肝脏损害,少见消化道症状,如恶心、呕吐、腹泻、口炎等。偶见白细胞减少。注射部位局部偶见疼痛和硬结。不良反应发生率 5.6％,如轻度转氨酶增高(2.7％)、血尿素氮及肌酐轻度升高(1.4％),停药后均迅速恢复正常。

（十五）达地米里

不良反应与防治：本品的耳（前庭）毒性和肾毒性较小。

（十六）巴龙霉素

不良反应与防治：口服几乎不吸收，所以不良反应少，偶见食欲减退、轻度腹泻、恶心、头晕等，停药后即消退。偶可引起吸收不良综合征。

（十七）对氨基水杨酸（钠）

1. 不良反应与防治

不良反应发生率为 $10\% \sim 30\%$，主要表现为胃肠道反应，如厌食、恶心、呕吐、腹痛、腹泻，严重的可引起胃肠溃疡、出血等，可见皮疹、剥脱性皮炎、关节酸痛、药热，偶见结晶尿、蛋白尿、白细胞减少、肝损害、黄疸等。长期服用可产生水杨酸盐的中毒症状。可干扰肝内凝血酶原的合成而致出血倾向。可干扰甲状腺摄碘功能，致单纯甲状腺肿及水肿发生。

2. 药物相互作用

（1）对氨基苯甲酸与本品有拮抗作用，两者不宜合用。

（2）本品可增强抗凝药（香豆素或茚满二酮衍生物）的作用，因此在用对氨基水杨酸类时或用后，口服抗凝药的剂量应适当调整。

（3）与乙硫异烟胺合用时可增加不良反应。

（4）丙磺舒或苯磺唑酮与氨基水杨酸类合用可减少后者从肾小管的分泌量，导致血药浓度增高 100% 和持续时间延长及发生毒性反应；因此氨基水杨酸类与丙磺舒或苯磺唑酮合用时或合用后，前者的剂量应予适当调整，并密切随访患者。但目前多数不用丙磺舒作为氨基水杨酸类治疗时的辅助用药。

（5）氨基水杨酸类可能影响利福平的吸收，导致利福平的血药浓度降低，必须告知患者在服用上述两药时，至少相隔 6h。

（6）氨基水杨酸盐和维生素 B_{12} 同服时可影响后者从胃肠道的吸收，因此服用氨基水杨酸类的患者其维生素 B_{12} 的需要量可能增加。

（7）禁与水杨酸类药物联合应用，以减少对胃肠的刺激。

（十八）灰黄霉素

1. 不良反应与防治

（1）消化系统反应：少数患者可出现上腹不适、恶心或腹泻，一般系轻度，患者可耐受。

（2）神经系统毒性反应：约10％患者出现头痛，初时较重，继续用药可减轻，其他尚有嗜睡、乏力等，偶有眩晕、共济失调和周围神经炎等发生。

（3）变态反应：约3％患者可发生皮疹，偶可发生血管神经性水肿、持续性荨麻疹和剥脱性皮炎。少数人可发生光感性皮炎。

（4）偶可发生白细胞减少、蛋白尿、管型尿。可诱发卟啉病、红斑狼疮。动物实验证实本品有致畸作用。

（5）本品偶可引起耳鸣、味觉异常、男性乳房肿大、肝毒性及蛋白尿、管形尿、心动过速。

2. 药物相互作用

（1）乙醇：与本品同服可出现心动过速、出汗、皮肤潮红等，故二者不宜同用。

（2）抗凝血药：与香豆素类抗凝药同用时，灰黄霉素可能使肝代谢增强，而使抗凝药的作用降低，故需监测凝血酶原时间以调整剂量。

（3）巴比妥类药物。同用扑米酮、苯巴比妥类药物时可使灰黄霉素的抗真菌作用减弱，可能与苯巴比妥类使该药的吸收减少、血药浓度降低有关，应避免此类药物与灰黄霉素同用。

（4）雌激素类避孕药与本品同用可降低口服避孕药的效果，可能因灰黄霉素加强该类药物在肝内代谢致血药浓度降低有关，应避免二者同用。

（十九）克念霉素

不良反应与防治：本品无严重不良反应，滴眼后偶有短期刺痛感；气雾吸入后，少数患者有喉头刺激感；口服可出现胃肠道反应。

（二十）两性霉素 B

1. 不良反应与防治

（1）静滴过程中或静滴后数小时发生寒战、高热、严重头痛、恶心和呕吐，有时并可出现血压下降、眩晕等。鞘内注射可引起背部及下肢疼痛。

(2)几乎所有患者在疗程中均可出现不同程度的肾功能损害,尿中可出现红细胞、白细胞、蛋白和管型,血尿素氮及肌酐升高,肌酐清除率降低,也可引起肾小管性酸中毒。

(3)由于大量钾离子排出所致的低钾血症。

(4)血液系统毒性反应,可发生正常红细胞性贫血,白细胞或血小板减少也可偶可发生。

(5)肝毒性较为少见,由本品所致的肝细胞坏死、急性肝功能衰竭亦有发生。

(6)心血管系统反应,静滴过快时可引起心室颤动或心脏骤停。本品所致的低钾血症亦导致心律失常的发生。两性霉素B刺激性大,注射部位可发生血栓性静脉炎。

(7)神经系统毒性,视力模糊或复视、癫痫样发作,偶可见多发性神经病变。鞘内注射本品可引起严重头痛、发热、呕吐、颈项强直、下肢疼痛、尿潴留等,严重者下肢截瘫。

(8)偶有过敏性休克、皮疹等发生。

2. 药物相互作用

(1)肾上腺皮质激素:此类药物除在控制两性毒素B的药物不良反应时可合用外,一般不推荐两者同时应用,因为由两性霉素B诱发的低钾血症有可能因肾上腺皮质激素类药物加重,如需同用时则后者宜给予最小剂量和最短疗程,并需监测患者的血钾浓度和心脏功能。

(2)洋地黄苷:两性霉素B应用时可能发生的低钾血症,可增强潜在的洋地黄毒性反应,两者同用时应经常监测血钾浓度和心脏功能。

(3)氟胞嘧啶与两性霉素B应用时可增强两者药效,但两性霉素B也可增强氟胞嘧啶的毒反应,因两性霉素B可增加细胞摄取氟胞嘧啶并损伤其自肾排泄。

(4)肾毒性药物:如氨基糖苷类、抗肿瘤药、卷曲霉素、多黏菌素类、万古霉素与两性霉素B同用时肾毒性增强。

(5)骨髓抑制剂、放射治疗等的应用均可加重患者贫血,需减少两性霉素B的剂量。

(6)由两性霉素B诱发的低钾血症可增强神经肌肉阻断药的作用,因此两者同用时应经常测定患者的血钾浓度。

(7)同时应用尿液碱化药可增加两性霉素B的排泄,并防止或减少肾小管酸中毒发生的可能。

3. 常见不良反应

发热和寒战(氢化可的松,布洛芬,醋氨酚,哌替啶可预防/减轻),肾小管酸中毒(与剂量有关,在肾功能正常患者和剂量,低血钾,贫血,静脉炎,注射部位疼痛(可输液时加 1000U 肝素)。

(二十一)两性霉素 B 脂复合物和脂质体

1. 常见不良反应

与输液有关的副作用和肾毒性与两性霉素 B 比较明显减少。脂质体两性霉素 B 较两性霉素 B 脂复合物的毒性明显减少;与剂量有关的肾毒性较两性霉素 B 明显减少。

2. 偶见不良反应

胃肠道反应,电解质异常。

3. 罕见不良反应

低血压,过敏反应。

(二十二)阿奇霉素

1. 不良反应与防治

近 4000 例的统计结果显示,不良反应发生率为 12%,其中胃肠道反应为 9.6%,包括呕吐、腹泻、腹痛等。用药后偶可出现头昏、头痛及发热、皮疹、瘙痒、关节痛等过敏反应,过敏性休克和血管神经性水肿极为少见。可见神经系统反应、皮疹、胆红素及碱性磷酸酶升高。ALT 和 AST 升高。少数患者出现血小板、白细胞计数减少。有报道,少数患者使用本药偶可引起阴道炎、口腔炎、支气管痉挛、嗜睡等症状。注射给药时可有注射部位疼痛、炎症等局部症状。偶可出现肝功能异常、外周血白细胞下降等实验室检查异常。

2. 药物相互作用

本品与含镁、钙离子的抗酸药合用可使本品的血浆药物峰浓度降低,但对药－时曲线下面积等参数无改变。与地高辛合用使用者的血浆水平升高,与麦角胺或二氢麦角胺合用可致严重的末梢血管痉挛和感觉迟钝。

（二十三）氨曲南

1. 不良反应与防治

常见的胃肠道反应有恶心、呕吐、腹泻。过敏反应如皮疹、紫癜、瘙痒等。有时可有肌注部位疼痛，静脉使用偶见静脉炎及血栓性静脉炎等。少数患者用药后可能出现暂时性嗜酸性粒细胞增多、血小板减少、凝血激酶时间及凝血酶原时间延长。少数患者用药后可出现暂时性肝功能损害（丙氨酸氨基转移酶、天门冬氨酸氨基转移酶、乳酸脱氢酶值升高）。少数患者大剂量应用本药会引起肾功能损害（血肌酐值暂时性升高）。中枢神经系统有报道用药后偶见头痛、倦怠、眩晕等症状。实验室检查异常多无临床意义，不需中断治疗。

第二节　头孢菌素类药物

一、药理毒理

头孢菌素类、头孢霉素类、氧头孢烯类、单环 β 内酰胺类等都为杀菌剂,其作用机制简单地说是作用于细胞壁合成的最后阶段,即阻止黏肽链的交叉联结,使细菌无法形成坚韧的细胞壁。有近年研究结果提示青霉素类、头孢菌素类等 β 内酰胺抗生素的作用靶位为青霉素结合蛋白(penicillin binding proteins)简称 PBPS。它是存在于细菌胞浆膜上的蛋白,其数目、分子大小和抗生素的结合量因细菌菌种不同而异。β 内酰胺抗生素与 PBPS 的结合是其抗菌作用的主要机制,与 PBPS 结合力强弱和结合 PBPS 数目的不等,因而表现出程度不等的抗菌作用,多数头孢菌素主要与 PBPS 中的 PBP1 和 PBP3 相结合形成丝状体和球形体,然后细菌发生萎缩变形,最终导致细菌被杀灭。细菌对抗生素产生耐药时,一方面细菌的靶位蛋白中 1 个或数个 PBPS 对抗生素亲和力降低,提高屏障作用或把已进入菌体内的抗生素泵出;另一方面,细菌主要通过产生灭活酶,使抗生素作用于菌体前即被破坏或灭活,即产生耐药性。目前已发现破坏头孢菌素系列抗生素的酶有质粒介导的染色体酶与超广谱 β 内酰胺酶。抗菌作用的强弱与细菌耐药性出现密切相关。

二、临床使用

注射用第一代头孢菌素,主要适用于产青霉素酶的葡萄球菌、肺炎球菌、各组链球菌等革兰氏阳性菌所致的败血症、心内膜炎等,以及部分大肠杆菌、肺炎杆菌、奇异变形杆菌等敏感阴性杆菌所致呼吸道、泌尿生殖道、皮肤软组织感染、创伤感染和外科围手术期预防用药。口服第一代头孢菌素,适用于敏感菌所致轻度感染:上呼吸道、气管、支气管急性炎症、皮肤软组织感染和院外获得性单纯肺炎等。第二代头孢菌素注射用制剂,用于产酶耐药阴性杆菌引起的感染和敏感的阳性菌和阴性菌及厌氧菌的感染。适用于上呼吸道、下呼吸道、泌尿道、皮肤及软组织感染、骨关节感染、妇产科感染及耐青霉素淋球菌感染。第二代口服头孢菌素适应证与第一代口服头孢菌素相同,均为中度感染的门诊患者。此外,住院患者经注射用头孢菌素起效后作为序贯疗法的后续药物,这种方法在国内外取得一定效果。第三代头孢菌素适用于以阴性杆菌为主要致病菌兼有厌氧菌或阳性菌的感染。部分品种对绿脓杆菌、假单胞菌有良好疗效。临床上用于重症呼吸道、泌尿道、胃肠道、胆道、腹腔、胸腔、盆腔、骨关节、皮肤软组织等部分感染及一些重症如败血症、脓毒血症、革兰氏阴性肠道杆菌所致脑膜炎等。口服第三代头孢菌素用于门诊和住院患者敏感菌所致中度感染,也可作为注射用第三代头孢菌素的序贯疗法后续给药。第四代注射用头孢菌素适用于敏感试验结果证实为由对第三代头孢菌素耐药阴性杆菌引起的重度感染的治疗。头孢霉素类头孢西丁、头孢美唑等抗菌作用与第二代头孢菌素相当,使用范围相同,氧头孢烯类中拉氧头孢抗菌作用与第三代头孢菌素相当,使用范围也类同。单环β内酰胺类抗生素氨曲南主要适用于阴性杆菌的感染,对革兰阴性需氧菌(包括大肠杆菌、沙雷菌属、克雷白菌属、绿脓杆菌等)所致的呼吸道感染、腹腔内感染、妇科感染、皮肤软组织感染等。

三、不良反应与防治

过敏反应最常见,表现为皮疹、药物热、血清病反应等。与青霉素有交叉过敏反应,近期内患者有青霉素过敏反应或患者曾有严重青霉素过敏反应史者均不宜应用头孢菌素。如过敏反应较轻且发生时间已久,又病情需要则在严密观察下谨慎应用。偶也可发生过敏休克,抢救同青霉素。

胃肠道反应,可有腹泻、恶心、呕吐或腹痛等反应,偶可引起菌群紊乱和伪膜性肠炎。

血液学与双硫仑样反应,头孢菌素类结构中有甲硫四唑侧链者如头孢孟多、头抱甲肟、头孢哌酮、拉氧头孢等可出现低凝血酶原与所需羧酶结合,导致凝血酶原形成减少,引起出血反应。此反应可补充维生素 K 防止和治疗。双硫仑样反应为该类药物抑制乙醛去氢酶造成血中乙醛积聚的结果,为避免此类反应,在应用此类药物期间和用药后 1 周内不能饮酒。其他血液系统反应,白细胞、中性粒细胞或血小板减少罕见,但也可发生。

肝肾毒性可以发生一过性肝功能化验异常而不伴有肾功能不良时需调整剂量。头孢菌素、头孢霉素类、氧头抱烯类、单环β内酰胺类等在体内消除主要经肾通过肾小球滤过和肾小管分泌从尿中排出。除了头孢噻吩毒性较大外,其他肾毒性较低,常见到尿素氮升高。在正常情况上很少发生肾损害,肾功能不正常者应适当调整剂量或给药间隔时间。

肌肉注射该类药时,注射区疼痛明显,常需与利多卡因混合注射。静脉给药时注意速度,偶可发生血栓性静脉炎。

四、临床应用选择原则

根据确立的病原菌、头孢菌素类抗生素的抗菌谱及适应证选药。应了解对金葡菌的抗菌作用第一代头孢菌素≥第二代头孢菌素≥第三代头孢菌素，对阴性杆菌作用第三代头孢菌素≥第二代头孢菌素≥第一代头孢菌素。第一代、第二代头孢菌素对绿脓杆菌无效。头孢菌素类除第一代及某些第二代以及口服制剂外，一般并非首选药，威胁生命的严重阴性杆菌感染，以及混有厌氧菌及阳性球菌混合感染、病情危重者包括中性白细胞减少、免疫功能低下的重症感染均应选用第三代头孢菌素。如果证实为对第三代头孢菌素耐药者应选用第四代头孢。

根据头孢菌素类、头霉素类、氧头孢烯类、单环β内酰胺类各个药物的药动学、不良反应等方面特点来选药，因为各个药的分布、半衰期、血浆蛋白结合率、代谢、排泄途径、生物利用度及不良反应等存在着一定的差异，还应根据药物体外 MIC（最低抑菌浓度）不同也可参照选药。

按照患者的生理、病理、免疫等状态选药。从用药者年龄是否老人、儿童等，有无生理特殊情况如妊娠、哺乳等，有无其他并发症如糖尿病、高血压、冠心病、心衰等，肝肾功能、血液系统情况与感染疾病的严重程度等各种不同情况来选用于该患者的药物。

制订合适得当给药方确定给药途径、给药剂量、间隔时间与疗程，提倡注射与口服结合的序贯疗法，缩短住院日，节约医疗费用。

五、临床用药评价

头孢菌素类分四代，头孢霉素类、氧头孢烯类都分别归入头孢菌素类。第一代头孢菌素对革兰阳性菌活性较强，优于第二代、第三代头孢菌素，但对阴性杆菌作用相对较差。耐甲氧西林葡萄球菌、肠球菌属、绿脓杆菌均耐药，除脆弱类杆菌外，其余厌氧菌对本品耐药，对大肠杆菌、肺炎杆菌和奇异变形杆菌有一定抗菌作用，其余肠杆菌科细菌耐药。注射用一代最常用品种为头孢唑啉、头孢拉定等具有血药浓度高，有效浓度维持时间长等特点，因此抗致病菌作用优于头孢噻吩。口服第一代头孢菌素抗菌作用特点与注射剂相同，但作用较弱。第一代头孢菌素主要用于轻中度呼吸道感染、皮肤软组织感染、尿路感染等。如果对青霉素敏感，并且无过敏史，不首选头孢菌素。注射用一代头孢菌素国内外都有用于外科手术，预防术后感染。第二代头孢菌素对革兰阳性菌作用与第一代相当,提高了对阴性杆菌β内酰胺酶的稳定性,抗阴性杆菌活性加强,对厌氧菌有一定作用,但对绿脓杆菌仍无效。临床上常作为阴性杆菌感染的首选药物,除用于一般感染外,也可用于脑膜炎球菌、肺炎球菌或流感杆菌等脑膜炎患者。第三代头孢菌素主要特点是对阴性杆菌产生的广谱β内酰胺酶稳定,抗阴性杆菌作用强度明显超过第一代、第二代头孢菌素,对绿脓杆菌与多数厌氧菌属有一定作用。在第三代头孢菌素中抗绿脓杆菌作用头孢他啶最强,其次为头孢哌酮。其他第三代头孢菌素、头孢霉素类、氧头孢烯类如拉氧头孢等也对绿脓杆菌有一定作用。第三代头孢菌素药动学体内分布广,组织通透性好,为临床控制重症感染起到了极其重要的作用。第四代头孢菌素对金葡菌等革兰阳性球菌活性增强,对β内酰胺酶尤其近年来已发现的耐第三代头孢菌素的超广谱酶(ESBLS)、染色体介导的头孢菌素类酶稳定。目前已上市的头孢吡肟、头孢匹罗对绿脓杆菌作用与头孢他啶相等,但对肠杆菌属和弗芬地枸橼酸杆菌抗菌作用明显超过第三代头孢菌素。第四代头孢菌素目前应用不多。

尽管如此,具有更强抗菌活性的β内酰胺类新品种不断上市,但仍未能解决耐药菌的产生和发展,因而应特别注意合理使用抗生素,保护新品种,使其更好地发挥作用。

六、药物相互作用

与丙磺舒同用,可阻滞头孢菌素的排泄,使有效浓度维持时间较长,因此可能增加对肾脏的毒性。

头孢菌素类与氨基糖苷类抗生素联合应用,增强抗菌作用,提高疗效。在治疗免疫缺陷患者感染时,这种联合尤为需要。但也要注意到,该两类药合用时可能增加肾毒性。应加强肾功能与氨基糖苷类血药浓度监测。

头孢菌素类抗生素化学结构式中含有甲硫四唑侧链者当与抗凝剂肝素、香豆素等合用时,可增加出血反应的危险性,应将抗凝剂剂量调整,与非甾体消炎止痛剂阿司匹林及水杨酸制剂合用,也可增加出血的危险性,因为抑制血小板功能得到了加强,应尽量避免。与血栓溶解剂不能联合用,因为可发生严重出血。另含有该结构的头孢菌素类药物不能与含酒精的制剂合用,用药期间不能饮酒,以免产生双硫仑样反应。

注射用头孢菌素静脉滴注时应单独输液为宜,与间羧胺、去甲肾上腺素等血管活性药、四环素类、氨基糖苷类、红霉素类等抗生素都有配伍禁忌。

对诊断的干扰,应用头孢菌素患者抗球蛋白试验(Coomb's)可出现阳性,尿糖试验也可呈现假阳性(用硫酸铜法),以磺基水杨酸进行尿蛋白测定,可出现假阳性反应。应改进测定方法,排除干扰。用该类药时可出现丙氨酸氨基转移酶(ALT,又称 GPT)、门冬氨酸氨基转移酶(AST,又称 GOT)、碱性磷酸酶(ALP)、血尿素氮(BUN)升高。

七、注意事项

关于头孢菌素类皮试的说明:青霉素必须做皮试,这是有明确规定的,对于头孢霉素类至今未作统一规定。有的是生产制造单位要求如头孢美唑钠、头孢匹胺钠、头孢替安、头孢甲肟等都建议做皮试;有的根据各地自行规定建议作皮试。一般是这样掌握的,因头孢菌素类与青霉素类有交叉过敏反应,凡有青霉素过敏休克史或其他严重过敏反应史的患者禁用。但如过去仅有过敏皮疹反应或皮试阳性,而病情又确属需要时,可以以所用品种头孢菌素、头霉素、氧头孢烯类做皮试,皮试液浓度为 $500\mu g/mL$,皮试阴性者可在临床监护下慎用。单环 β 内酰胺类抗生素氨曲喃不做皮试,如过敏体质或其他 β 内酰胺类抗生素有过敏反应者慎用。

注射用头孢菌素的制剂多数为钠盐,注意给药时钠的总含量。

头孢菌素对妊娠期和哺乳期患者一般可应用,但必须根据肾功能情况减量使用。有些品种也不能用。

头孢菌素类抗生素(cephalosporins)是一类广谱半合成抗生素,其母核为由头孢菌素 C 裂解而获得的 7－氨基头孢烷酸(7ACA)。头孢菌素类具有抗菌谱广、抗菌作用强、耐青霉素酶、临床疗效高、毒性低、过敏反应较青霉素类少见等特点。根据药物研制开发时间先后,抗菌谱和抗菌作用以及对内酰胺酶的稳定性的不同,目前将头孢菌素分为四代。第一代头孢菌素虽对青霉素酶稳定但可为许多革兰阴性菌产生的 β 内酰胺酶所破坏,因此主要用于产青霉素酶的葡萄球菌和某些革兰阴性菌的感染。头孢噻吩、头孢噻啶、头孢唑啉和可供口服的头孢拉定、头孢氨苄、头孢羧氨苄等均属此组。第二代头孢菌素对多数 β 内酰胺酶较第一代稳定,其抗菌谱较第一代广,对革兰阳性菌的作用与第一代头孢菌素相似或略差,对革兰阴性菌的作用较第一代增强,但对某些肠杆菌科细菌和铜绿假单胞菌等抗菌活性仍较差。此组主要包括头孢孟多、头孢呋辛、头孢尼西、头孢西丁、头孢雷特、头孢替安、头孢克洛等。第三代头孢菌素对多数 β 内酰胺酶高度稳定,对革兰阴性菌的抗菌活性甚强,特别是抗阴性杆菌作用,其强度是一代,二代头孢菌素的数十位或百余倍。抗阳性菌也很强,但不如第一代,其中某些品种对铜绿假单胞菌有良好作用,某些品种的血清半衰期较长。主要品种有头孢噻肟、头孢唑肟、头孢甲孢他啶、头孢哌酮、头孢咪唑等。第三代头孢菌素口服制剂有头孢克肟、头孢布烯、头孢地尼等。第四代头孢菌素抗菌活性高,对β内酰胺酶尤其染色体介导的 Richmond－sykes I 型β内酰胺酶稳定。因此对上述酶的肠杆菌属、枸橼酸菌属、沙雷菌属细菌抗菌作用较第三代头孢菌素增强。对金葡菌等革兰阳性菌活性较第三代品种也有所增强,此组主要品种有头孢匹罗和头孢吡肟等。

常见不良反应:输液部分静脉炎,腹泻(特别是头孢哌酮和头孢克肟常见),肌内注射部位疼痛(头孢唑啉较少)。

八、头孢菌素类药物不良反应与防治

(一)第一代头孢菌素——头孢噻吩

1. 不良反应与防治

(1)本品肌内注射时疼痛较显著,较常见的不良反应为皮疹、嗜酸性粒细胞增多、药物热、血清病样反应等过敏反应。有暂时性肝酶升高,应用高剂量时可发生惊厥和其他中枢神经系统症状,肾功能减退患者尤其易发生。恶心、呕吐等胃肠道不良反应少见。

(2)应用大剂量本品(每日 300mg/kg)时,可出现血小板功能和凝血障碍;减量至 200mg/kg,前述反应即消失。粒细胞减少及溶血性贫血偶可发生。

(3)本品对肾脏的毒性较头孢噻啶轻,但也有发生急性肾功能衰竭者。本品肾毒性一般发生于下列情况:①每日剂量超过 12g;②患者有肾功能减退或疑有肾功能减退应用本品时应适当减量;③50 岁以上的老年患者;④感染性心内膜炎、败血症、肺部感染患者;⑤创伤所致的肾清除功能降低;⑥对青霉素或本品过敏者;⑦同时应用氨基糖苷类等肾毒性抗生素和利尿药。

(4)应用本品的患者可发生有难辨梭菌所致的腹泻和假膜性肠炎,腹腔内注入本品时也可致腹泻。对此反应的治疗可选用甲硝唑口服,每次 500mg(盐基),每日 3～4 次,疗程 3～7d。

(5)应用大剂量本品可发生脑病,肾功能减退或老年患者易发生此反应。

2. 药物相互作用

(1)头孢噻吩与下列药物有配伍禁忌:硫酸阿米卡星、庆大霉素、卡那霉素、妥布霉素、新霉素、盐酸金霉素、盐酸四环素、盐酸土霉素、粘菌素甲磺酸钠、硫酸多粘菌素 B、葡萄糖酸红霉素、乳糖酸红霉素、林可霉素、磺胺异唑、氨茶碱、可溶性巴比妥类、氯化钙、葡萄糖酸钙、盐酸苯海拉明和其他抗组胺药、利多卡因、去甲肾上腺素、间羟胺、哌甲酯、琥珀胆碱等。偶亦可能与下列药品发生配伍禁忌:青霉素、甲氧西林、琥珀酸氢化可的松钠、苯妥英钠、丙氯拉嗪、维生素 B 族和维生素 C、水解蛋白。

(2)呋塞米、依他尼酸、布美他尼等强利尿药,卡莫司汀、链佐星等抗肿瘤药以及氨基糖苷类抗生素与头孢噻吩合用有增加肾毒性的可能。

(3)棒酸可增强头孢噻吩对某些因产生 β 内酰胺酶而对之耐药的革兰阴性杆菌的抗菌活性。

(4)与氨基糖苷类药(如庆大霉素、妥布霉素)联合应用时对肠杆菌科细菌和假单胞菌的某些敏感菌株有协同作用。

(5)在体外与利福平或万古霉素合用可增强对耐甲氧西林表皮葡萄球菌的抗菌作用。

(6)丙磺舒可抑制头孢噻吩在肾脏的排泄,用药时同时口服丙磺舒可使头孢噻吩血药浓度峰值提高近 3 倍。

(二)头孢唑啉

1. 不良反应与防治

本品的不良反应发生率低,静脉注射发生的血栓静脉炎和肌内注射区疼痛均较头孢噻吩少而轻。可有转氨酶升高、BUN 升高和蛋白质。偶可发生药疹、嗜酸性粒细胞增高、药物热等过敏反应。个别患者可出现暂时性血清氨基转移酶、碱性磷酸酶升高。肾功能减退患者应用高剂量(每日 12g)的本品时,可出现脑病反应。白色念珠菌二重感染偶见。

2. 药物相互作用

(1)与氨基糖苷类抗生素联合应用时对某些敏感菌有协同抗菌作用。

(2)与棒酸合用可增强头孢唑啉对耐头孢唑啉肺炎杆菌的抗菌活性。

(3)与氨基糖苷类药合用会增加肾毒性。

(4)与其他头孢菌素类药合用会增加肾毒性。

(5)丙磺舒可抑制头孢唑林在肾脏的排泄,用药时同时口服丙磺舒可使血药浓度约提高 30%。

(6)本品与头孢噻吩、头孢羟氨苄、头孢拉定合用时,因较高的血浆蛋白结合与较小的分布容积可使血清药物浓度上升,并且半衰期延长。

（7）本品与下列药物有配伍禁忌：硫酸阿米卡星、盐酸卡那霉素、盐酸金霉素、盐酸土霉素、盐酸四环素、葡萄糖酸红霉素、硫酸多黏菌素 B、黏菌素甲磺酸钠、戊巴比妥、葡萄糖酸钙（其他参见头孢噻吩）。

（三）头孢拉定

1. 不良反应与防治

本品毒性低微，不良反应较轻，发生率也较低。胃肠道反应较为常见，有恶心、呕吐、腹泻、胃部不适等。偶见药疹、假膜性肠炎、嗜酸性粒细胞增多、直接 Coombs 试验阳性反应、白细胞或中性粒细胞减少、暂时性血尿素氮升高和转氨酶升高等。本品肌注疼痛明显，静注后有发生静脉炎的报道。

2. 药物相互作用

（1）丙磺舒可提高头孢拉定的血药浓度。

（2）注射用头孢拉定中含有碳酸钠，因此与含钙溶液（林格氏液、乳酸盐林格氏液、葡萄糖和乳酸盐林格氏液）有配伍禁忌。

（3）β内酰胺类抗生素和氨基糖苷类抗生素可相互灭活，当前述两类药物同时给予时，应在不同部位给药，两类药物不能混入同一容器内。

（4）注射用头孢拉定不宜与其他抗生素相混给药。

（5）棒酸（1 或 5μm/ml）可使头孢拉定在体外青霉素耐药类杆菌的最小抑菌浓度降低，对梭形菌和多枝梭形菌的最小抑菌浓度无影响，棒酸也可增强头孢拉定对耐头孢肺炎杆菌的抗菌活性。

（6）与庆大霉素、卡那霉素、妥布霉素、阿米卡星等氨基糖苷类抗生素合用可增加肾毒性。

（7）与多黏菌素 E、万古霉素、多黏菌素 B 合用可增加肾毒性。

（四）头孢氨苄

1. 不良反应与防治

（1）不良反应的发生率为 8%。恶心、呕吐、腹泻和腹部不适等胃肠道反应较为多见。皮疹、药热等过敏反应少见。

（2）个别患者可出现头晕、复视、耳鸣、抽搐等神经系统反应。

（3）偶可出现肾功能损坏、转氨酶升高、Coombs 试验阳性、粒细胞减少和假膜性结肠炎，溶血性贫血罕见。

（4）个别心内膜炎患者应用高剂量的本品（每日 2～4g，尚加用丙磺舒）时可出现血尿、嗜酸性粒细胞增多和血清肌酐增高，停药后上述异常皆迅速消失。

2. 药物相互作用

患者同时应用考来烯胺（消胆胺）时，可使头孢氨苄的平均血药峰浓度降低。丙磺舒可使本品的肾排泄延迟，也有报告认为丙磺舒可增加本品在胆汁中的排泄。

（五）第二代头孢菌素——头孢孟多

1. 不良反应与防治

（1）不良反应少，可有肌内注射区疼痛和血栓性静脉炎，后者较头孢噻吩为重。

（2）过敏反应表现为药疹、嗜酸性粒细胞增多、Coombs 反应阳性等，偶见药物热。

（3）少数患者出现血清门冬氨酸氨基转移酶、血清丙氨酸氨基转移酶、碱性磷酸酶、血清肌酐和血尿素氮值升高，多系暂时性。头孢孟多所致的可逆性肾病也有报告。

（4）少数患者应用大剂量本品时，可出现凝血功能障碍所致的出血倾向。本品干扰维生素 K 在肝脏的代谢，停药或注射维生素 K 凝血功能即可恢复正常，同时给予维生素 K 可预防此反应的发生。

2. 药物相互作用

（1）与红霉素合用可增加头孢孟多对脆弱类杆菌的体外抗菌活性（高达 100 倍以上）。

（2）丙磺舒可抑制头孢孟多从肾小管分泌，同用时将增加和延长本品的血药浓度。

（3）与氨基糖苷类合用，可增加肾毒性。

（4）头孢孟多与庆大霉素或阿米卡星合用，在体外对某些革兰阴性菌有协同作用（其他参见头孢噻吩、头孢哌酮）。

（5）本品与氨基糖苷类、多黏菌素类、速尿、依他尼酸合用，有增加肾毒性的可能。

（六）头孢呋辛

1. 不良反应与防治

不良反应发生率低而轻微，主要为胃肠道反应，如恶心、呕吐、腹泻等。过敏反应的发生与其他头孢菌素相似;偶可发生假膜性肠炎。

约5%的患者发生血清氨基转移酶升高,嗜酸性粒细胞增多,血红蛋白降低,偶见 Coombs 试验阳性。肌注区疼痛较为多见,但属轻度。静脉炎少见。

2. 药物相互作用

参见头孢噻吩钠。丙磺舒能阻滞本品的排泄,使有效浓度维持时间较长。

(七)头孢克洛

不良反应与防治:不良反应以软便、腹泻、胃部不适、食欲不振、嗳气等胃肠道反应为多见,可见皮疹、瘙痒等过敏反应,偶可出现血清氨基转移酶升高,血清样反应较其他口服抗生素多见,儿童尤其常见,典型症状包括皮肤反应和关节痛。

(八)头孢雷特

不良反应与防治:注射部位疼痛或有静脉炎,轻度胃肠道反应,偶见短暂粒细胞减少和转氨酶升高、假膜性肠炎。给药后可发生头痛、头晕、瘙痒、中上腹部不适、恶心、腹泻等症状,少数患者有血清转氨酶和碱性磷酸酶升高、嗜酸性粒细胞和血小板增多。

(九)第三代头孢菌素——头孢噻肟

1. 不良反应与防治

不良反应发生率低,为3%～5%,皮疹和药物热约为2%,0.5%的患者出现静脉炎,腹泻、恶心、呕吐、食欲不振等消化道反应者约1%。碱性磷酸酶或血清氨基转移酶轻度升高者约有3%,暂时性血尿素氮和肌酐增高者分别为0.7%和0.3%。白细胞减少、酸性粒细胞增多或血小板减少。偶有头痛、麻木、呼吸困难面部潮红者。应用本品后有0.28%的患者可发生黏膜念珠菌病。个别患者有嗜酸性粒细胞增多,白细胞减少。SGOT 和 SGPT 升高。

2. 药物相互作用

(1)本品与庆大霉素或妥布霉素合用对铜绿假单胞菌均有协同作用;与阿米卡星合用对大肠杆菌、肺炎克雷伯菌或铜绿假单胞菌有协同现象,而对金葡菌无此作用;与克林霉素联合对肠杆菌科细菌未发现协同或拮抗作用。

(2)本品和氨基糖苷类抗生素联合应用时,应分瓶注射给药,不能混在同一容器中,用药期间应随访肾功能。

（3）大剂量头孢噻肟与强利尿药（如呋塞米）合用影响肾功能情况尚未见到，但其可能性不能完全排除，应慎用此种联合，且应注意肾功能变化。

（4）头孢噻肟可用氯化钠注射液或葡萄糖液稀释，但不能与碳酸氢钠混合。

（5）与脲基青霉素阿洛西林或美洛西林等合用，本品的总清除率降低，如两者合用须减低剂量。

（6）丙磺舒能阻滞本品的排泄，使有效浓度维持时间较长。

（十）头孢克肟

1. 不良反应与防治

（1）本品偶引起过敏性反应，如皮疹、瘙痒、发热、颗粒性白细胞减少、嗜酸细胞增多、血小板减少。

（2）可致肝氨基转移酶及碱性磷酸酶升高。

（3）可致菌群失常，并引起维生素缺乏或二重感染，也可致过敏性休克。

（4）一般耐受性较好，偶见短暂的胃肠道反应，肝酶紊乱，但一般不必中断治疗。

（5）实验室异常表现为一过性 ALT、AST、ALP、LDH、胆红素、BUN、Cr 升高，血小板和白细胞计数一过性减少和嗜酸性粒细胞增多，可直接 Coombs 试验阳性等。

2. 药物相互作用

参见头孢噻吩。尿糖、尿酮、直接 Coombs 试验可出现假阳性。

（十一）头孢哌酮

1. 不良反应与防治

头孢哌酮毒性很低，易为患者所耐受。不良反应的发生率约为 4%，其主要不良反应有以下几种。

（1）皮疹、荨麻疹、斑丘疹、红斑、药热较为多见，罕见过敏性休克症状。

（2）少数患者有恶心、呕吐、食欲下降、腹痛、腹泻、便秘等消化道症状。

（3）少数患者用药后可出现肝、肾功能异常。

（4）长期使用，可能会导致可逆性中性粒细胞减少、短暂性的嗜酸性粒细胞增多。亦有报道头孢哌酮可降低血红蛋白及血细胞比容。

（5）使用时若疗程长、剂量大可致凝血功能障碍（血小板减少、凝血酶原时间延长、凝血酶原活力降低等），偶有致出血的报道，后者可为维生素 K 预防或控制。

（6）长期用药可导致耐药菌的大量繁殖，引起菌群失调、二重感染。还可能引起维生素K、维生素B缺乏。

（7）应用期间饮酒或接受含酒精药物者可出现双硫仑样反应（患者出现面部潮红、头痛、眩晕、腹痛、胃痛、恶心、呕吐、气促、心率加快、血压降低、嗜睡、幻觉等）。

（8）肌内注射部位可能引起硬结、疼痛，静脉注射剂量过大或过快可产生血管灼热感、血管疼痛，严重者可致血栓性静脉炎。

2. 药物相互作用

（1）头孢哌酮与氨基糖苷类抗生素（庆大霉素和妥布霉素）联合应用时对肠杆菌科细菌和铜绿假单胞菌的某些敏感菌株有协同作用。

（2）头孢哌酮与能产生低凝血酶原血症、血小板减少症或胃肠道溃疡出血的药物同时应用时，要考虑到这些药对凝血功能的影响和出血危险性增加。抗凝药肝素、香豆素或茚满二酮衍生物及溶栓剂与具有甲硫四氮唑侧链的头孢哌酮合用时可干扰维生素K代谢，导致低凝血酶原血症。非甾体抗炎镇痛药，特别是阿司匹林、二氟尼或其他水杨酸制剂、血小板聚集抑制剂、磺吡酮等与头孢哌酮合用时可由于对血小板的累加抑制作用而增加出血的危险性。

（3）应用含有甲醇四氮唑侧链的头孢哌酮期间，饮酒或静脉注射含乙醇药物，将抑制乙醛去氢酶的活性，使血中乙醛积聚，出现双硫仑样反应。患者面部潮红，诉头痛、眩晕、腹痛、胃痛、恶心、呕吐、心跳、气急、心率加速、血压降低，以及嗜睡、幻觉等。症状出现于饮酒后 15～30min 或静脉输入含有乙醇的溶液时，数小时后自行消失。在应用头孢哌酮期间直至用药后 5d 饮酒皆可出现此反应。因此在用药期间和停药后 5d 内，患者不能饮酒、口服或静脉输入含乙醇的药物。

（4）β内酰胺类（青霉素类和头孢菌素类）抗生素与氨基糖苷类抗生素直接混合后，两者的抗菌活性将相互影响而减弱，因此两类药物联合应用时，不能在同一容器内给予。

（5）头孢哌酮与下列药物注射剂有配伍禁忌：阿米卡星、庆大霉素、卡那霉素B、多西环素；甲氯芬酯、阿马林（缓脉灵）、苯海拉明钙和门冬酸钾镁与本品混合后立即有沉淀。盐酸羟嗪（安太乐）、普鲁卡因胺、氨茶碱、丙氯拉嗪、细胞色素C、喷他佐辛（镇痛新）、抑肽酶等与本品混合后，6h 内外观发生变化。头孢哌酮的水溶液与胶体制剂及含胺、胺碱制剂配合产生沉淀，与碱性制剂配合因发生水解而效价降低。

（十二）头孢他啶

1. 不良反应与防治

过敏反应，主要是红斑及荨麻疹、瘙痒、药物热，偶有血管性水肿，气喘和低血压，恶心、呕吐及腹泻等胃肠道反应。血清丙氨酸氨基转移酶可轻度升高。局部肌注部位可引起疼痛，静注可引起静脉炎或血栓静脉炎。少有头痛、眩晕感觉失常等神经系统反应。Coombs 实验阳性者发生于 5% 的患者，溶血性贫血和血小板增多偶见，可逆性中性粒细胞减少见于个别患者。二重感染发生率为 2.5%，常见病原菌有肠球菌属，念珠菌属等。

2. 药物相互作用

（1）遇碳酸氢钠不稳定，不可配伍。

（2）本品与氨基糖苷类抗生素联用对敏感铜绿假单胞菌和大肠杆菌发生协同现象者不多（约 20%～30%），大多呈累加作用；但与妥布霉素和阿米卡星联用对多重耐药的铜绿假单胞菌则出现明显协同作用，协同率达 93%。本品与头孢磺啶、美洛西林或哌拉西林对铜绿假单胞菌和大肠杆菌可产生协同或累加作用。

（十三）头孢曲松

1. 不良反应与防治

（1）肌注后疼痛极为普遍，以 1% 利多卡因溶解药物可使疼痛减轻。静脉给药在个别患者可出现静脉炎。

（2）嗜酸性粒细胞增多的发生率可达 8%，局部反应有静脉炎（1.86%），此外可有皮疹、瘙痒、发热、支气管痉挛和血清病等过敏反应（2.77%），头痛或头晕（0.27%），腹泻、恶心、呕吐、腹痛、结肠炎、黄疸、胀气、味觉障碍和消化不良等消化道反应（3.45%）。实验室检查异常约 19%，其中血液学检查异常占 14%，包括嗜酸性粒细胞增多，血小板增多或减少和白细胞减少。肝、肾功能异常者为 5% 和 1.4%。

（3）胃肠道不适或短暂腹泻偶见。

（4）应用本品期间超声波检查可发现胆结石，停止治疗后结石可自动消失。

（5）由肠球菌属或念珠菌属所致的二重感染也有报道。

2. 药物相互作用

（1）头孢菌素类静脉输液中加入红霉素、四环素、两性霉素 B、血管活性药（间羟胺、去甲肾上腺素等）、苯妥英钠、氯丙嗪、异丙嗪、维生素 B 族、维生素 C 等时将出现混浊。由于本品的配伍禁忌药物甚多，故本品应单独给药。

（2）应用本品期间饮酒或含酒精药物时在个别患者可出现双硫仑样反应。

第三节　青霉素类药物

一、青霉素

1. 不良反应与防治

（1）毒性反应：青霉素鞘内注射和全身大剂量的应用可引起腱反射增强，肌肉痉挛、抽搐、昏迷等神经系统反应，此反应易出现于老年人和肾功能减退患者。青霉素偶可引致精神病发作。臀部肌注有发生坐骨神经损伤的可能性。大剂量青霉素可影响血小板功能，干扰纤维蛋白原转变为纤维蛋白和抗凝血酶Ⅲ活性的增加，因而导致凝血障碍。青霉素类可引起溶血性贫血，是由于 IgM 抗体抗青霉素－红细胞复合物所引起的免疫反应。少数患者可发生库姆（Coombs）试验阳性反应。青霉素钾盐肌注后局部疼痛较显著，不宜静脉推注或快速滴注。因可导致臀肌挛缩，现已很少使用苯甲醇注射液做溶剂。

（2）过敏反应：青霉素的过敏反应在各种药物中居首位，表现为过敏性休克、溶血性贫血、血清病型反应、药疹、药物热、接触性皮炎、间质性肾炎、哮喘发作等。过敏反应发生率为 1%～10%，大多为皮疹反应，过敏休克发生率为 0.004%～0.04%。其病死率可达 10%，血清病型反应发生率为 1%～7%。值得注意的是尽管青霉素皮肤试验阴性，仍然会有程度不等的过敏反应，甚至有死亡的病例出现。

青霉素过敏休克的防治：使用青霉素类前应想到有发生青霉素过敏反应包括过敏休克的可能，应采用以下预防措施：①注意询问过敏史，注意观察有无过敏疾患及过敏状态；②必须做皮肤过敏试验，用 500U/mL 皮试液皮内注射 0.05mL，20min 后观察反应。皮试液需新鲜配制，冰箱中保存不能超过一星期；③注射青霉素后必须观察 30min；④应在有抢救过敏休克的条件下才能注射青霉素类抗生素。

青霉素过敏休克的抢救原则和方法如下：①分秒必争，就地抢救，立即使患者头低位躺下；②立即在上臂皮下注射 0.1% 肾上腺素 0.5mL；③迅速准备好静脉输液；④如皮下注射肾上腺素尚未见效应，重复皮下注射一次或输液内加肾上腺素；⑤静脉注射氢化可的松 25～100mg；⑥有呼吸困难或呼吸窘迫现象时可缓慢注射氨茶碱 0.25～0.5g，同时人工呼吸；⑦出现血管神经性水肿、荨麻疹，应给抗组胺药物，肌内或静脉注射给药；⑧保温，注意维持呼吸与循环功能。

（3）赫氏反应：以青霉素治疗梅毒时可有症状加剧现象，一般发生于治疗后6～8h，可12～24h内消失。表现为全身不适、发热、咽痛、肌痛、心跳加快等，同时现有梅毒病，可有加重现象，这是因为大量梅毒螺旋体被杀死后释放的内毒素所致。

（4）二重感染：主要为耐药金葡菌、革兰阴性杆菌或白色念珠菌感染。

（5）应用青霉素或其他青霉类以及头孢菌素类期间，以硫酸铜法进行尿糖测定时出现假阳性反应，采用葡萄糖酶法则不易影响。

（6）高血钾钠反应：青霉素钾 100 万 U（0.625g）含钾离子 1.5mmol（0.066g），如静脉给予大剂量青霉素钾时，则可发生高血钾症或钾中毒反应。青霉素钠 100 万 U（0.6g）含钠离子 1.7mmol（0.039g），大剂量给予后，可造成高血钠症。肾功能减退或心功能不全者尤为注意。在青霉素治疗期间可出现耐青霉素金葡菌、革兰阴性杆菌或白色念珠菌感染，念珠菌过度繁殖可使舌苔呈棕色，甚至黑色。

2. 药物相互作用

（1）丙磺舒（1 次 0.5g，1 日 3 次口服）可阻滞青霉素类药物的排泄，联合应用可使青霉素类血药浓度上升。

（2）氯霉素、红霉素、四环素类、磺胺药等抑菌剂可干扰青霉素的杀菌活性，不宜与青霉素类合用。在治疗急需杀菌作用的严重感染时尤为注意。

（3）丙磺舒、阿司匹林、吲哚美辛（消炎痛）、保泰松、磺胺药可减少青霉素类在肾小管的排泄，如联合用药可致青霉素血清浓度升高，$t_{1/2}$ 延长，毒性可能增加。

（4）青霉素可加强华法林等抗凝药的作用，故可能加强出血倾向。

二、普鲁卡因青霉素

1. 不良反应与防治

与青霉素相似，若注射本品误入静脉，可用于注射当时或数分钟内发生精神紊乱、幻视、幻听、心悸、发绀、头晕、畏寒等症状，但神志清楚，血压不下降。

2. 药物相互作用

（1）丙磺舒能抑制肾小管分泌，可延长青霉素血药浓度维持时间，对青霉素有增效作用。

（2）与氨基糖苷类抗生素呈协同作用，但大剂量青霉素 G 或其他半合成青霉素可使氨基糖苷类活性降低。

（3）与四环素、氯霉素、大环内酯类等抑菌药呈拮抗作用。因青霉素为繁殖期杀菌药,在抑菌药作用下,细菌繁殖受阻抑,可能使青霉素类作用发挥不充分。

三、青霉素 V 钾

不良反应与防治:可能发生过敏反应,以皮疹为主,如荨麻疹。个别患者可能发生过敏性休克反应。少数患者可能有轻度恶心、呕吐、上腹不适等消化道反应,程度大多轻微。个别患者有可能发生血清 ALT 和 AST 增高或嗜酸性粒细胞增多。

四、甲氧西林

不良反应与防治:肌内注射疼痛明显,药疹发生率为 $4\%\sim8\%$。可见药疹、粒细胞缺乏症、血小板减少症,可恢复的白细胞减少较常见,少见急性出血性膀胱炎。

五、苯唑西林

1. 不良反应与防治

可出现过敏性休克,恶心、呕吐、腹泻、食欲不振等胃肠道反应,静脉炎,大剂量应用可出现神经系统反应,如抽搐、痉挛、神志不清、头痛等,偶见中性粒细胞减少,对特异体质者可致出血倾向,个别人转氨酶升高,可见药疹、药物热等过敏反应,少数人可发生白色念珠菌继发感染。

2. 药物相互作用

在静脉注射液中本品与庆大霉素、土霉素、四环素、新生霉素、多粘菌素 B、磺胺嘧啶、呋喃妥因、去甲肾上腺素、间羟胺、苯巴比妥、戊巴比妥、水解蛋白、维生素 B 铁、维生素 C、琥珀胆碱等呈配伍禁忌。本品在 5% 葡萄糖氯化钠注射液中放置 12h 后,其效价减少 12%;当本品加入 5% 葡萄糖注射液和氯化钠注射液中,同时有磷酸盐缓冲液存在,则在 $21\sim25℃$ 放置 24h 效价无变化。

阿司匹林、磺胺药在体内外皆可抑制苯唑西林对血清蛋白的结合,磺胺药可减少本品在胃肠道的吸收。丙磺舒可延长和增强本品的血药浓度。

二盐酸奎宁在体外减弱苯唑西林对金葡菌的抗菌活性;本品与西索米星或奈替米星联合应用可增强本品对金葡菌的抗菌作用。氨苄西林或庆大霉素与本品联合后可互相增强对肠球菌的作用。

本品与其他 β 内酰胺类抗生素一样,与氨基糖苷类混合后,两者的抗菌活性明显减弱,因此不能在同一容器内给药。

六、萘夫西林

不良反应与防治:本品和其他青霉素一样可发生变态反应如皮疹、药物热,偶有过敏性肾炎,可能出现中性粒细胞减少、出血时间延长等。

七、氯唑西林

1. 不良反应与防治

用药前必须先做青霉素皮肤试验,阳性者禁用。应用本品后也有个别病例发生粒细胞缺乏症或游胆型黄疸。

2. 药物相互作用

在静脉注射液中本品与琥乙红霉素、盐酸土霉素、盐酸四环素、庆大霉素、卡那霉素、硫酸多黏菌素 B、黏菌素甲磺酸钠、维生素 C 和盐酸氯丙嗪有配伍禁忌。由于本品血浆蛋白结合率高,其他同样有高血浆蛋白结合率的药物如阿司匹林和磺胺药在体内外皆可竞争本品与血浆蛋白的结合。丙磺舒竞争在肾小管排泄可延长和增高本品血浓度。

八、美西林

1. 不良反应与防治

本品偶可致过敏性休克和其他过敏性反应,用前应做青霉素皮试。其不良反应有嗜酸细胞增多,血小板增多,尚有氨基转移酶升高、碱性磷酸酶值升高、腹泻、恶心、眩晕、贫血、中性粒细胞减少、白细胞减少及注射局部刺激症状等。少数出现暂时性肝功能异常。

2. 药物相互作用

与其他青霉素(如氨苄西林、哌拉西林等)或(如头孢西丁等)联用有协同抗菌作用。与氨基糖苷类药合用有协同抗菌作用。与丙磺舒合用排泄时间明显延长,可使本药血药浓度升高。

九、氨苄西林

1. 不良反应与防治

(1)可发生青霉素 G 所有的各类过敏反应,包括过敏性休克,且氨苄西林本身的皮疹发生率较其他青霉素高,可达 10％或更多。

（2）恶心、呕吐、食欲减退等较常见,偶见腹泻、假膜性肠炎。

（3）用药后可致斑丘疹、渗出性多形红斑、剥脱性皮炎等,多发生于用药后 5d。

（4）少数患者用药后偶可出现肝功能异常。国外有用药后出现慢性胆汁淤积、黄疸的报道。

（5）少数患者用药后偶可出现急性间质性肾炎。

（6）少数患者用药后偶可出现白细胞和血小板减少,嗜酸性粒细胞增多。

（7）有报道大剂量使用氨苄西林静脉给药可发生抽搐、意识障碍、昏迷等神经系统毒性症状。也偶有致癫痫发作的报道。少数婴儿使用氨苄西林后可出现颅内压增高,其表现为囟门隆起。

（8）虽然氨苄西林的耳毒性尚未最后确定,但有报道极大量氨苄西林可能发生听力障碍。

（9）国外有报道,用药后可偶致呼吸窘迫综合征、高血压病急剧恶化、急性腮腺肿大等。

2. 药物相互作用

（1）卡那霉素可加强氨苄西林对大肠杆菌、变形杆菌和肠杆菌属的体外抗菌作用。

（2）庆大霉素可加强氨苄西林对 B 组链球菌的体外杀菌作用。

（3）氨苄西林对产 β 内酰胺酶的淋球菌的最低抑菌浓度为 $64\mu g/mL$,棒酸与之联合应用可使它的最低抑菌浓度降至 $4\mu g/mL$。

（4）丙磺舒可使氨苄西林对肾的清除变缓,血药浓度升高。

（5）氨苄西林与氯霉素联合应用后,在体外对流感杆菌的抗菌作用影响不一。氯霉素在高浓度($5\sim10\mu g/mL$)时可使氨苄西林的杀菌作用减弱,但对氯霉素的抗菌作用无影响。此外,氯霉素和氨苄西林合用时,远期后遗症的发生率较两者单用时高。

（6）林可霉素可抑制氨苄西林在体外对金黄色葡萄球菌的抗菌作用。

（7）别嘌醇可使氨苄西林皮疹反应发生率增加,多见于高尿酸血症。

（8）氨苄西林能减少雌激素肝肠循环,降低口服避孕药的效果。

（9）维生素可使氨苄西林失活或降效。

（10）氯喹可使氨苄西林吸收量减少 19％～29％。

十、仑氨西林

不良反应与防治：可见皮疹、药物热，偶见过敏性休克变态反应；罕见嗜酸性粒细胞增多、粒细胞减少、血小板减少和溶血性贫血等血液系统反应；偶见ALT、AST等升高，间质性肾炎，假膜性肠炎；恶心、呕吐、胃部不适等胃肠道反应。

十一、酞氨西林

不良反应与防治：可出现荨麻疹、斑丘疹等变态反应，胃肠道反应，血清转氨酶增高，中性粒细胞、血小板减少等。肌内注射疼痛显著。大剂量静脉给药可发生青霉素脑病。血小板或中性粒细胞减少、间质性肾炎等均少见。耐药菌或白念珠菌所致的二重感染、假膜性肠炎等偶有报道。

十二、依匹西林

不良反应与防治：可出现荨麻疹、斑丘疹等变态反应，胃肠道反应，血清转氨酶增高，中性粒细胞、血小板减少等。肌内注射疼痛显著。大剂量静脉给药可发生青霉素脑病。血小板或中性粒细胞减少、间质性肾炎等均少见。耐药菌或白念珠菌所致的二重感染、假膜性肠炎等偶有报道。

十二、阿莫西林

1. 不良反应与防治

以腹泻、恶心、呕吐等胃肠道反应较为多见，偶有皮疹、血清转氨酶升高等现象。罕见假膜性肠炎。用量过大，可能引起惊厥。

2. 药物相互作用

（1）丙磺舒可延缓阿莫西林排泄，延长其血清半衰期，使血药浓度升高。

（2）阿莫西林与氨基糖苷类药合用时，在亚抑菌浓度时可增强阿莫西林对粪链球菌体外杀菌作用。

（3）阿莫西林与β内酰胺酶抑制剂如克拉维酸合用时，抗菌作用明显增强。克拉维酸不仅可以不同程度地增强β内酰胺酶菌株对阿莫西林的敏感性，还可增强阿莫西林对某些非敏感菌株的作用，如拟杆菌、军团菌、诺卡菌和假鼻疽杆菌。

（4）别嘌呤类尿酸合成抑制剂可增加阿莫西林发生皮肤不良反应的危

险性。

（5）阿莫西林与避孕药合用时，可干扰避孕药的肝肠循环，降低其药效。

（6）阿莫西林与伤寒活疫苗合用时，可使伤寒疫苗产生的免疫反应降低。

（7）阿莫西林与氨甲蝶呤合用时可使氨甲蝶呤肾清除率降低，增加氨甲蝶呤毒性。

（8）丙磺舒阻滞本品的排泄，延长作用维持时间。

十三、羧苄西林

1. 不良反应与防治

可见皮疹、皮肤瘙痒、药物热等变态反应。少见短暂性血清转氨酶升高或粒细胞减少，大剂量给药可能引起神经毒性反应、肺水肿。个别病例可有丙氨酸氨基转移酶升高。由于本品为双钠盐，大剂量应用可导致心力衰竭。出现低血钾症的现象也较其他青霉素常见。

2. 药物相互作用

（1）羧苄西林与琥珀氯霉素、琥乙红霉素、盐酸土霉素、盐酸四环素、卡那霉素、链霉素、庆大霉素、妥布霉素、两性霉素 B、维生素 B 族、维生素 C、苯妥英钠、拟交感胺类药物、异丙嗪等有配伍禁忌。

（2）羧苄西林与庆大霉素合用在体外对铜绿假单胞菌有协同现象，与多黏菌素 B 合用时仅出现累加或轻度拮抗作用。乙酰半胱氨酸可加强羧苄西林在体外对铜绿假单胞的抑菌作用。庆大霉素与本品联合对变形杆菌、不动杆菌、产碱杆菌出现协同现象。本品与庆大霉素、妥布霉素或阿米卡星联合对耐羧苄西林或氨基糖苷类抗生素的沙雷菌将出现协同现象。本品与庆大霉素、妥布霉素或阿米卡星联合对耐羧苄西林或氨基糖苷类抗生素的沙雷菌将出现协同现象。

（3）大剂量羧苄西林与肝素等抗凝血剂、血栓溶解剂、水杨酸制剂、苯磺唑酮或血小板聚集抑制剂合用可增加出血危险性。

十四、哌拉西林

1. 不良反应与防治

参阅青霉素纳，本品不良反应少。少数患者出现皮疹或发热症状，3％的患者出现腹泻，偶有恶心、呕吐，伪膜性肠炎罕见。个别患者出现胆汁淤积性黄疸。偶可引起血液嗜酸性粒细胞增多，白细胞减少，血清转氨酶升高等，肾功能不全者应减量。出血时间的改变和低钾血症可以发生，但远较羧苄西林为少。个别病例可有丙氨酸氨基转移酶和血尿素氮及肌酐升高。

2. 药物相互作用

哌拉西林与氨基糖苷类(阿米卡星、庆大霉素和妥布霉素)联合可对铜绿假单胞菌、沙雷菌属、克雷伯菌属、吲哚阳性变形杆菌、普鲁威登菌、其他肠杆菌科细菌和葡萄球菌属的敏感菌株发生协同作用。本品与庆大霉素联合对粪肠球菌无协同作用。本品和某些头孢菌素联合也可对大肠杆菌、铜绿假单胞菌、克雷伯菌和变形杆菌属的某些敏感菌株发生协同作用。哌拉西林与头孢西丁联用,因后者可诱导细菌产生β内酰胺酶而对铜绿假单胞菌、沙雷菌属、变形杆菌属和肠杆菌属可能出现拮抗作用。

哌拉西林和阿洛西林、美洛西林、替卡西林一样,与能产生低凝血酶原血症、血小板减少症、胃肠道溃疡或出血的药物合用时,将有可能增加凝血机制障碍和出血的危险。这些青霉素类能抑制血小板的聚集,所以与肝素、香豆素、茚满二酮等抗凝血药合用时显然可使出血危险增加。前述青霉素类与栓溶剂合用时可发生严重出血,因此不宜推荐。非甾体抗炎止痛药,尤其是阿司匹林、二氟尼柳以及其他水杨酸制剂、其他血小板聚集抑制剂或磺吡酮与哌拉西林等青霉素类合用时也将增加出血的危险性,因为这些药物的合用将发生血小板功能的累加抑制作用。此外,大剂量水杨酸可产生低凝血酶原血症、胃肠道溃疡和出血的可能,与哌拉西林等青霉素类的联合应用也将使出血机会增多。

与丙磺舒合用时,丙磺舒可减少哌拉西林在肾小管的排泄,使哌拉西林的血药浓度增高。有报道肌内注射前1h口服丙磺舒可使哌拉西林的血药浓度增加30%,半衰期延长30%。与头孢西丁联用出现拮抗作用,能减弱本品对铜绿假单胞菌、沙雷菌、变形杆菌和肠杆菌的抗菌作用。

十五、多黏菌素 B

不良反应与防治:①肾脏损害:早期表现为蛋白尿、管型尿和血尿,以后为血尿素氮和肌酐值的增高,严重者可致死,多数发生在用药后4d内。停药后,有时肾功能损害可继续加重1～2周。②神经毒性:本品可引起头晕、面部麻木、感觉异常和周围神经炎,严重者可出现昏迷、抽搐和共济失调等。多数在用药后4d出现,停药后可消失。③变态反应:如皮疹、皮肤瘙痒和药物热等,如用本品作气溶吸入,可引起支气管平滑肌痉挛。④其他:白细胞减少和肝毒性等偶尔发生,但与药物的因果关系并未确定。肌注易引起长时间疼痛,静脉给药偶可引起静脉炎。

十六、多粘菌素 E

不良反应与防治：

（1）肾脏损害：早期表现为蛋白尿、管型尿和血尿，以后血尿素氮和肌酐值的增高，严重者可致死，多数发生在用药后 4d 内。停药后，有时肾功能损害可继续加重 1～2 周。

（2）神经毒性：本品可引起头面部麻木、感觉异常和周围神经炎，严重者可出现昏迷、抽搐和共济失调等。多数在用药后 4d 出现，停药后可消失。

（3）变态反应：如皮疹、皮肤瘙痒和药物热等，如用本品作气溶吸入，可引起支气管平滑肌痉挛。

（4）肾毒性比多黏菌素 B 稍低。

十六、吡嗪酰胺

不良反应与防治：本品可致胃肠道反应，少数患者可有厌食、呕吐、腹部不适等，对肝脏毒性较大，可引起严重的肝功能障碍。一日剂量在 3g 以上，约 15％ 的患者出现肝反应，表现为肝大，疼痛，AST 和 ALT 升高等反应。近年来因减少剂量或缩短疗程，已不多见，严重反应为出现眼或皮肤黄染。本品可使患者血清尿酸浓度增高，并使尿酸盐沉淀于关节而导致痛风发作。此外本品还能引起过敏反应，偶见发热、皮疹、光过敏等。

十七、乙胺嘧啶

1. 偶见不良反应

叶酸缺乏致巨幼细胞性贫血和再生障碍性贫血（与剂量有关，用亚叶酸可使之恢复），变态反应，胃肠道不能耐受（恶心、厌食、呕吐）。

2. 罕见不良反应

共济失调，震颤，头痛，抽搐（与剂量有关），乏力。

第三章　中枢神经系统药物不良反应与防治

第一节　中枢兴奋药

凡能选择性地兴奋中枢神经系统,提高其功能活动的一类药物为中枢兴奋药。根据其作用部位可分为大脑兴奋药、延髓兴奋药和脊髓兴奋药,如咖啡因、尼可刹米、士的宁等。

中枢兴奋药对整个神经系统都有兴奋作用,但由于剂量大小和作用部位不同,其作用强弱和选择性也不同。如咖啡因剂量过大时,兴奋可扩散到延髓乃至脊髓,产生过度兴奋乃至惊厥,而后转化为中枢抑制,且这种抑制不能再被该类药物所对抗,此时可危及生命。同时,鉴于这类药物多数治疗量与中毒量相近,作用时间短,常常反复用药,故多数为剧毒药物。在使用时要选择适当,控制好剂量和给药间隔时间,以免发生中毒。

一、尼可刹米

又称可拉明、尼可拉明、二乙烟酰胺、烟酰乙胺,化学名称 N,N－二乙基－3－吡啶甲酰胺。

本品主要直接兴奋延髓呼吸中枢,也可刺激颈动脉体和主动脉体化学感受器,反射性兴奋呼吸中枢,可提高呼吸中枢对 CO_2 的敏感性,使呼吸加深加快。选择性较高,对大脑和脊髓的兴奋作用较弱,比其他中枢兴奋药安全,不易引起惊厥。对血管运动中枢也有较弱的兴奋作用。口服或注射均易吸收。作用时间短暂,1 次静注仅维持 5～10min,可能因药物再分布到全身组织。在体内部分转变为烟酰胺,再甲基化后经尿排出。

用于中枢性呼吸及循环衰竭、麻醉药及其他中枢抑制药的中毒。对阿片类药物中毒的解救效力较戊四氮好,对吸入麻醉药中毒次之,对巴比妥类药中毒的解救不如印防己毒及戊四氮。口服：每次 0.25～0.5g，每日 0.5～1g。皮下、肌注、静注或静滴：每次 0.25～0.5g，必要时 1～2 小时重复用药，极量：每次 1.25g。小儿 6 个月以上每次 75mg，1 岁以上每次 0.125g，4～7 岁每次 0.175g。常见剂型与规格注射液：0.25g/ml，0.375g/1.5ml，0.5g/2ml。溶液：25％50ml，25％100ml。

（一）呼吸系统反应

1. 临床表现

表现有咳嗽、喷嚏。

2. 观察及护理

（1）慎用的患者必须应用本品时，应密切监护，并备好呼吸支持设备和苯巴比妥等。

（2）急性血卟啉症不宜用，因可能诱发急性发作。对小儿高热而无呼吸衰竭时不宜使用。毒性低。对心脏骤停引起的呼吸功能不全无效，早期禁用。对呼吸肌麻痹者无效，应避免应用。

（3）用药前，要先解除呼吸道梗阻，并给氧。只有在第一次注射有效后，才能注射第二次。

（4）治疗中应严密监测患者的血压、心率情况。如发现有心率快、多汗、面部潮红、痒、高血压等情况，应及时调整剂量，以免用药过量。

（5）尼可刹米注射液与氯霉素注射液配伍，在混合前应用注射用水稀释。

（6）用于中枢性呼吸衰竭，但对呼吸肌麻痹所引起的呼吸抑制无效。

（7）尼可刹米注射液（或溶液）与下列药物的注射液混合可产生拮抗、增毒、分解、混浊、沉淀等，故不宜混合使用：苯巴比妥钠，戊巴比妥钠，异戊巴比妥钠，司可巴比妥钠，硫喷妥钠，苯妥英钠，氯氮䓬，甲丙氨酯，盐酸吗啡，盐酸酚苄明，双嘧达莫（潘生丁），溴苄铵，硝普钠、二氮嗪，氨茶碱，氢氯噻嗪，呋塞米（速尿），利尿酸钠，促皮质素，水解蛋白，复方氨基酸，碳酸氢钠，盐酸异丙嗪，盐酸苯甲吗啉，盐酸阿糖胞苷，硫酸长春新碱，所有油溶性针剂，所有菌、疫苗。

（二）神经系统反应

1. 临床表现

剂量过大时可出现震颤、肌肉僵硬或抽搐、高热。严重者可致癫痫样惊厥，随之出现昏迷。惊厥发作反过来加深昏迷。

2. 观察及护理

(1)有时可引起血压微升,剂量过大可引起惊厥。抽搐及惊厥患者禁忌。

(2)用药时需要密切观察病情变化,一旦出现烦躁、反射亢进、抽搐等惊厥先兆,应立即减量或停药。

(3)如出现震颤,肌僵直,应立即停药,并及时静注苯二氮䓬类药或小剂量硫喷妥钠控制。

（三）胃肠道反应

1. 临床表现

表现有恶心、呕吐等。

2. 观察及护理

(1)治疗中应注意观察患者的胃肠道反应。如发现有恶心、呕吐等情况,应及时调整剂量,以免用药过量。

(2)避免空腹或饱食后点滴用药,输液前了解患者的进食情况,鼓励患者进食适量高营养易消化的食物,不要进食生、冷或刺激性的食品,以减少腹痛的发生。

(3)做好健康宣教,鼓励患者正确对待腹痛、恶心、呕吐等胃肠道反应的发生,消除焦虑、恐惧的情绪,积极配合治疗,争取早日恢复健康。

二、多沙普仑

又称苯咯、吗啉吡咯酮、吗乙苯吡酮、二苯吗啉吡酮、二苯吗啉乙吡酮,Dopram。本品为非特异性呼吸兴奋药。小剂量时通过颈动脉化学感受器兴奋呼吸中枢而生效;大剂量可直接兴奋脊髓及脑干呼吸中枢,使潮气量增大,呼吸频率加快有限。但对大脑皮层似无影响,在阻塞性肺疾病患者发生急性通气不全时,应用此药后,潮气量、血二氧化碳分压、氧饱和度均有改善。另外,大剂量时还可增加心排出量。用于多种麻醉剂引起的呼吸抑制及术后催醒。中枢抑制药中毒的解救。小儿中枢性肺换气不足综合征。常见剂型与规格:注射剂:20mg(1ml),100mg(5ml)。用于中枢抑制药引起的中枢抑制:静注 $0.5 \sim 1.0$mg/kg 不超过 $1.5 \sim 2.0$mg/kg,5 分钟内注完。静滴:以 5％葡萄糖注射液或 0.9％氯化钠注射液稀释至 1mg/ml,滴速开始 5mg/min,起效后 $1 \sim 3$mg/min,一日总量不超过 4mg/kg。用于其他药物引起的中枢抑制:静注 2.0mg/kg,每 $1 \sim 2$ 小时可重复 1 次至患者苏醒。

（一）心血管系统反应

1. 临床表现

偶有胸痛、胸闷/心动过快且不规则、血压升高等反应。

2. 观察及护理

（1）用药期间应注意常规测血压、呼吸、脉搏和肌腱反射，以防止用药过量。

（2）本药能促使儿茶酚胺的释放增多，在吸入全麻情况下，心肌对儿茶酚胺异常敏感，因此在全麻药如氟烷、异氟烷等停用 10～20 分钟后，才能使用。

（3）能增强交感胺（如单胺氧化酶抑制剂）的升压作用。

（4）下列情况慎用：脑血管意外；冠心病；癫痫或其他诱因的惊厥发作；心力衰竭尚未纠正；重症高血压。

（5）孕妇及 12 岁以下儿童慎用。

（二）呼吸系统反应

1. 临床表现

偶有呼吸频率加快、喘鸣等反应。

2. 观察及护理

（1）于给药前和给药后半小时测定动脉血气，及早发现气道性堵塞以及高碳酸血症的患者，是否有二氧化碳蓄积或呼吸性酸血症。

（2）下列情况慎用：由于气道阻塞、胸廓塌陷，呼吸肌轻瘫、气胸等引起的呼吸功能不全；有急性支气管哮喘发作或发作史、肺栓塞、神经功能失常的呼吸衰竭、内肺或肺纤维化呼吸受限等所致肺病变等。

（三）神经系统反应

1. 临床表现

有时可出现精神错乱、乏力、眩晕、畏光、呛咳、腹泻、感觉奇热、头痛、恶心、呕吐、多汗、尿潴留等。大剂量时可引起腱反射亢进、肌肉震颤、喉痉挛、血压升高等反应。

2. 观察及护理

（1）严格根据医嘱控制使用剂量。

（2）用药期间应注意观察患者有无神经系统反应，常规测血压、呼吸、脉搏和肌腱反射，以防止用药过量。

（四）静脉炎

1. 临床表现

注射用药的局部可发生血栓性静脉炎，出现红、肿、痛。

2. 观察及护理

（1）选择易于固定、弹性好、管径粗直、血流通畅的静脉，从远心端到近心端，从背侧到内侧，左右臂交替使用，避开关节、韧带和神经处的血管，便于穿刺和观察。不宜选择有硬结或红肿、末梢循环差的静脉，避免使用有病变的部位。

（2）提高一次性穿刺成功率，尽可能减少穿刺损伤，不宜在同一条静脉上短距离反复穿刺。有计划地更换穿刺部位，避免在同一部位多次长时间的输液。

（3）穿刺成功率低时，建议先用0.9％氯化钠注射液接输液器进行穿刺，待注射针进入血管腔，回血满意并确认无外渗外溢后，固定好注射针，再换需输注的药液。

（4）在静脉输液过程中，尤其是应用上述易引起静脉炎的药物时，应全程密切观察患者用药后情况，注意发生迟发性静脉炎的可能，输注完毕时，再用0.9％氯化钠注射液10～20ml冲洗静脉后拔针。

三、甲氯芬酯

又称氯酯醒、亚奋、健脑素、遗尿丁。主要作用于大脑皮质，它能促进脑细胞的氧化还原，调节神经细胞的代谢，增加对糖类的利用，对受抑制的中枢神经有兴奋作用。临床多用于外伤性昏迷、新生儿缺氧症、小儿遗尿症、意识障碍、老年性精神病及酒精中毒、一氧化碳中毒等。能促进脑细胞的氧化还原代谢，增进对糖类的利用，调节神经元代谢功能。对于抑制状态的中枢神经系统有明显的兴奋作用。口服：0.1～0.2g/次，3～4次/日，至少服1周。儿童0.01g/次，3次/日。静注或静滴：成人0.1～0.25g/次，3次/日。儿童60mg～100毫克/次，2次/日，可注入脐静脉，临用前用5％葡萄糖注射液稀释成5％～10％溶液使用。肌注：成人昏迷状态0.25g/次，1次/2小时。新生儿缺氧症60毫克/次，1次/2小时。常见剂型与规格：胶囊：100mg。注射剂：100mg。片剂：0.1g。

（一）中枢神经系统反应

1. 临床表现一般无明显不良反应

偶见有血压波动、易激惹、失眠、困倦、兴奋、头痛及注射处血管痛等。

2. 观察及护理

（1）注意观察中枢神经系统反应，给予安全保护。

（2）因此精神过度兴奋或锥体外系症状患者忌用、高血压患者慎用。长期失眠，易激动的患者，患有锥体外系疾病者禁用。

（二）消化系统反应

1. 临床表现

一般无明显不良反应。偶见有胃部不适等。

2. 观察及护理

（1）治疗中应注意观察患者的胃肠道反应。如发现有恶心、呕吐等情况，应及时调整剂量，以免用药过量。

（2）避免空腹或饱食后点滴用药，输液前了解患者的进食情况，鼓励患者进食适量高营养易消化的食物，不要进食生、冷或刺激性的食品，以减少腹痛的发生。

四、吡硫醇

又称脑复新。本品系维生素 B_6 的衍生物，能促进脑内葡萄糖及氨基酸代谢，改善全身同化作用。增加颈动脉血流量，改善脑血液量。用于脑震荡综合征、脑外伤后遗症、脑炎及脑膜炎后遗症等的头胀痛、头晕、失眠、记忆力减退、注意力不集中、情绪变化等症状的改善。亦用于脑动脉硬化症、老年痴呆精神病等。口服，一次 0.1～0.2g，糖浆剂一次 10～20ml，一日 3 次。常见剂型与规格：片剂：100mg，200mg。糖浆剂：10mg/ml。注射用吡硫醇：100mg，200mg。

（一）胃肠道反应

1. 临床表现

部分患者有轻度胃肠紊乱，如腹泻、胃痛、恶心等。

2. 观察及护理

（1）做好健康宣教，鼓励患者正确对待腹痛、恶心、呕吐等胃肠道反应的发生,消除焦虑、恐惧的情绪,积极配合治疗争取早日恢复健康。

(2)动物实验有致畸作用,孕妇、哺乳期妇女不应使用。

(3)其他措施同尼可刹米。

(二)皮肤反应

1. 临床表现

皮肤与黏膜损害(痒、皮疹、口炎及天疱疮及肌无力等)。

2. 观察及护理

(1)做好病情观察,及时发现皮肤过敏反应,必要时遵医嘱停药或使用抗过敏药物。

(2)用药期间避免进食辛辣刺激性食物,避免使用刺激性皮肤清洁液。

(3)本品尚能提高中枢神经的兴奋性,应予注意。

五、胞磷胆碱

又称胞嘧啶核苷二磷酸胆碱、尼可林、胞二磷胆碱、胞胆碱。

本品为胞嘧啶核苷酸的衍生物,接近于脑组织中固有的成分。主要作用是以辅酶形式促进中枢神经的代谢,尤其是促进胆碱磷脂类的生物合成,和核苷酸类的补救途径,使机体脑中磷脂类含量和核苷酸类含量增高、代谢及转换速度加快。并能增进脑血流量(CBF)和脑中氧代谢率(CMRQ2),并促活胆碱能上行网状激活系统,改善机体的意识状态。还能增进多巴胺能活动,调控锥体外系的生理功能。此外,还可恢复脑组织损伤后的膜结构损害及改善神经元膜的功能及促进,心血管功能等。

主要应用于急性颅脑外伤、脑手术所致的意识障碍,也可适用于急性中毒、感染、大面积脑梗死时所致的神经系统的后遗症如昏迷和意识障碍。治疗小儿病毒性脑炎,可改善呼吸,血压降低者可恢复正常。与胞磷胆碱促进卵磷脂合成,改善脑功能,增加脑血循环,促进大脑代谢,以及催醒和改善呼吸等作用有关。静脉注射:通常溶于 5‰~20‰葡萄糖溶液中滴注,每日 200~600mg,5~10 日为一疗程。单纯静脉注射,每次 100~200mg。肌内注射,100~200mg/d。常见剂型与规格:注射剂:2ml:0.1g,2ml:0.25g,2ml:200mg,10ml:0.5g。脑内出血急性期,不宜大剂量应用。

中枢神经系统反应:

1. 临床表现

偶有一过性血压下降、失眠、兴奋及给药后发热等,停用后即可消失。

2. 观察及护理

(1)注意观察神经系统不良反应,做好安全防护。

(2)若使用肌注治疗时应注意更换注射部位,肌注一般不采用。

六、细胞色素 C

又称细胞色素丙。本品为生物氧化过程中的电子传递体。其作用原理为在酶存在的情况下,对组织的氧化、还原有迅速的酶促作用。通常外源性细胞色素 C 不能进入健康细胞,但在缺氧时,细胞膜的通透性增加,细胞色素 C 便有可能进入细胞及线粒体内,增强细胞氧化,提高氧的利用。细胞色素 C 与细胞凋亡有关,从线粒体中泄露出的细胞色素 C 有诱导细胞凋亡的作用。用于组织缺氧的急救和辅助用药,如一氧化碳中毒、催眠药中毒、新生儿窒息、严重休克缺氧、麻醉及肺部疾病引起的呼吸困难、高山缺氧、脑缺氧、心脏疾病引起的缺氧等。静注:15~30 毫克/次,1~2 次/日,加 25% 葡萄糖液 20ml 混匀后,缓慢注射,亦可用 5%~10% 葡萄糖液或生理盐水稀释后滴注。肌注:成人 1 次/日,15 毫克/次,病重者 2 次/日,30 毫克/次。常见剂型与规格:针剂:2ml,15mg。

过敏反应:

1. 临床表现

可引起过敏反应。有局部痉挛、皮疹、发热、口渴及暂时性休克等反应。

2. 观察及护理

(1)对本品过敏者禁忌。

(2)用药前需做过敏试验,皮试划痕法系用 0.03% 溶液 1 滴,滴于前臂屈面皮肤上,用针在其上刺扎一下(单刺)或多下(多刺),致少量出血程度。皮内注射法系用 0.03mg/ml 溶液 0.03~0.05ml 皮内注射。均观察 15~20 分钟,单刺者局部红晕直径 l0mm 以上或丘疹直径＞7mm 以上,多刺和皮内注射者红晕直径 15mm 以上或丘疹直径 10mm 以上为阳性。皮试阳性者禁用。

(3)中止用药后再继续用药时,过敏反应尤易发生,须再做皮试,且应用用药量较小的皮内注射法。

(4)若发生过敏性休克应立即停药,使患者就地平卧,以利于脑部血液供应。同时报告医生;立即皮下注射 0.1% 盐酸肾上腺素 0.5~1ml,病儿剂量酌减。如症状不缓解,可每隔 30min 再皮下或静脉注射 0.5ml,直至患者脱离危险。盐酸肾上腺素是抢救过敏性休克的首选药物,它具有收缩血管,增加外围阻力,兴奋心肌,增加心排血量和松弛支气管平滑肌的作用;改善缺氧症状,给患者氧气吸入。呼吸受抑制时,应立即进行口对口的人工呼吸。同时给予呼吸兴奋剂,如尼可刹米、洛贝林等。喉头水肿影响呼吸时,应立即准备气管插管或配合施行气管切开;根据医嘱给药,如地塞米松 5～10mg 静脉推注或氢化可的松 200mg 加入 5%～10%葡萄糖溶液 500ml 中静脉滴注。此类药有抗过敏作用,能迅速缓解症状。此外应根据病情给予多巴胺、间羟胺等药物以及纠正酸中毒和抗组胺类药物等;密切观察患者的生命体征、意识、尿量及其他临床变化,并做好病情动态的护理记录。患者未脱离危险期不宜搬动。

(5)若患者出现心搏骤停,立即行心肺复苏术。

七、吡拉西坦

又称乙酰胺吡咯烷酮注射液、欣思维、脑复康、康容、迈恩希、酰胺吡咯烷酮、酰胺吡酮、批乙酰胺、批咯醋酰胺、乙酰胺吡咯烷酮片。

本品为脑代谢改善药,属于 γ—氨基丁酸的环形衍生物。有抗物理因素、化学因素所致的脑功能损伤的作用。能促进脑内 ATP,可促进乙酰胆碱合成并能增强神经兴奋的传导,具有促进脑内代谢作用。可以对抗由物理因素、化学因素所致的脑功能损伤。

适用于急、慢性脑血管病、脑外伤、各种中毒性脑病等多种原因所致的记忆减退及轻、中度脑功能障碍。也可用于儿童智能发育迟缓。肌内注射:每次 lg(l支),一日 2～3 次。静脉注射:每次 4～6g,一日 2 次。静脉滴注:每次 4～8g,一日 1 次,用 5%或 10%葡萄糖注射液或氯化钠注射液稀释至 250ml 后使用。口服:每次 0.8～1.6g(2～4 片),每日 3 次,4～8 周为一疗程。儿童用量减半。常见剂型与规格;注射液:4,0g(20ml),1.0g(5ml)。口服液:0.4g(20ml),0.8g(10ml)。胶囊:200mg。片剂:400mg。

(一)胃肠道反应

1. 临床表现

不良反应常见有恶心、腹部不适、食欲缺乏、腹胀、腹痛等,症状的轻重与服药剂量直接相关。

2. 观察及护理

(1)本品易通过胎盘屏障,故孕妇禁用;哺乳期妇女用药指征尚不明确。新生儿禁用。

（2）对本品过敏者禁用。

（3）其他措施同尼可刹米。

（二）中枢系统反应

1. 临床表现

兴奋、易激动、头晕、头痛和失眠等，但症状轻微，且与服用剂量大小无关。停药后以上症状消失。

2. 观察及护理

（1）对缺氧所致的逆行性健忘有改进作用。可以增强记忆，提高学习能力。

（2）注意观察神经系统不良反应，做好安全防护。

（3）用药后应注意卧床休息，不宜从事驾驶、机械操作或高处作业。

八、茴拉西坦

又称阿尼西坦、脑康酮。本品为脑代谢增强剂。它可以通过血－脑屏障选择性作用于中枢神经系统，对脑细胞代谢具有激活、保护神经细胞作用。

本品对于脑出血、脑梗死、短暂性脑缺血、脑炎以及脑震荡、脑挫伤后的头痛、头晕、肢体麻木、乏力、睡眠困难等脑功能障碍均有改善作用。特别是对脑血管疾病后的记忆减退、中老年性的记忆减退、神经衰弱症状、精神病及其他精神障碍者的记忆减退有显著疗效。可作为老年性痴呆的预防和治疗用药。口服，每次0.2g，每日3次，1～2个月为一疗程或遵医嘱。根据病情和用药后反应，用量和疗程可酌情增减。常见剂型与规格：胶囊剂：0.1g。薄膜包衣片剂：100mg，200mg。

（一）中枢神经系统反应

1. 临床表现

偶有口干、嗜睡，停药后消失。有时可出现兴奋、头痛、头重、眩晕、谵妄、失眠、困倦、焦虑等。有时可出现颜面潮红、耳鸣。

2. 观察及护理

（1）注意观察神经、精神症状，做好安全防护。

（2）不良反应明显时，应及时调整剂量，以免用药过量。必要时停药。

（二）消化系统反应

1. 临床表现

有时嗳气、呕吐、腹泻、食欲缺乏、腹痛等。

2. 观察及护理

（1）对妊娠妇女本品是否安全尚不确定，因此对于妊娠和哺乳期妇女应慎用。对肝、肾功能严重障碍者禁用。老人生理功能降低，应减量。对小儿的安全性尚未肯定（无使用经验）。

（2）其他措施同尼可刹米。

第二节　解热镇痛药

一、阿司匹林精氨酸盐

又称精氨乙酰水杨酸、爱茜灵。本品为精氨酸与阿司匹林的复盐,水溶性好,酸度近中性,血浆浓度高,静注浓度为口服给药的 1.8 倍。肌注或静注给药可避免对胃肠道的刺激,毒性低,使用安全,肌注有效浓度维持时间长,尤其适用于儿童。可抑制前列腺素的合成,降低发热者的体温,但只能缓解症状不能治疗病因。因其能减少炎症部位的痛觉增敏作用的物质前列腺素的生成,故其镇痛作用较好,尤其对慢性疼痛效果好,对锐痛或一过性痛无效。通过抑制环氧化酶而具有抗血小板的作用,可防止血栓的形成。

主要用于解热、镇痛、抗炎抗风湿及防止血栓形成。常见剂型与规格:片剂:500mg,1000mg。注射剂:500mg,1000mg。肌注:成人 1000 毫克/次,2 次/天。儿童 10～25mg/(kg·d),注射剂每瓶用 0.9％氯化钠注射液 4ml 溶解后注射。口服:500 毫克/次,3 次/天。

(一)血液系统反应

1. 临床表现

长期大剂量应用可抑制凝血酶原的合成,还不可逆地抑制血小板凝聚,延长出血时间,可引起胃炎、隐性出血,加重溃疡形成和消化道出血等。

2. 观察及护理

(1)对阿司匹林有过敏史者,有哮喘病史患者及 3 个月以下婴儿禁用。有严重肝病及出血性病变者禁用。特异质者慎用,12 岁以下的儿童尤其在水痘或流感病毒感染期使用本品更易诱发,应慎用。

(2)用药过程中注意观察有无皮肤黏膜出血,有无黑便、血尿。

(3)有消化道出血或溃疡病者,在临床上有出血倾向或者近期有脑出血病史者慎用本药。

(4)与肝素及香豆素类抗凝药合用时可增加出血倾向。

（二）胃肠道反应

1. 临床表现

常见有胃肠功能紊乱，如恶心、呕吐、腹痛。

2. 观察及护理

（1）本品用于口服时，可于饭后与适量碳酸钙同服，可减少不良反应的发生，但不宜与碳酸氢钠同服，因碳酸氢钠可加速本品的排泄而降低疗效。

（2）应用本品治疗风湿病时如引起慢性水杨酸中毒，应立即停药，可用含碳酸氢钠的葡萄糖注射液静滴以加速水杨酸的排出。

（3）与乙醇同服可加剧本品对胃黏膜的损害作用。

（4）与其他非甾体抗炎药同服时可增加胃肠道不良反应的发生，并使抗炎作用降低。

（5）与糖皮质激素合用可使胃肠出血加剧。

（6）与螺内酯合用，可降低其代谢物安体舒通的促肾小管分泌作用，抑制其排钠。

（7）本品大剂量与丙磺舒、磺吡酮合用时，可明显抑制其促尿酸排泄的作用。

（三）过敏反应

1. 临床表现

少数患者可出现荨麻疹，黏膜充血、哮喘等过敏反应，过敏性反应者多于服药后数分钟产生呼吸困难或喘息，严重者可威胁生命。

2. 观察及护理

（1）老年体弱及体温超过40℃者需适当减量。

（2）系统性红斑狼疮的成年患者及幼年性关节炎患儿如长期使用本品，肝功能检查常有改变，往往停药后可恢复。

二、阿司匹林赖氨酸盐

又称来比林、威诺匹林、乙酰水杨酸赖氨酸、赖安匹林。本品用于各种原因引起的发热，如上呼吸道感染引起的发热，尤其适用于儿童高热。各种原因引起的疼痛，如手术后疼痛、关节痛、神经痛、癌症引起的疼痛以及内脏绞痛等。阿司匹林赖氨酸盐解热作用强，起效快。相同剂量下，本品镇痛效果比阿司匹林强4～5倍,其作用介于口服解热镇痛药和麻醉性镇痛药之间,有时可部分替代麻醉性镇痛药。同样具有抗炎抗风湿作用,但一般情况下不用。口服:540～1080毫克/次,3次/天。肌注或静注:成人0.9～1.8g,1～2次/天,使用时溶于5～10ml注射用水中;儿童10～25mg/(kg・d)。常见剂型与规格:片剂:540mg。胶囊:540mg。散剂:540mg。注射剂:0.28g,0.5g,0.9g。

(一)过敏反应

1. 临床表现

皮疹、荨麻疹、药物热、哮喘等过敏反应。

2. 观察及护理

(1)对阿司匹林过敏者禁用。婴幼儿体温调节功能尚不健全,应避免使用。心功能不全或高血压患者应慎用。

(2)注意观察有无过敏症状,及时停药,症状严重者使用抗过敏药物。

(3)老年体弱或体温超过40℃的患者应适当减少剂量,以免大量出汗引起虚脱。

(4)本品不宜与酒类同服,易导致黏膜损伤出血。

(二)消化系统反应

1. 临床表现

偶见出汗、恶心、呕吐、胃部不适等。

2. 观察及护理

(1)治疗中应注意观察患者的胃肠道反应。如发现有恶心、呕吐等情况,应及时调整剂量,以免用药过量。

(2)避免空腹或饱食后用药,输液前了解患者的进食情况,鼓励患者进食适量高营养易消化的食物,不要进食生、冷或刺激性的食品。

(3)与香豆类抗凝药合用可增加出血倾向。

(4)可抑制某些抗痛风药物的促尿酸排泄作用,大剂量使用时尤为明显。

(5)与其他非留体抗炎药同服,胃肠道不良反应增加,抗炎作用降低。

(6)本品还可增加磺胺类降糖药、氨甲蝶呤、巴比妥类等药的作用和毒性。

(7)与糖皮质激素合用可加剧胃肠道出血。

三、对乙酰氨基酸

又称扑热息痛、醋氨酚。本品为苯胺类解热镇痛药,可提高痛阈。其抑制中枢神经系统前列腺素合成能力强于抑制外周的前列腺素合成,因此解热作用较强镇痛作用较弱,几乎无抗炎作用。适用于感冒或其他原因引起的高热;用于缓解轻、中度疼痛,如头痛、关节痛、肌痛、痛经等。可用于治疗轻中度骨性关节炎。用于对阿司匹林过敏或不适应的患者。一般剂量不良反应较少,口服:①退热镇痛:成人300～600毫克/次,4次/天,最大量不超过2克/天。退热用药不超过3天,镇痛时用药不超过10天。小儿每次10～15mg/kg或1.5g/(m² · d),分次服用,4～6小时/次。②骨性关节炎:0.65～1.3克/次,8小时/次,最大量不超过4克/天。肌注:150～200毫克/次,不可长期应用。常见剂型与规格:片剂:100mg,300mg,500mg。咀嚼片:80mg,160mg,500mg。颗粒剂:100mg。注射液:75mg,25mg。滴剂:80mg,1600mg。栓剂:150mg,300mg,600mg。

(一)胃肠道反应

1. 临床表现

一般剂量不良反应较少,少数患者可出现恶心、呕吐、腹痛等。本品过量应用会很快出现胃肠道不良反应,3天内可出现肝功能损害,可有肝区疼痛、肝大或黄疸。

2. 观察及护理

(1)严重肝肾功能不全者慎用。对本品过敏者禁用。长期饮酒者或应用其他肝药酶诱导剂者禁用。

(2)如果服用过量,短时间内即可出现厌食、多汗等中毒症状,可持续24小时,还可出现肝功能损害的症状,应加强监护,如出现以上症状,应积极采取有效解救方法:洗胃或催吐,并尽快给予拮抗药乙酰半胱氨酸或口服蛋氨酸,但不可同时服用活性炭,因其可影响解酒药的吸收,拮抗剂以尽早使用,12小时内给药效果最好,超过24小时给药疗效较差。治疗中,同时还可给予血液透析或血液滤过等支持疗法。

(3)与消胆胺合用,可减少本品的吸收。

(二)泌尿系统反应

1. 临床表现

长期大剂量服用本品,对肝肾均有损害,尤其肾功能低下者,可出现肾绞痛、急慢性肾衰竭等。

2.观察及护理

(1)长期大量应用本品时,要定期检查血象和肝肾功能,如有明显异常,要及时停药。

(2)应嘱患者用药期间应注意多饮水,减低药物在肾小管中的浓度,减少镇痛药肾病的发生;切记勿饮酒,饮酒可加重本品的肝毒性;服用咀嚼片时,应嚼碎服用。

(3)长期大量与阿司匹林或其他非留体类抗炎药合用时,有明显增加肾毒性的危险。

(4)本品与氯霉素合用时可延长氯霉素的血浆半衰期,增强其毒性。

(5)与抗病毒药齐多夫定合用时,两者竞争与葡萄糖醛酸结合而降低清除率,可相互增加毒性,应避免同服。儿童必须在成人监护下使用。

(6)本品不宜长期大量应用,以免造成造血系统和肝肾功能损害。

(7)本品可透过胎盘对胎儿造成影响,孕妇及哺乳期妇女慎用,3岁以下儿童和新生儿因其肝肾功能不全,应避免使用。

(8)本品可使血糖假性降低、尿糖假性增高。

(9)肝肾功能不全者应适当调整剂量,当乙醇中毒,肝病或病毒性肝炎时,使用本品可增加肝脏毒性。

(10)当药品性状发生改变时禁止使用。不能同时再内服含有本品的其他药品或其他解热镇痛药。

(三)消化系统反应

1.临床表现

本品不宜长期大量应用,易造成药物依赖性或肝功能损害;肝脏受损时,可有胆红素升高、低血糖等。严重时,患者可出现昏迷或死亡。

2.观察及护理

(1)长期大量应用本品时,要定期检查和肝功能,如有明显异常,要及时停药。

(2)长期饮酒或应用某些肝药酶诱导剂,尤其应用巴比妥类药,卡马西平、苯妥英钠、利福平的患者,长期或大量服用时,更易发生肝脏毒性的危险。

(3)本品可透过胎盘对胎儿造成影响,孕妇及哺乳期妇女慎用,3岁以下儿童和新生儿因其肝功能不全,应避免使用。

(4)对阿司匹林过敏者一般对本品无过敏反应,但有少数对阿司匹林过敏患者应用后出现轻度支气管痉挛性反应。

(5)肝肾功能不全者应适当调整剂量,当乙醇中毒,肝病或病毒性肝炎时,使用本品可增加肝脏毒性。

(6)出现皮疹、荨麻疹等过敏反应时,应立即停止使用。

2.观察及护理

(1)对本品或阿司匹林有过敏史者禁用。

(2)应嘱患者,用药期间应注意:勿饮酒。

(3)治疗中,应密切观察和随访用药后的不良反应。患者如出现皮肤反应,应及时减量或停药,并进行对症处理。

(三)血液系统反应

1.临床表现

偶见不良反应有粒细胞减少、再生障碍性贫血、骨髓抑制。

2.观察及护理

(1)用药期间监测血压,测量体重。

(2)老年人应用本品时应减少剂量。

(3)用药期间应限制对钠离子的摄入,治疗期间应定期检查粪便、血象。

第三节　抗炎镇痛药

本类药物是一类具有解热、镇痛、大多数还有抗炎、抗风湿作用的药物,共同的作用机制是抑制环氧酶(cyclooxygenase,COX),干扰体内前列腺素(PG)的生物合成。COX 有 COX－1 和 COX－2 两种同工酶。COX－1 为结构型,主要存在于血管、胃、肾等组织中,参与血管舒缩、血小板聚集、胃黏膜血流、胃黏液分泌及肾功能等的调节。COX－2 为诱导型,多种损伤因子和细胞因子可诱导其表达,参与发热、疼痛、炎症等病理过程。NSAIDs 对 COX－2 的抑制作用为其治疗作用的物质基础,对 COX－1 的作用则成为其不良反应的原因。

这类药物包括吲哚美辛、萘普生、萘丁美酮、双氯芬酸、布洛芬、尼美舒利、罗非昔布、塞来昔布等,在临床上广泛用于骨关节炎、类风湿性关节炎、多种发热和各种疼痛症状的缓解。

一、吲哚美辛

又称消炎痛、吲哚新、Confortid、Indocin。

本品为非甾体类消炎镇痛药物,是有效的前列腺素合成抑制剂,具有明显的消炎、镇痛作用。并具有抗血小板聚集作用,但疗效不如阿司匹林。口服吸收快而完全。排泄迅速,主要以葡萄糖醛酸结合物的形式随尿排出,少量随胆汁由粪便排出。并具有较明显的肠肝循环。

用于急慢性风湿性关节炎、痛风性关节炎及癌性疼痛。也可用于滑囊炎、腱鞘炎及关节囊炎等。还可用于肠胆绞痛、输尿管结石症引起的绞痛;对偏头痛也有一定疗效,也可用于痛经。与对乙酰氨基酚长期合用,可增加肾脏毒副作用。癫痫、心肝肾功能不全、出血性疾病、坏死性肠炎等患者忌用;有溃疡病、精神病、帕金森病史者慎用。治疗巴特综合征效果尤其显著;开始时每次服 25mg,每日 2~3 次。治疗风湿性关节炎等,若未见不良反应,可逐渐增至每日 125~150mg。控释胶囊:每次 75mg 或每次 25mg,每天 2 次,必要时每次 75mg,每天 2 次。直肠给药:每次 50mg,每天 50~100mg,一般连用 10 日为 1 疗程。无论直肠或口服给药,最大量不超过 200mg/d。在治疗剂量下约有 35%~70%的患者可出现不良反应。

（一）胃肠道反应

1. 临床表现

胃肠道反应发生率40％～50％，主要表现恶心、呕吐、腹痛、腹泻等，严重者可致胃肠道出血，溃疡和穿孔。与食物同服，或改用缓释剂型或栓剂，可减少胃肠道反应。

2. 观察及护理

（1）忌以果汁或清凉饮料服吲哚美辛，果汁或清凉饮料的果酸容易导致药物提前分解或溶化，不利于药物在小肠内的吸收，而大大降低药效，而且吲哚美辛对胃黏膜有刺激作用，果酸则可加剧对胃壁的刺激，甚至造成胃黏膜出血。

（2）饮酒前后不可服用吲哚美辛，因酒精能增加胃酸分泌，并且两者都能使胃黏膜血流加快，如果合用可加重胃黏膜的损害，导致胃出血。

（3）服吲哚美辛忌过食酸性食物，因为其为有机酸类药物，对胃黏膜有直接刺激作用，与酸性食物（醋、酸菜、咸菜、鱼、山楂、杨梅等）同服可增加对胃的刺激。

（4）忌饭前服用，因对胃黏膜有刺激作用，如饭前空腹服用，药物直接与胃黏膜接触，可加重胃肠反应，因此为减少胃肠道反应，可在饭后给药或餐时与食物、牛奶、抗酸药同服。

（5）忌以茶水服用，因茶叶中含有鞣酸、咖啡因及茶碱等成分，咖啡因有促进胃酸分泌的作用，可加重吲哚美辛对胃的损害。

（6）与阿司匹林或其他水杨酸盐同时应用，不能增加疗效，而胃肠道副作用明显增多，并可增加出血倾向。

（7）与其他非甾体消炎药合用时，消化道溃疡的发病率增高；与秋水仙碱、磺吡酮合用时可增加胃肠溃疡和出血危险；与氨苯蝶啶合用时可致胃功能减退；饮酒或与皮质激素、促肾上腺皮质激素同用，可增加胃肠道溃疡或出血倾向。

（二）中枢神经系统反应

1. 临床表现

中枢神经系统症状可有头痛、眩晕、头昏、抑郁、嗜睡、精神错乱、幻觉、人格分裂、癫痫发作、晕厥等不良反应，其中头痛、眩晕的发生率可达20％～50％，多出现在治疗初期。

2．观察及护理

（1）先从小剂量开始，随后逐渐加量的方法可减少反应率。

（2）前额痛是中枢神经毒性反应的初期症状，一旦出现，应立即报告医师，以免加重症状。

（3）用药期间，应嘱患者不宜从事驾驶、机械操作或高处作业。

（4）不可自己再另服阿司匹林及其复方制剂，以免加剧不良反应。

（三）过敏反应

1．临床表现

有皮疹、哮喘。

2．观察及护理

（1）应嘱患者，用药期间应注意：勿饮酒。

（2）与阿司匹林有交叉过敏性，对后者过敏者不宜用本品。

二、甲氯芬那酸

又称抗炎酸钠、甲氯灭酸。本品为非留体抗炎药，为芬那酸的衍生物，能抑制环氧合酶，减少前列腺素的合成，具有抗炎、镇痛及解热作用。口服吸收迅速且完全。T_{max}0.6～1 小时，一般食物可延缓其吸收。与血浆蛋白结合率高，主要以代谢产物经肾脏排泄。半衰期为 2 小时。用于类风湿关节炎、骨关节炎及其他原因关节炎的关节肿痛，并可缓解其他疾病所致的轻、中度疼痛。用于抗风湿：一日 200mg，分 3～4 次用，必要时每天量可增至 400mg，达满意疗效后逐渐减至能控制症状的维持量。用于镇痛：50～100mg，每 4～6 小时口服 1 次，但每天总量不得超过 400mg。使用本药应掌握用药注意事项，切勿盲目滥用。

（一）胃肠道反应

1．临床表现

常见有腹泻、腹痛等胃肠道反应，也可能出现消化道溃疡、出血。

2．观察及护理

（1）对阿司匹林及其他非留体抗炎药过敏者、炎症性肠道疾病、消化性溃疡、肝肾功能不全患者禁用。儿童、哺乳期妇女、孕妇、肾功能不全者忌用。不宜与其他非留体抗炎药合用。

（2）急需镇痛时可空腹服，吸收快；长期用药宜与食物同服。宜用一满杯水送服,以免药品停留在食管引起局部刺激。长期用药需定期随诊。

(3)使用本品时饮酒可增加胃肠道反应,并有致溃疡的危险。

(二)皮肤反应

1. 临床表现

偶见有剥脱性皮炎、多形性红斑、结节性红斑等。少见有口腔炎、皮肤瘙痒、耳鸣等。

2. 观察及护理

(1)用药期间应注意观察和随访不良反应,如出现过敏反应时,应即停药。

(2)本品与阿司匹林及其他非甾体抗炎药之间可能存在交叉过敏。有支气管痉挛、过敏性鼻炎或荨麻疹的患者不宜使用。

(三)中枢系统反应

1. 临床表现

偶见有精神抑郁、手足发麻等。

2. 观察及护理

(1)密切观察患者的精神神经症状,如出现时应及时停药。

(2)药物过量会表现为中枢神经系统毒性,尤其是惊厥,昏迷也有报道,应予催吐、洗胃等对症及支持治疗。

(3)本品与呋塞米同用时,后者的排钠和降压作用减弱。

(4)本品与维拉帕米、硝苯地平同用时,本品的血药浓度增高,可影响后者的降压效果。

(5)本品可增高地高辛的血药浓度,同用时须注意调整地高辛的剂量。

(6)本品可增强抗糖尿病药(甲苯磺丁脲)的作用。

(7)本品可降低氨甲蝶呤的排泄,增高其血药浓度,甚至可达中毒水平,故本品不应与中或大剂量氨甲蝶呤同用。

(8)本品不宜与其他非甾体抗炎药合用。

(四)血液系统反应

1. 临床表现

偶见有粒细胞减少、贫血、血小板减少、血清病样反应等。

2. 观察及护理

(1)用药过程中应定期监测血象,一旦异常,应及时减量或停药。

(2)本品可加强抗凝药、溶栓药的作用,合用时须加强监测凝血功能及必要时调整用量,但对血小板聚集功能影响较小。

(五)消化系统反应

1. 临床表现

少见有口干、口腔炎、食欲减低、便秘、肝肾功能受损等。

2. 观察及护理

(1)注意观察用药过程中的不良反应,定时监测肝功能。

(2)老年人用药更应注意毒性,宜减小剂量。

三、双氯芬酸

又称双氯芬酸钠、双氯灭痛、服他灵。

本品为一种新型的强效消炎镇痛药,其镇痛、消炎及解热作用比吲哚美辛强 2～2.5 倍,比阿司匹林强 26～50 倍。主要作用机制是抑制前列腺素合成酶,使前列腺素生物合成受阻。特点为药效强,不良反应少,剂量小,个体差异小。

用于风湿性关节炎、粘连性脊椎炎、非炎性关节痛、关节炎、非关节性风湿病、非关节性炎症引起的疼痛,各种神经痛、癌症疼痛、创伤后疼痛及各种炎症所致发热等。胃肠道出血者,妊娠妇女和计划怀孕的妇女禁用。哺乳妇女慎用。

口服:成人用量 25～50 毫克/次,3 次/天。儿童,每日 2～3mg/kg,分次服用。肛门栓剂:50～100 毫克/次。肌内注射:75 毫克/次,1 次/天,严重情况可以 2 次/天,应深部臀肌注射。

(一)胃肠道反应

1. 临床表现

常见腹痛、腹泻、恶心、消化不良、腹胀、呕吐、胃炎、便秘。

2. 观察及护理

(1)本品须整片吞服,勿嚼碎。本品因含钠,对限制钠盐摄入量的患者应慎用。有心、肾功能损害的症状/病史,老年人,服用利尿剂以及由于任何原因细胞外液丢失的患者慎用。有眩晕史或其他中枢神经疾病史的患者在服用本品期间,应禁止驾车或操纵机器。使用本药应掌握用药注意事项,切勿盲目滥用。

(2)给药期间,应注意观察和随访用药后的不良反应。患者如出现胃痛,应进行大便隐血检查,并立即停药处理。

(3)应用栓剂时先将药用少量温水湿润,然后轻轻塞入直肠内 2cm 处。有肛门炎者,禁用直肠给药。

(二)其他反应

1. 临床表现

常见皮疹,头晕,头痛,月经过多。肝病患者可出现 S-GPT、S-G0T 和胆红素增高。偶见肾脏损害。

2. 观察及护理

(1)乳胶剂只适用于无破损的皮肤表面,忌用于皮肤损伤或开放性创口处。如出现皮肤过敏症状,应及时停药,并进行抗过敏治疗。

(2)应嘱患者,用药期间应注意不宜饮酒及从事驾驶、机械操作或高处作业。

(3)本品肠溶片口服起效迅速但排出快,待急性疼痛控制后宜改用缓释剂型,以减少服药次数,维持稳定血药浓度。

(4)对长期给药者,应定期检查血象、肝肾功能、尿常规及视听功能。

(5)乙酰水杨酸可降低双氯芬酸钠的血药浓度,并增加对乙酰氨基酚的肾毒性。

(6)本品可降低胰岛素作用,使血糖升高。

(7)与保钾利尿药同用时可引起高钾血症。

(8)与糖皮质激素类药合用,可能会增加副作用的发生。

(9)其他参阅布洛芬。

(10)有眩晕史或其他中枢神经疾病史的患者在服用本品期间,应禁止驾车或操纵机器。

(11)中毒解救:尽早进行洗胃催吐,洗胃后灌服活性炭,以阻止其吸收,输液可保持良好循环,并促进药物代谢和排出。不宜与其他非留体抗炎药同时长期使用。双氯芬酸钠可使非留体抗炎药的血药浓度升高。

四、萘普生

又称甲氧萘丙酸、甲氧丙酸、消痛灵、劳斯叮、Proxen、Naprosyn、Naxen、Naprosine。本品和其他的非甾体抗炎药一样,它抑制花生四烯酸代谢途径中的环氧酶而便得炎症介质前列腺素的合成减少,从而起抗炎、镇痛、解热的作用。口服吸收迅速而完全,1 次给药后 2～4 小时血浆浓度达峰值,对类风湿性关节炎、骨关节炎、强直性脊椎炎、痛风、运动系统(如关节、肌肉及腱)的慢性变性疾病及轻、中度疼痛如痛经等,均有肯定疗效。

常见剂型与规格:片剂:0.1g,0.25g。胶囊剂:0.25g。缓释片:0.5g。缓释胶囊:0.25g。栓剂:0.25g。口服:开始每日 0.15～0.75g,维持量 0.375～0.75g,分早晚 2 次服,每日量不超过 1.25g。成人,直肠给药,每次 0.25g,睡前用。

(一)胃肠道反应

1. 临床表现

常见胃肠道轻度和暂时不适。偶见恶心、呕吐、消化不良、便秘、胃肠道出血,一般不需中断治疗。

2. 观察及护理

(1)有支气管哮喘者,凝血机制或血小板功能障碍者,心、肝、肾功能不全者,老年人等慎用。对本品及其他非甾体抗炎药过敏者、活动期消化性溃疡或有溃疡合并出血和穿孔史者禁用。2 岁以下儿童、哺乳期妇女、孕妇禁用。使用本药应掌握用药注意事项,切勿盲目滥用。

(2)注意观察有无黑便。

(3)长期用药应定期进行肝、肾功能、血象及眼科检查,须根据患者对药物的反应而调整剂量,一般应用最低的有效量。

(4)服药期间勿饮酒。

(3)有溃疡病史者宜在严密观察下用药或加用抗酸药。

(二)神经系统反应

1. 临床表现

常见失眠或嗜睡、头痛、头晕、耳鸣、瘙痒、皮疹、血管神经性水肿、视觉障碍及出血时间延长,一般不需中断治疗。

2. 观察及护理

（1）注意观察神经、精神症状，做好安全防护。

（2）可加强双香豆素的抗凝血作用。

（3）与丙磺舒合用时可增加本品的血浆水平及明显延长本品的血浆 $t_{1/2}$。

（4）本药与磺脲类降糖药无明显的相互作用。

（5）可降低呋塞米的排钠和降压作用。

（6）可抑制锂随尿排泄，使锂的血药浓度升高。

（7）肝硬化患者服用本药剂量应减少一半。

（8）当本药剂量增大时，可使同时服用的华法林蛋白结合率减少，而游离型华法林的浓度增加 14%～17%，因此与华法林同时服用时必须监测血中华法林的浓度并进行调整剂量。

（9）超量中毒时应予以紧急处理，包括催吐或洗胃，口服活性炭及抗酸药，给予对症及支持疗法，并合理使用利尿药。

五、布洛芬

又称异丁苯丙酸、异丁洛芬、芬必得、易服芬、依布洛芬、拔怒风。

本品为非留体抗炎镇痛药，具有镇痛、抗炎、解热作用。它有抑制细胞膜的环氧酶将花生四烯酸代谢为炎性介质前列腺素的作用，由此减轻因前列腺素（PGE1、PGE2、PGI2）引起的局部组织充血、肿胀，亦降低局部周围神经对缓激肽等的痛觉敏感性。起着抗炎、镇痛作用。PGE1 亦是一个较强的致热原，当受抑后可以起到解热作用。用于风湿性及类风湿性关节炎、骨关节炎及痛风、轻至中度的疼痛如痛经、各种原因引起的发热。

成人口服，抗风湿：每次 0.4～0.6g，每日 3～4 次；止痛：每次 0.2～0.4g，每 4～6 小时 1 次。成人用药最大限量一般为每天 2.4g（国外有人用至每天 3.6g）。小儿口服，每次 5～10mg/kg，每日 3 次。常见剂型与规格：胶囊剂（片剂）：0.3g，0.1g，0.2g。缓释胶囊：0.3g。颗粒剂：0.1g，0.2g。干混悬剂：1.2g。口服液：0.1g。对阿司匹林或其他非甾体类消炎药过敏者，对本品有交叉过敏反应。对患有哮喘、心功能不全、高血压、血友病及其他出血性疾病、消化道溃疡、肾功能不全者慎用。对血小板聚集有抑制作用，可使出血时间延长，但停药 24 小时即可消失。长期用药时应定期检查血象及肝、肾功能。本品为对症治疗药，自我用药不宜长期或大量使用，用于止痛不得超过 5 天，用于解热不得超过 3 天，如症状不缓解，请咨询医师或药师。

（一）胃肠道反应

1. 临床表现

有消化不良、胃烧灼感、胃痛、恶心、呕吐，出现于 16% 长期服用者，停药上述症状消失，不停药者大部分亦可耐受。少数（＜1%）出现胃溃疡和消化道出血，亦有因溃疡穿孔者。

2. 观察及护理

（1）对本品及其他解热、镇痛抗炎药物过敏者禁用。过敏体质者慎用。对阿司匹林或其他甾体药物严重过敏者、对鼻息肉综合征及血管水肿患者、14 岁以下儿童、哺乳期妇女、孕妇禁用。必须整粒吞服，不得打开或溶解后服用。不能同时服用其他含有解热镇痛药的药品（如某些复方抗感冒药）。服用本品期间不得饮酒或含有酒精的饮料。用本药应掌握用药注意事项，切勿盲目滥用。

（2）本品的不良反应与剂量有关，故应尽量使用最小有效量，不要滥用。大剂量长期使用时，应定期检查血象、肝肾功能、视听功能及大便隐血，并注意观察和随访用药后的不良反应。患者一旦出现胃肠出血、黑便、肝肾功能损害、视力障碍、精神异常（幻觉、嗜睡、精神呆滞等）、血象异常及过敏反应等异常情况，应立即停药、就诊。

（3）为减少对胃肠道的刺激，可与食物同服或餐后服用。对急需止痛者，可于进食前 30 分钟或进食后 2 小时服药。服用缓释胶囊时，应整粒以水吞服，不得拆开倒出药物溶服，以免影响疗效。

（4）饮酒和与其他非甾体抗炎药同时使用，会增加胃肠道副作用，也有引起溃疡的危险性。

（5）与阿司匹林或其他水杨酸类药物同用时，不能增加疗效，而胃肠道副作用及出血倾向发生率增高。

（6）与抗凝血药同用，增加出血危险。

（7）超量中毒时应予以紧急处理，包括立即停药，尽早催吐或洗胃，口服活性炭、抗酸药和利尿药，及时输液，并给予心电图、血压、血象、尿常规及肾功能监测，保持良好的血液循环，促进药物排出。

（二）神经中枢系统反应

1. 临床表现

神经系统症状如头痛、嗜睡、晕眩、耳鸣，出现在 1%～3% 患者。

2. 观察及护理

（1）应嘱患者服药后可有头晕或眩晕，故应避免驾驶、机械操作或高空作业。

（2）出现视物模糊或其他眼部症状时，因立即停药就诊。

（3）使用本品期间，禁止合用其他 NSAID 或饮酒。

（三）其他反应

1. 临床表现

肾功能不全很少见，多发生在有潜在性肾病变者；但少数服用者可出现下肢水肿。少见症状有皮疹，支气管哮喘发作、肝酶升高、白细胞减少等。

2. 观察及护理

（1）对长期应用糖皮质激素者加用本品时，如需要停用糖皮质激素，应逐步减量，缓慢停药，以免加重病情或引起皮质功能不全。

（2）本品可增强抗糖尿病药物作用；降低抗高血压药物的降压作用；与皮质激素类同用，可明显地减缓炎症症状。

（3）不宜与氨甲蝶呤同用，以防中毒。

（4）与丙磺舒和维拉帕米、硝苯地平同用时，要注意降低剂量；与地高辛同用时，注意调整地高辛剂量。

（5）对阿司匹林或其他非甾体类消炎药过敏者，对本品有交叉过敏反应。

（6）对血小板聚集有抑制作用，可使出血时间延长，但停药 24 小时即可消失。

（7）长期用药时应定期检查血象及肝、肾功能。

（8）服用本品可能引起便血及血尿，故应留心自我观察。一旦发现，应及时报告医师。

（9）本品为对症治疗药，自我用药不宜长期或大量使用，用于止痛不得超过 5 天，用于解热不得超过 3 天，如症状不缓解，请咨询医师或药师。

（10）必须整粒吞服，不得打开或溶解后服用。

六、酮洛芬

又称优洛芬、酮基布洛芬、苯酮苯丙酸、Profenid、Alrheumun。用于类风湿性关节炎、风湿性关节炎、骨关节炎、强直性脊椎炎、急性痛风等。对轻、中度的疼痛、痛经亦有缓解作用。本品为芳香基丙酸衍生物，属非甾体抗炎镇痛药。

具有明显的消炎、镇痛和解热作用。本品除抑制环氧合酶外尚有一定抑制脂氧酶及减少缓激肽的作用，从而减轻炎症损伤部位疼痛感觉。本品尚有一定的中枢性镇痛作用。口服：50 毫克/次，3 次/d，最大用量一天 200mg。饭后服用。肛门栓剂，1 粒/次，2～3 次/d。常见剂型与规格：肠溶胶囊：25mg，50mg。栓剂：0. lg，0. 2g，0. 3g。

（一）胃肠道反应

1. 临床表现

不良反应与布洛芬相似而较轻，一般易于耐受。常见主要为胃肠道反应，如消化不良、恶心、呕吐、腹痛、便秘等。偶见消化道溃疡及出血。

2. 观察及护理

（1）妊娠及哺乳期妇女、对本品或阿司匹林过敏者禁用。有溃疡病并出血史、肝肾功能不全、高血压、心衰、14 岁以下儿童慎用。由于本品对血小板聚集有抑制作用，可使出血时间延长 3～4 秒，血友病或其他出血性疾病（包括凝血障碍及血小板功能异常）慎用。

（2）本品为治疗关节炎的对症药物，用药数天至 1 周见效，达最大疗效需连续用药 2～3 周。故不能因为用药 1 天、2 天不见效即自行中断治疗，同时必须进行病因治疗。

（3）为了减少对胃肠道刺激，可与食物同服或饭后服用。对急需止痛患者，可于进食前 30 分钟或进食后 2 小时服药。

（4）长期用药时应定期随诊，检查血象及肝、肾功能。一旦出现胃肠道出血、肝肾功能损害、视力障碍、精神异常、血象异常及过敏反应等异常情况，应立即停药、就诊。

（5）应嘱患者，用药期间应注意，服药后可有头晕或眩晕，故应避免驾驶、机械操作或高空作业。

（6）使用本品期间，禁止合用其他 NSAID 或饮酒。

（7）服用本品可能引起胃肠道溃疡和出血，以及水潴留、鼻出血、视听功能障碍及过敏反应，故应留心观察是否有便血、黑便、体重增加、尿量减少、面部水肿、鼻出血、视物模糊、听力下降及过敏反应等现象。一旦出现，应自行停药，并立即报告医师。

（8）大剂量可引起呼吸抑制和昏迷。胃肠道出血、低血压、高血压或急性肾衰竭也可发生，但较少见。服药超量时应作紧急处理，包括催吐或洗胃、口服活性炭,抗酸药或(和)利尿剂,并给予检测及其他支持治疗。

(9)饮酒或与其他非留体类抗炎药同用时增加胃肠道不良反应及出血倾向,并有致溃疡的危险。长期与对乙酰氨基酚同用时可增加对肾脏的毒副作用。

(10)与肝素双香豆素等抗凝药及血小板聚集抑制药同用时有增加出血的危险。

(二)中枢神经系统反应

1. 临床表现

少数人有嗜睡、头痛、头晕、耳鸣、心悸、过敏反应、水潴留(体重增加快、尿量减少、面部水肿等)、口腔炎、多汗等。

2. 观察及护理

(1)做好安全防护,禁止高空作业、驾驶。

(2)与呋塞米同用时,后者的排钠和降压作用减弱。

(3)与维拉帕米、硝苯啶同用时,本品的血药浓度增高,用时影响后者的降压效果。

(4)增高地高辛的血浓度用时,须注意调整地高辛的剂量。可增强抗糖尿病药(包括口服降糖药)的作用。故本品不应与丙磺舒、中或大剂量氨甲蝶呤同用,可降低氨甲蝶呤的排泄,增高其血浓度,甚至可达中毒水平。

(5)不应与阿司匹林同用,因后者也可降低本品的蛋白结合率,降低本品结合物的形成及排出。

(6)老年人应用本品时血浆蛋白结合率及药物排出速度可减低,导致本药浓度升高及半衰期延长,因而需注意剂量调整。

(7)使血钠浓度降低,血红蛋白及红细胞压积降低。

(8)可致血清碱性磷酸酶、乳酸脱氢酶及氨基转移酶升高。

(9)本品在尿中代谢产物的干扰,可影响尿 17-羟皮质醇(17-OHCS)的测定结果。

(10)本品用于肝硬化患者尤应慎重,因血中游离药物浓度可升高,必要时可用最小有效量,并应密切监测。

(11)使用栓剂时,痔疮发作、肛门炎症、脓肿等患者慎用。

第四节 镇静药、催眠药及抗惊厥药

一、异戊巴比妥

又称阿米妥、阿米妥钠、异戊巴比妥钠、Amycal、Amylobarbitone、Dormytal。本品为中效巴比妥类药物,目前大都认为是阻断脑干网状结构上行激活系统。口服后 15—30 分钟起效,持续时间约 3～6 小时,主要经肝脏代谢,肾脏排出。用于催眠、镇静及麻醉前给药,大剂量用于抗惊厥。常见剂型与规格:片剂:0.1g。注射剂:0.1g,0.25g,0.5g。镇静:0.02～0.04g,2～3 次/日。催眠:0.1～0.2g,于睡前服用,适用于难入睡者。抗惊厥:静注或肌注 0.3～0.5g。极量 0.6g/次、1g/d。

(一)成瘾性

1. 临床表现

本品快速耐受性,久用能成瘾,故需要防止患者成瘾,不可久用,久用者一旦停药有戒断现象。

2. 观察及护理

(1)长期治疗癫痫时不能突然停药,要逐渐减量,否则可致癫痫发生甚至癫痫持续状态。

(2)不宜长期大量使用本品,对本类药耐受量小的患者初用量宜小。

(3)应严格遵医嘱服药,不可自行增加药量。

(4)肝、肾、肺功能不全者慎用。

(5)血紫质病禁用。

(6)孕妇、哺乳期妇女忌用。

(7)孕妇长期服用可使胎儿成瘾。

(二)中枢神经系统反应

1. 临床表现

常见为困倦、头晕、乏力、精神萎靡不振和宿醉症状。

2. 观察及护理

(1)用药期间应注意安全,不宜从事驾驶、机械操作或高处作业。

（2）应嘱患者或监护者，用药期间应戒烟酒，并避免服用含乙醇药剂。

（3）给药后，应嘱患者平卧 3h，无不适后才能下床；由蹲、坐或卧位直立时，宜扶持，缓慢，勿过久立，防跌倒或坠床。

（4）本品口服时应空腹给药，因空腹服用的吸收增加。如用于催眠，可于睡前 30～60min 给药。如持续用药，至多连用 2 周，超过 2 周效力下降。

（5）治疗中，患者如出现以下症状，应立即停药并对症处理；体温先降后升、反射弱或无、瞳孔缩小、痴呆或昏迷等。

（6）注射给药后，应至少监护 1 小时，并每 5 分钟测量一次血压。有人注射后有短暂的精神改变。有些老年人可出现烦躁、激动、不安等症状，尤应加强监护。

（7）与肝药酶抑制剂或单胺氧化酶抑制剂合用，能减慢本品代谢，使作用增强，故合用时应适当减量。

（8）与催眠药、安定药合用或饮酒，均可增强本品中枢抑制作用。

（9）老年体虚者应减量。

（三）呼吸、心血管系统反应

1. 临床表现

可发生呼吸抑制、低血压。

2. 观察与护理

（1）给药期间，应注意监测血压、呼吸。

（2）注意观察皮肤、黏膜和甲床的色泽，如有缺氧症状，应给予吸氧。

（3）由蹲、坐或卧位直立时，宜扶持、缓慢，勿过久立，防跌倒或坠床。

（4）本品静注宜缓慢，推注过快，易出现呼吸抑制及血压下降，成人应不超过 100mg/min，小儿应不超过 60mg/(m^2·min)，并注意监测血压、呼吸及肌松程度，剂量以恰能抑制惊厥为度。

（5）治疗中，患者如出现以下症状，应立即停药并对症处理；体温先降后升、呼吸频率及深度降低、血压下降、肺水肿、皮肤苍白、心动过速、压甲床褪色后恢复缓慢等。

（6）本品用量过大或静注过快易出现呼吸抑制及血压下降。

（四）其他反应

1. 临床表现

特异体质者可引起严重皮疹及哮喘等。

2. 观察与护理

（1）治疗中，患者如出现以下症状，应立即停药并对症处理：皮肤和黏膜红斑、坏死性结膜炎等。

（2）本品刺激性强，不宜皮下注射。静注时。应防止药液外漏造成组织坏死。肌注时，必须量小、深注，注射过浅易致疼痛，并可能产生无菌性坏死或脓肿。

（3）本品粉针剂暴露于空气中极易潮解，应于临用时开瓶，并以灭菌注射用水配成 5%～10% 的溶液后使用。溶解时，应轻轻转动药瓶，不可剧烈振摇，如 5 分钟内溶液仍不澄清或有沉淀物，则不宜应用。本品的水溶液不稳定，宜现配现用，配后 30 分钟必须用完。

（4）有过敏皮疹或巨幼红细胞性贫血时立即停药。

（5）应定期检查血象及肝功能。

（6）长期服用应随访血钙及碱性磷酸酶，有异常者应加服维生素 D。

（7）注射液不可与酸性药物配伍。

（8）长期服用可致骨质软化。

（9）中毒解救同苯巴比妥。

二、司可巴比妥

又称速可眠、西康乐、本康尔、丙烯戊巴比妥钠、丙烯戊巴比妥钠、西可巴比妥、Secobarbital、Imeosonal、Quinalbarbitone。

本品为镇静催眠药，为短效巴比妥类药，有中枢神经抑制剂抗惊厥作用，作用与苯巴比妥同。

用于催眠：主要适用于入睡困难的患者。也可用于抗惊厥。常见剂型与规格：片（胶囊）剂：0.1g。注射剂（粉）：0.05g。口服：①成人常用量：催眠，50～200mg，临睡前 1 次顿服；镇静，一次 30～50mg，每日 3～4 次；麻醉前用药200～300mg，术前 1～2 小时服。成人极量一次 0.3g。②小儿常用量：镇静，每次按体重 2mg/kg 或按体表面积 60mg/m² ，每日 3 次；麻醉前用药，50～100mg，术前 1～2 小时给药。肌内或静脉注射：①成人常用量：催眠，肌内注射一次 100～

200mg,或静脉注射一次 50～250mg;镇静,一次按体重 1.1～2.2mg/kg;抗惊厥(用于破伤风),一次按体重 5.5mg/kg,需要时可每隔 3～4 小时重复给药。静注速度每 15 秒不能超过 50mg。②小儿常用量:催眠,1 次按体重 3～5mg/kg 或按体表面积 125mg/m²。

(一)依赖性

1.临床表现

长时间使用可发生药物依赖,或心因性依赖、戒断综合征;停药后易发生停药综合征。

2.观察及护理

(1)儿童、孕妇、哺乳期妇女慎用。严重肺功能不全、肝硬化、血卟啉病史、贫血、哮喘史、未控制的糖尿病、过敏者禁用。

(2)下列情况应慎用:心脏病、药物滥用或依赖史、肝肾功能损害、多动症、高血压、甲亢、肾上腺功能减退已处于临界状态、不能控制的疼痛、呼吸困难。

(3)长期服用本类药都可产生耐药性,尤其是常用量的长效类药或大量的短效类药。

(4)长期不间断的用药,尤其是短效类药,可能引起精神或躯体的药物依赖性,停药时须逐渐减量,以免引起撤药症状。

(5)应严格遵医嘱服药,不可自行增加药量。

(6)停药时要逐渐减量,不可骤然停药。

(7)由于胎儿肝功能尚未成熟而引起新生儿(尤其是早产)的呼吸抑制,妊娠期间长期应用本品,可引起依赖性及导致新生儿的撤药综合征。妊娠时应用可能由于维生素 K 含量减少而引起新生儿出血。

(二)中枢神经系统反应

1.临床表现

少有意识糊涂,抑郁或逆向反应(兴奋),以老年、儿童患者及糖尿病患者为多;肌肉无力、幻觉、骨头疼痛、低血压等。

2.观察及护理

(1)作抗癫痫药应用时,可能需 10～30 天才能达到最大效果,需按体重计算药量,如有可能应定期测定血药浓度,以达最大疗效。并根据情况做其他有关检查。

（2）如饮酒、全麻药、中枢性抑制药或单胺氧化酶抑制药等与巴比妥类药合用时，可相互增强效能。

（3）与吩噻嗪类和四环类抗抑郁药合用时可降低抽搐阈值，增加抑制作用；与布洛芬类合用，可减少或缩短半衰期而减少作用强度。

（4）与氟哌丁醇合用，可引起癫痫发作形式改变，需调整用量。与钙离子拮抗剂合用，可引起血压下降。

（5）与奎尼丁合用时，由于增加奎尼丁的代谢而减弱其作用，应按需调整后者的用量。

（6）老年患者对本药的常用量可引起兴奋神经错乱或抑郁，因此用量宜较小。

（7）因本类药能分泌至乳汁，因此哺乳期妇女应用可引起婴儿中枢神经系统抑制。

（8）某些儿童应用本药可能引起反常的兴奋。

（9）药物起效时间及药效持续时间取决于用量、剂型和给药途径。

（10）部分措施参见异戊巴比妥。

（三）皮肤反应

1. 临床表现

偶有粒细胞减少，皮疹、环行红斑，眼睑、口唇、面部水肿；对巴比妥类过敏的患者可出现皮疹以及哮喘，严重者发生剥脱性皮炎和 Stevens－Johnson 综合征，可致死。

2. 观察与护理

（1）静脉注射应选择较粗的静脉，减少局部刺激，否则有可能引起血栓形成，切勿选择曲张的静脉。

（2）肌内注射应选择大肌肉，如臀大肌或股外侧肌的深部注射；不论药液浓度大小，每次注射量不应大于 5ml。

（3）静脉注射应避免药物外渗或注入动脉内，外渗可引起组织化学性创伤，注入动脉内可引起局部动脉痉挛，顿时剧痛，甚至发生肢端坏死。

（4）对一种巴比妥过敏的患者，对其他巴比妥类药也可能过敏。

（5）应嘱患者，用药期间应注意：勿饮酒。

（6）治疗中，应密切观察和随访用药后的不良反应。患者如出现皮肤反应，应立即停药，并进行对症处理。

（四）消化系统反应

1. 临床表现

血小板减少；肝功能损害、黄疸。

2. 观察与护理

（1）本品为肝药酶诱导剂，提高药酶活性，长期用药不但加速自身代谢，还可加速其他药物代谢。

（2）与皮质激素、洋地黄类（包括地高辛）、土霉素或三环抗抑郁药合用时，可降低这些药物的效应，因为肝微粒体酶的诱导，可使这些药物代谢加快。

（3）与口服避孕药或雌激素合用，可降低避孕药的可靠性，因为酶的诱导可使雌激素代谢加快。

（4）与口服抗凝药合用时，可降低后者的效应，这是由于肝微粒体酶的诱导，加速了抗凝药的代谢，应定期测定凝血酶原时间，从而决定是否调整抗凝药的用量。

（5）对诊断的干扰：因酶的诱导促使胆红素结合的葡糖醛酸转化，抑制血清胆红素，使之浓度有所降低。

（6）肝功能不全患者，用药时应从小剂量开始。

（五）逾量中毒

1. 临床表现

药物过量主要表现为深度昏迷、血压和体温下降、可并发肺炎、休克及肾功衰竭、高度呼吸抑制。深度呼吸抑制是急性中毒的直接死亡原因。极度过量时，大脑一切电活动消失，脑电图变为一条平线，并不一定代表为临床死亡，若不并发缺氧性损害，尚有挽救的希望。

2. 解救措施

（1）最重要的是维持呼吸和循环功能，施行有效的人工呼吸，必要时行气管切开，并辅之以有助于维持和改善呼吸和循环的相应药物。

（2）经口服中毒者，在3～5小时内可用高锰酸钾（1∶2000）溶液洗胃。用10～15g硫酸钠溶液导泄（禁用硫酸镁）。为加速排泄可给甘露醇等渗透压利尿药，如肾功能正常可用速尿。可用碳酸氢钠、乳酸钠碱化尿液加速排泄，严重者可透析。

三、戊巴比妥钠

作用机制认为主要与阻断脑干网状结构上行激活系统有关。用于镇静、催眠、麻醉前给药及抗惊厥。本品对中枢神经系统有广泛抑制作用，随用量而产生镇静、催眠和抗惊厥效应，大剂量时则产生麻醉作用，常见剂型与规格：片剂：50mg,100mg。催眠：0.1～0.2g。麻醉前给药：手术当日清晨服 0.1g,必要时术前半小时再服 0.1g。极量 1 次 0.2g,l 日 0.6g。

(一)依赖性

1. 临床表现

久用可产生耐受性与依赖性，突然停药可引起戒断症状，应逐渐减量停药。

2. 观察及护理

(1)肝、肾功能不全、呼吸功能障碍、颅脑损伤、卟啉病患者、对本品过敏者禁用。

(2)不宜长期大量使用本品，对本类药耐受量小的患者初用量宜小。

(3)应严格遵医嘱服药，不可自行增加药量。

(4)停药时要逐渐减量，不可骤然停药。

(二)中枢神经系统反应

1. 临床表现

常有嗜睡、眩晕、头痛、乏力、精神不振等延续效应。偶见运动功能障碍。

2. 观察及护理

(1)本品与乙醇、全麻药、中枢性抑制药或单胺氧化酶抑制药等合用时，中枢抑制作用增强。

(2)本品与皮质激素、洋地黄类、土霉素或三环类抗抑郁药合用时，可降低这些药的效应。

(3)本品与苯妥英钠合用，苯妥英钠的代谢加快，效应降低。

(4)本品与卡马西平和琥珀酰胺类药合用时可使这两类药物的清除半衰期缩短而血药浓度降低。

(5)本品与奎尼丁合用时，可增加奎尼丁的代谢而减弱其作用。

(6)用药后安全注意事项参见异戊巴比妥。

（三）其他反应

1. 临床表现

偶见皮疹、剥脱性皮炎、中毒性肝炎、黄疸等。也可见巨幼红细胞贫血，关节疼痛，骨软化。

2. 观察与护理

（1）用药期间，应定期复查血象、肝功能等，如有异常，及时停药。

（2）本品与口服抗凝药合用时，可降低后者的效应。

（3）本品与口服避孕药或雌激素合用，可降低避孕药的可靠性。

（4）用药期间避免驾驶车辆、操纵机械和高空作业，以免发生意外。

（四）中毒

1. 临床表现

（1）中枢神经系统：轻度中毒时，有头胀、眩晕、头痛、语言迟钝、动作不协调、嗜睡、感觉障碍、瞳孔缩小等。重度中毒可有一段兴奋期，患者可发生狂躁、谵妄、幻觉、惊厥、瞳孔散大（有时缩小）、肌肉松弛，角膜、咽、腱反射消失，昏迷逐渐加深。

（2）呼吸系统：轻度中毒时，一般呼吸正常或稍缓慢。重度中毒时，呼吸减慢、变浅不规则，或呈潮式呼吸，严重时可引起呼吸衰竭。

（3）循环系统：皮肤发绀、湿冷、脉搏快而微弱，少尿或无尿。血压下降甚至休克。

（4）黄疸及肝功能损害。

2. 观察与护理

（1）急性中毒者人工呼吸、给氧等支持治疗。

（2）服药5～6小时内的中毒者立即洗胃。一般可用1∶5000高锰酸钾溶液，将胃内药物尽量洗出；洗胃后可留置硫酸钠溶液于胃内（成人20～30g），以促进药物排泄。

（3）应用利尿剂，加速毒物排泄，一般用20％甘露醇注射液或25％山梨醇注射液200ml静脉注射或快速滴注，3～4小时后可重复使用。但须注意水、电解质平衡。

（4）5％碳酸氢钠注射液静脉滴注。

四、咪达唑仑

又称咪唑安定、咪唑二氮䓬、速眠安、力月西、多美康、Dormicum、Versed。

本品具有抗焦虑、镇静、安眠、肌肉松弛、抗惊厥作用。药理作用特点为作用快，代谢灭活快，持续时间短。口服吸收迅速完全，达峰时间为 30 分钟，半衰期为 1.5～2.5 小时，生物利用度在 90％以上，血浆蛋白结合率为 96％。口服后 60％代谢物由肾脏排泄，40％经肝脏代谢，给药 7 小时后体内无残留作用。

用于治疗各种失眠症、睡眠节律障碍。注射剂用于：椎管内麻醉及局部麻醉时辅助用药；诊疗时操作（如心血管造影、心律转复、支气管镜检查、消化道内镜检查等）时患者镇静；ICU 患者镇静；全麻诱导及维持。常见剂型与规格：片剂：7.5mg，15mg。注射剂：5mg(1ml)，15mg(3ml)。失眠症：每次 7.5～15mg，睡前顿服；老年人剂量减半。18 岁以下者，剂量按体重酌定。术前用药：术前 2h 口服 15mg 或 0.07～0.1mg/kg；肌注，术前 30min 给药。老年患者剂量酌减。全麻诱导：0.1～0.25mg/kg，静注。全麻维持：分次静注，剂量与间隔时间取决于患者当时的需要。ICU 患者镇静：先静注 2～3mg，继之以 0.05mg/(kg·h)静滴维持。

（一）成瘾性

1. 临床表现

长期服用可产生依赖性；少数患者可成瘾。

2. 观察及护理

（1）严重呼吸功能不全者慎用。

（2）新生儿、哺乳期妇女、孕妇忌用。

（3）不宜长期大量使用本品，对本类药耐受量小的患者初用量宜小。

（4）应严格遵医嘱服药，不可自行增加药量。

（5）停药时要逐渐减量，不可骤然停药。

（二）呼吸抑制

1. 临床表现

静注后，有 15％患者可发生呼吸抑制。老年人易引起严重呼吸抑制，可表现为呼吸暂停、窒息、心脏停搏，甚至死亡。

2. 观察与护理

(1)患者难于静脉给药时,需要严格控制给药速度,同时注意观察呼吸情况,如静注过快,极少数患者可出现短时间的呼吸功能影响。因此,静注时速度宜缓慢,一般为 1mg/min;静脉滴注时,也应控制滴速,缓慢进行。同时,还应注意观察注射点情况,如发现静脉发硬或疼痛,不应再用该静脉,必要时热敷。

(2)给药后 3 小时内,应仔细观察和注意监护患者,并嘱患者口服 4～6 小时或静注 12 小时内不得从事驾驶、机械操作或高处作业。

(3)老年人、体弱者应该减量,并分次缓慢注射。

(4)本品逾量时,可用氟马西尼拮抗。

(5)咪达唑仑剂量必须个别化,老年人应当从小剂量开始,一般为 7.5mg,每晚开始,可逐步调节剂量。仅用于安眠,不用作麻醉诱导。静脉注射速度必须缓慢,忌用快速静脉注射。一般为每分钟 1mg/ml。

(6)静脉注射仅在医院或急救站由有经验的医师操作,在具有呼吸机等辅助设备处进行。

(三)中枢神经系统反应

1. 临床表现

较少见的症状有:视物模糊、复视、针尖瞳孔、轻度头痛、头昏、眩晕、飘飘然、肌肉和静脉发硬或疼痛、手脚无力及针刺样感等。个别患者可出现遗忘现象。长期用于镇静后,患者可发生精神运动障碍。亦可出现肌颤、躯体不能控制的运动或跳动、罕见的兴奋及不安或焦虑等。

2. 观察及护理

(1)与酒精或其他中枢神经系统抑制剂同时应用时,可增强中枢神经系统的抑制作用,表现为呼吸抑制、血压降低、麻醉复苏延长等。合用时应当减少剂量。

(2)与西咪替丁或雷尼替丁合用时,由于肝代谢降低,使本品的血药浓度增高,$t_{1/2}$ 延长。

(3)与降压药同用时,可增强降压作用,因此当两药合用时,应当注意控制血压。

(4)部分措施参见异戊巴比妥。

（四）其他反应

1. 临床表现

麻醉诱导时,患者可能出现呃逆、呕吐及咳嗽。

2. 观察与护理

（1）出现症状时,应加强护理,及时处理,以免影响手术。

（2）若与麻醉性镇痛药合用,应先给麻醉性镇痛药,然后根据患者镇静情况,决定本品的剂量。

第四章 呼吸系统药物不良反应与防治

第一节 镇咳、祛痰药

一、喷托维林

喷托维林(pentoxyverine,咳必清、枸环戊酯、托克拉斯、维静宁)为非成瘾性镇咳药,选择性地抑制咳嗽中枢,并对呼吸道黏膜有局部麻醉作用,但无成瘾性。具有中枢和外周性镇咳药,常用于上呼吸道感染引起的无痰干咳和百日咳等。

(一)不良反应临床表现

偶有轻度头痛、头晕、口干、恶心、腹胀、便秘及皮肤过敏等不良反应,此为阿托品样作用所致。

(二)救治措施与注意事项

1. 救治措施
(1)一般停药后症状可逐渐缓解。
(2)过量服用可立即催吐、洗胃。并可给予导泻,促进残留药物排泄。
(3)迅速静脉输液,以期利尿及排毒。
(4)胃肠道症状可予抗胆碱酯酶药,新斯的明皮下注射 0.5mg,间隔 30 分钟后可再次给予皮下注射新斯的明 0.5mg。
(5)对症处理。
2. 注意事项
(1)青光眼、心功能不全伴肺淤血者忌用。
(2)对本品过敏者禁用,过敏体质者慎用。
(3)痰多者宜与祛痰药合用。

（4）服药期间不得驾驶机、车、船、高空作业、机械作业及操作精密仪器。

（5）注意药物配伍禁忌。慎与药理作用相同的药物同时使用。

二、氯化铵

氯化铵（ammonium chloride，氯化亚、硇砂、电盐、电气药粉、盐精）为刺激性祛痰药。对黏膜的化学性刺激反射性地增加痰量，使痰液易于排出，因此有利于不易咳出的少量黏痰的清除。也用于酸化尿液或纠正代谢性碱中毒。

（一）不良反应临床表现

（1）可见有恶心，偶出现呕吐。过量或长期服用可造成酸中毒和低钾血症，导致高氯性酸血症，出现呕吐、恶心等胃肠道刺激或不适。

（2）过量可致高氯性酸中毒、低钾及低钠血症。患者表现有头痛、恶心、呕吐、疲乏、呼吸增快、发绀、不安，开始反射亢进，以后反射消失、明显木僵、深大呼吸等。

（3）长期应用可发生低蛋白血症；有肝病者可导致肝性昏迷，因肝脏不能将铵离子转化为尿素而发生氨中毒。

（二）救治措施与注意事项

1. 救治措施

（1）过量服用可及时给予 5％碳酸氢钠洗胃。

（2）应用碱性药物。

1）轻症患者口服碳酸氢钠 1～2g，2 小时/次，直至尿呈碱性。

2）重症患者在化验结果未到之前，所用碱性液体量可按 3mmol/kg 计算（5％碳酸氢钠为 5ml/kg；11.2％乳酸钠为 3ml/kg；2.5％谷氨酸钠为 21ml/kg），以提高 $CO_2CP10\%$ 容积。再根据 CO_2CP，按下列公式计算所需碱性溶液的 1/3～1/2 量继续补充。

①5％碳酸氢钠（ml）＝［正常 CO_2CP（50％容积）－测得 CO_2CP］×0.5×kg。

②11.2％乳酸钠（ml）＝［正常 CO_2CP（50％容积）－测得 CO_2CP］×0.3×kg。

③2.5％谷氨酸钠（ml）＝［正常 CO_2CP（50％容积）－测得 CO_2CP］×2.1×kg。

（3）对症处理，严重者可进行血液透析。

2. 注意事项

（1）肝、肾功能不全者禁用，以防高氯性酸中毒。

（2）心力衰竭和肝硬化伴代谢性碱血症者禁用。

（3）在镰状细胞贫血患者禁用，可引起缺氧或酸中毒。

（4）溃疡病、代谢性酸血症患者忌用。

（5）用药期间应作酸碱平衡分析，以及血氯、钠、钾浓度测定。

（6）轻、中度代谢性碱中毒仅需给予足量氯化钠注射液或同时给予氯化钾即可纠正。本品仅用于重度代谢性碱中毒。

（7）注意药物配伍禁忌。不宜与对氨基水杨酸钠、阿司匹林、螺内酯合用，以免后者毒性增加。

三、联邦止咳露

联邦止咳露（Anticol，复方磷酸可待因口服溶液、菲迪克止咳糖浆）的主要成分是磷酸可待因、麻黄碱等。磷酸可待因属于中枢性镇咳药，一般用于无痰的干咳。其止咳作用强，成瘾性比吗啡弱。而麻黄碱则具有平喘、兴奋和麻醉作用，是临床常用的传统镇咳药之一。

（一）不良反应临床表现

（1）常见不良反应有口干、鼻干、喉干、便秘、头晕、嗜睡。

（2）皮肤可见荨麻疹、药疹、多汗和寒冷。

（3）其他有心悸、厌食、尿频等。

（4）过量服用会造成内脏和神经系统损伤，或引起身体其他恶性反应。下列症状可能意味着滥用本药：①大量喝可乐和抽烟；②昼夜颠倒；③经常便秘和尿潴留；④食欲下降、体重明显变轻或突然变胖；⑤花钱突然变多；⑥经常撒谎、骗钱、脾气暴躁、不愿意与人沟通。

（二）救治措施与注意事项

1. 救治措施

（1）及时停药。

（2）治疗方法同可待因中毒的救治措施。

（3）对症处理。

（4）成瘾者可及时选择合适的戒瘾法，有人提出了综合性治疗方法，包括药物治疗、心理治疗、行为矫正、感恩教育和社会支持，实践证明对联邦止咳露成瘾疗效良好。

2. 注意事项

（1）下呼吸道疾病（哮喘）患者禁用。

（2）对本品过敏者禁用。

（3）严重高血压、冠状血管病患者禁用；麻醉药成瘾者禁用。

（4）早产儿和新生儿禁用；孕妇、哺乳期妇女、小儿及老年人慎用。

（5）痰多黏稠不易咳出者不宜使用。

（6）可影响驾驶和机械操作能力。

（7）严重肝、肾功能不全者慎用。

（8）滥用会上瘾，不宜久服，服药期间不宜饮酒。

（9）注意药物配伍禁忌。勿与单胺氧化酶抑制剂同用。不宜同时服用安眠、镇静或安定药物。

四、苯丙哌林

苯丙哌林（benproperine，哌欣、咳哌宁、咳快好）为非麻醉性镇咳药，具有双重镇咳作用，既可阻断肺胸膜的牵张感受器产生的肺迷走神经反射，同时也直接对咳嗽中枢产生抑制。

（一）不良反应临床表现

（1）一过性口、咽部发麻感觉。

（2）偶有口干、胃部烧灼感、上腹不适、头晕、嗜睡、食欲缺乏、乏力及皮疹等。

（二）救治措施与注意事项

1. 救治措施

（1）服药期间若出现皮疹，应停药，必要时给予抗组胺药。

（2）对症处理。

2. 注意事项

（1）对本品过敏者禁用。

（2）驾驶员、高空作业、机械作业及操作精密仪器者慎用。

（3）孕妇、过敏体质者慎用。

（4）注意药物配伍禁忌,避免引起或加重不良反应。

五、强力稀化黏素

强力稀化黏素(gelomyrtol forte,吉诺通、桃金娘油、桃金娘烯醇)为桃金娘科树叶提取物,可重建上、下呼吸道的黏液纤毛清除系统的清除功能,从而稀化和碱化黏液,增强黏液纤毛运动,黏液移动速度显著增加,促进痰液排出。

（一）不良反应临床表现

（1）胃肠道不适及使原有的肾结石和胆结石的移动。

（2）偶有过敏反应,如皮疹、面部水肿、呼吸困难和循环障碍。

（3）其他有头晕、恶心、腹痛,严重时可出现昏迷和呼吸障碍。罕见有心血管并发症。

（二）救治措施与注意事项

1. 救治措施

（1）严重不良反应尽早可给予液状石蜡 3ml/kg 灌服,5％碳酸氢钠溶液洗胃。

（2）保持呼吸道通畅,吸氧,对昏迷及呼吸障碍者可给予呼吸兴奋剂及人工呼吸支持。

（3）适时进行心电监护,及时处理心血管紧急事件。

（4）对症处理。

2. 注意事项

（1）对本品过敏者禁用。

（2）孕妇及哺乳期妇女慎用。

（3）注意药物配伍禁忌,避免引起或加重不良反应。

六、盐酸氨溴索

盐酸氨溴索(ambroxol hydrochloride,沐舒坦)为黏液溶解剂,能增加呼吸道黏膜浆液腺的分泌,减少黏液腺分泌,从而降低痰液黏度,促进肺表面活性物质的分泌,增加支气管纤毛运动,使痰液易于咳出,从而改善呼吸状况。

（一）不良反应临床表现

（1）多数为轻微的胃肠道症状，如胃部灼热不适、消化不良和偶尔出现的恶心、呕吐、腹痛、腹泻等。

（2）偶见皮疹、急性过敏性反应（与药物的相关性尚不能肯定）。

（二）救治措施与注意事项

1. 救治措施

（1）一般减量或停药后可逐渐恢复。

（2）抗过敏治疗，酌情吸氧，予抗组胺药物或皮质激素。

（3）对症处理。

2. 注意事项

（1）对本品过敏或过敏体质者禁用。

（2）孕妇及哺乳期妇女慎用。

（3）不宜过量服用。

（4）注意药物配伍禁忌。应避免与中枢性镇咳药（右美沙芬）同时使用，以免稀化的痰液堵塞气道。与抗生素（阿莫西林、头孢呋辛、红霉素、多西环素）同时服用可导致抗生素在肺组织浓度升高。

第二节　平喘止咳、感冒药

一、氨茶碱

氨茶碱(胺非林)为茶碱与二乙胺的复盐,其药理作用主要来自茶碱,具有松弛支气管平滑肌的作用,对支气管黏膜的充血、水肿有缓解作用。增加心排血量,扩张肾小动脉,增加肾小球滤过率和肾血流量,抑制肾小管对钠和氯离子的重吸收。

(一)不良反应临床表现

1. 急性不良反应

(1)治疗剂量引起的不良反应:静脉注射或静脉滴注如浓度过高、速度过快可强烈兴奋心脏和中枢神经系统,导致心悸、心律失常、血压剧降、激动不安、失眠、头痛等,严重时可致惊厥;其主要症状为呼吸、循环和神经系统受损害的表现,如心音低弱以至不可闻、休克、呼吸困难、肺栓塞、全身痉挛、瞳孔散大等,常在注射过程中突然心跳、呼吸停止而死亡。

(2)其余症状为头痛、眩晕、兴奋、烦躁、谵妄、失眠、耳鸣、肌肉震颤、心悸、期前收缩、心律失常、心力衰竭、肺水肿等,其中以烦躁不安为早期出现的症状。

(3)用药过量引起的不良反应:早期有厌食、恶心、呕吐、烦躁不安等;继之出现频繁、剧烈而难以控制的呕吐、腹痛、躁动、无意识的动作、口渴、脱水、酸中毒和低热等。偶有咽痛、咽麻痹和舌肿胀。以后可以发生呕血、便血、血尿、谵妄、痉挛、昏迷、高热及心血管衰竭。婴幼儿的病情进展更快。

(4)过敏或类过敏反应:表现为支气管痉挛、呼吸困难、血压下降及昏迷等。

2. 慢性不良反应

(1)本品有一定的蓄积作用,慢性不良反应可在连续用药几日到十几日出现。慢性中毒的主要症状为中枢神经兴奋和脑膜刺激征象,如哭闹、烦躁不安、惊厥、颈项有抵抗、四肢强直、角弓反张、凯尔尼格征及布鲁辛斯克征阳性。

(2)还具有消化道症状,如食欲缺乏及呕吐等。

（二）救治措施与注意事项

1. 救治措施

（1）清除毒物，过量口服误服者 4～6 小时内可用 1：5000 高锰酸钾液洗胃后，胃肠道予药用炭吸附药物，并予硫酸钠或甘露醇导泻。服药 6 小时以上者，应洗肠并服泻药。

（2）严重或危及生命者可行血液透析、腹膜透析，血液灌流疗效较快。

（3）迅速静脉输液，以促进毒物排出，并防治脱水和酸中毒。因氨茶碱有明显利尿作用，可于短期内发生脱水。如有脱水、酸中毒症状，一般用 5％ 葡萄糖溶液、生理盐水、1/6mol 乳酸钠溶液（比例为 3：2：1）作静脉滴注。尿液过多可适当补钾。如酸中毒严重，可根据 CO_2CP 计算，补充碱性液体。待脱水、酸中毒纠正后，再用 10％ 葡萄糖溶液静脉滴注，有护肝、稀释毒物、利尿、减轻脑水肿等作用，但液体不可过多。

（4）对症处理。

①烦躁不安、谵妄、惊厥者可给予镇静剂如地西泮、巴比妥类药物、苯妥英钠或副醛（作用迅速且不抑制心脏，但因其中有 20％ 自肺排出，有刺激呼吸道的作用，故有呼吸道疾病勿用）。禁用吗啡。

连续性惊厥可导致颅内高压，发生呼吸衰竭和顽固呕吐时可选用甘露醇、甘油果糖、白蛋白、呋塞米等脱水利尿，防治脑水肿。由于氨茶碱引起的脑血管痉挛而产生脑缺氧和休克时，可选用阿托品、山莨菪碱和氯丙嗪等。由于血管扩张而引起的休克，可用收缩血管升压药治疗。如有缺氧现象，给氧甚为重要。如脱水已经矫正，亦可应用氢氯噻嗪以利尿排毒。

②心律失常可酌情给予相应的治疗，室性心律失常可用利多卡因，房性心律失常可用维拉帕米或普罗帕酮等。

③低血压者可给予升压药（间羟胺）；并及时予以吸氧，维护呼吸，必要时予以呼吸兴奋剂及人工呼吸支持。

④腹胀、呕吐者可予新斯的明 0.5～1.0mg，或甲氧氯普胺 10mg 肌内注射。

2. 注意事项

（1）对本品过敏者禁用。

（2）妊娠、哺乳期妇女、新生儿禁用。

（3）急性心肌梗死伴有血压显著下降者忌用。

（4）严格适应证、严格剂量，缓慢静脉注射，不得少于 15 分钟。同时应密切观察患者，如有不适，立即停止注射。

（5）下列情况应慎用：①乙醇中毒；②心律失常、严重心脏病、充血性心力衰竭、高血压、肺源性心脏病；③肝脏疾患；④甲亢；⑤严重低氧血症；⑥急性心肌损害；⑦活动性消化道溃疡或有溃疡病史者；⑧肾脏疾患；易发生中毒。

（6）原有冠心病、心律失常者发生心脏毒性反应的危险性增大。

（7）儿童自主神经不稳定及甲亢者对氨茶碱比较敏感，用时须加注意。

（8）原有恶心、呕吐及低血压者须小心使用本品。

（9）呼吸困难者易发生室颤。COPD 伴有房性或室性心律失常者用药应小心。

（10）持续应用氨茶碱的时间不可过长。

（11）注意药物配伍禁忌，避免引起或加重不良反应。

（12）应用茶碱患者，用电休克治疗时易发生癫痫状态。乙醇中毒茶碱清除率低，用量应减少；吸烟者能加快本品的代谢，用量需较大。

二、麻黄碱

麻黄碱（麻黄素）是一种生物碱，对 α 和 β 受体均有激动作用。可舒张支气管并收缩局部血管，其作用时间较长；加强心肌收缩力，增加心排血量，使静脉回心血量充分；常用于支气管哮喘、休克、鼻黏膜充血、抗过敏、荨麻疹、发作性睡眠及低血压等疾病。

（一）不良反应临床表现

（1）主要表现为中枢神经和交感神经兴奋症状，全身性表现为兴奋、周身不适、头痛、畏寒、耳鸣、胸闷、流涕、心悸、周身发麻、大汗不止、眩晕、眼胀、瞳孔散大、发热等不良反应。

（2）心血管系统表现为交感神经兴奋症状，可出现心动过速、室性期前收缩等心律失常、血压升高、血糖升高；大剂量可抑制心脏，引起心率缓慢；患者自觉有胸闷、心悸、气促、烦躁不安、大汗不止，同时心前区疼痛。冠心病患者可诱发心绞痛。最后可因心室颤动、呼吸循环衰竭而死亡。

（3）神经系统早期表现为面红、兴奋、失眠、烦躁不安、神经过敏、震颤、焦虑、谵妄、头痛、头晕、目胀、耳鸣、流涕、畏寒、发热（$T > 3$℃）、软弱无力等症状。严重者可引起视物不清、瞳孔扩大、昏迷、呼吸困难、惊厥。

(4)由于麻黄碱对胃肠道平滑肌有松弛作用,消化系统主要表现为口渴、食欲缺乏、吞咽不畅、上腹胀痛、恶心、呕吐、肠鸣音减弱、腹胀、便秘。

(5)泌尿系统因膀胱括约肌痉挛致尿潴留、排尿困难。

(6)过敏反应可引起药物性皮炎,并伴有低热,及湿疹样和红斑样皮疹。

(二)救治措施与注意事项

1. 救治措施

(1)清除毒物,人工催吐后予4%碳酸氢钠溶液、1:5000的高锰酸钾洗胃。碳酸氢钠可提高 pH 值,减少麻黄碱的吸收,亦能碱化尿液,促进麻黄碱的排泄,故应予碳酸氢钠溶液洗胃。然后予 10%药用炭混悬液 200ml,以胃肠道内吸附残毒;再予 50%硫酸钠 60ml 口服导泻,忌用硫酸镁,因镁离子吸收而加重中枢神经系统的抑制。

(2)静脉输液予 5%葡萄糖、10%葡萄糖溶液静脉滴注,以促进毒物排泄。并维持水、电解质、酸碱平衡。

(3)α 受体阻断药酚妥拉明、哌唑嗪、妥拉唑林以及酚噻嗪类药合用时,可对抗本品的加压作用。酌情给予 β 受体阻断药普萘洛尔缓慢静脉注射。也可口服硝酸甘油,必要时可重复使用。用药期间应注意监测血压心率,以防不测。

(4)心室颤动者首选非同步直流电电击除颤,或给予利多卡因 100~150mg 静脉注射,然后以 14mg/min 速度持续静脉滴注;必要时可再次重复静脉注射 100mg;或给予胺碘酮。

(5)对症处理

①呼吸抑制者应及时吸氧,维护呼吸;必要时给予呼吸兴奋剂、人工呼吸支持。

②抗心律失常:补钾对心律失常者尤为重要,可用 10%氯化钾口服或加入液体中静脉滴注。室性期前收缩可择用利多卡因、维拉帕米、胺碘酮等。

③氯丙嗪能减弱皮质兴奋过程,抑制呕吐中枢,并具抗惊厥的作用。此外氯丙嗪具有血管扩张、血压下降、对抗心室颤动的作用。故可用于烦躁不安、震颤、焦虑、谵妄、惊厥、血压升高及室颤。常用剂量为轻症成人一般用量 25~50mg/次。症状显著可用冬眠合剂作静脉注射,施行人工冬眠。

④5%碳酸氢钠 200ml 静脉滴注,碱化尿液,可促进药物排泄。

⑤对大汗不止或呕吐较剧者予阿托品 0.5~1mg,或用酚妥拉明或阿托品同时注射。

⑥发热者可予物理降温或服用解热剂,可给予清开灵、热毒宁、柴胡注射液等。

⑦皮肤过敏者除口服抗组胺类药物外,可给予葡萄糖酸钙、地塞米松静脉注射,或口服泼尼松。局部可喷左卡巴斯汀等。

⑧血液透析:对服药剂量大、昏迷程度深、洗胃不彻底的病例均应尽早实施,如患者不宜搬动可床边血液灌流或腹膜透析。

2. 注意事项

(1)甲亢、高血压、动脉硬化和心绞痛等患者禁用。

(2)严重器质性心脏病、接受洋地黄治疗的患者慎用。

(3)前列腺肥大者慎用。

(4)萎缩性鼻炎者禁用。

(5)过敏体质及对本品过敏者禁用。

(6)用药剂量不宜过大或长期使用。

(7)晚间服药可加用适量镇静药以防止失眠。

(8)注意药物配伍禁忌,以避免引起或加重不良反应。

三、多索茶碱

多索茶碱(达复啉、枢维新)为甲基黄嘌呤的衍生物,是一种支气管扩张剂,可直接作用于支气管,松弛支气管平滑肌。通过抑制平滑肌细胞内的磷酸二酯酶等作用,松弛平滑肌,从而达到抑制哮喘的作用。

(一)不良反应临床表现

(1)可引起恶心、呕吐、上腹部疼痛、头痛、失眠、易怒、心动过速、期前收缩、呼吸急促、高血糖、蛋白尿。

(2)过量使用还会出现严重心律失常、阵发性痉挛等。

(二)救治措施与注意事项

1. 救治措施

(1)一旦发生不良反应即应停药。

(2)过量口服者应立即洗胃,口服药用炭,并导泻以利及时排出胃肠道残留毒物。

(3)及时补充液体,维护水、电解质及酸碱平衡。

（4）纠正心律失常。

（5）阵发性痉挛者应及时解痉，避免因此导致其他并发症。

（6）对症处理。

2. 注意事项

（1）对本品或黄嘌呤衍生物类药物过敏者禁用。

（2）急性心肌梗死患者禁用。

（3）孕妇及哺乳期妇女禁用。

（4）严重心、肺、肝、肾功能异常以及活动性胃、十二指肠溃疡者慎用。

（5）注意药物配伍禁忌。不要同时饮用含咖啡因的饮料或食品。慎与麻黄碱或其他肾上腺素类药物同用。

四、沙丁胺醇

沙丁胺醇（喘乐宁、爱纳灵、舒喘灵、嗽必妥、羟甲、索布氨、阿布叔醇）为选择性 β_2 受体激动剂，具有较强的支气管扩张作用。对心脏 β_1 受体作用弱，是较为安全、最常用的平喘药。

（一）不良反应临床表现

（1）常见肌肉震颤，亦可见恶心、心率加快或心律失常。

（2）偶见头晕、头昏、头痛、目眩、口舌发干、心烦、高血压、失眠、呕吐、颜面潮红等。

（二）救治措施与注意事项

1. 救治措施

（1）及时停药。

（2）过量口服立即催吐、洗胃、导泻。

（3）对症处理

①患者卧床休息，补充液体不仅有利于排毒，还有利于头昏、头晕等症状的恢复。

②肌肉震颤经停药或服用苯二氮䓬类药物不能缓解者，必要时予抗震颤药美多巴、溴隐亭。

③抗心律失常治疗。

2. 注意事项

(1)对本品及其他肾上腺素受体激动剂过敏者禁用。

(2)孕妇禁用,哺乳期妇女慎用。

(3)高血压、冠心病、心功能不全、糖尿病、甲亢患者等慎用。

(4)与其他 β 受体激动剂合用药效增加,可导致不良反应增加。

(5)不宜与抗抑郁药同用。

(6)注意药物配伍禁忌,避免引起或加重不良反应。

五、特布他林

特布他林(博利康尼、喘康速)是一种选择性 β_2 受体激动剂,舒张支气管平滑肌、抑制内源性致痉挛物质的释放及内源性介质引起的水肿,提高支气管黏膜纤毛上皮廓清能力,临床用于治疗支气管哮喘、喘息性支气管炎、肺气肿等。

(一)不良反应临床表现

(1)不良反应及其程度取决于剂量和给药途径,可见有震颤、头痛、恶心、强直性痉挛、心动过速和心悸及胃肠障碍。

(2)还可发生皮疹和荨麻疹,亦发现有睡眠失调和行为失调,如易激动、多动、坐立不安等。

(二)救治措施与注意事项

1. 救治措施

(1)多数不良反应在开始用药 1~2 周内自然消失。

(2)过量口服者应立即催吐、洗胃,予药用炭吸附肠道残毒,并导泻促进排泄。

(3)静脉输液,维护血压,必要时给予升压药(间羟胺)。

(4)强直性痉挛以及睡眠失调和行为失调时可适时给予苯二氮䓬类镇静剂。

(5)皮疹、荨麻疹等予以抗组胺药、静脉给予葡萄糖酸钙等治疗。

(6)对症处理:用药期间应检测酸碱平衡、血糖、电解质,监测心率、心律和血压,纠正代谢异常。

2. 注意事项

(1)对本品过敏者禁用。

（2）孕妇禁用。

（3）甲亢、冠心病、高血压、糖尿病患者慎用。

（4）大剂量应用可使癫痫者发生酮症酸中毒。

（5）注意药物配伍禁忌。如与茶碱类药并用可增加疗效，但心悸等不良反应也可加重。

六、布地奈德

布地奈德（普米克、丁地去炎松、英福美）是一种具有高效局部抗炎作用的糖皮质激素。用于糖皮质激素依赖性或非依赖性的支气管哮喘和哮喘性慢性支气管炎。

（一）不良反应临床表现

不良反应可能与用药剂量、时间、合用激素及先前使用激素情况、个人敏感性有关。

（1）轻度喉部刺激、咳嗽、声嘶。

（2）口咽部念珠菌感染。

（3）速发或迟发的变态反应如皮疹、接触性皮炎、荨麻疹、血管神经性水肿和支气管痉挛。

（4）精神症状，如紧张、不安、抑郁和行为障碍等。

（5）极少可产生皮肤淤血、支气管痉挛、肾上腺功能减退和生长速度减慢，机制不详。

（6）还可降低血浆皮质醇水平、中性粒细胞增加、淋巴细胞和嗜酸性粒细胞降低。

（二）救治措施与注意事项

1. 救治措施

（1）出现不良反应后应及时停药。

（2）大量误服应及时催吐、洗胃、口服药用炭，并导泻以减少吸收，促进排泄。

（3）对症处理。

1）肾上腺功能减退经停药后临床症状不能改善者，处理原则为：①一般治疗：给予高糖、高蛋白、高维生素、高盐、低钠饮食，补充维生素 C；②积极防治继发感染;③替代疗法:给予糖皮质激素治疗,如可的松、氢化可的松;盐皮质激素治疗,如氟氢可的松。如有感染、创伤、手术等情况,应增加皮质激素用量。

2)使用胰岛素控制高血糖。

3)补充钾以纠正低血钾。

4)控制感染,最好根据药敏试验,选择广谱有效的抗生素。

5)对精神紧张不安、行为障碍者可给予镇静剂。精神抑郁者可酌情给予丙米嗪、阿米替林等。

6)咽喉部刺激症状:清水漱口可能是有益的,咽部可予七味清咽气雾剂吸入。

7)口咽念珠菌感染:清水漱口有益口腔清洁,局部可用抗真菌药治疗。

8)过敏反应可予抗组胺药或局部用药控制症状。重在防治血管神经性水肿和支气管痉挛。

9)紧张不安、抑郁和行为障碍等精神症状除及时停药外,必要时予以相应治疗。

2. 注意事项

(1)对本品过敏者禁用。

(2)孕妇、哺乳期妇女、2岁以下儿童禁用。

(3)肝功能下降可影响糖皮质激素的清除。

(4)结核病慎用。

(5)注意药物配伍禁忌,避免引起或加重不良反应。

七、司多米

司多米(昔萘酸沙美特罗气雾剂)是一种新的长效 β_2 受体激动剂,为具有抗炎活性的支气管扩张药,其作用时间长,对夜间哮喘患者具有极好的治疗作用。

(一)不良反应临床表现

(1)鼻手术患者经鼻用药可发生鼻中隔穿孔。

(2)本品有异味,可引起鼻、喉部干燥等刺激感、鼻出血、头痛。

(3)过敏反应如皮疹、血管神经性水肿,罕有支气管痉挛,长期大剂量用药可导致全身反应。

（二）救治措施与注意事项

1. 救治措施

（1）鼻咽部刺激症状：加强个人保护，如戴口罩、冲洗鼻腔等措施。局部可用油剂滴鼻药液，如复方薄荷油、液状石蜡或鼻软膏。应注意勿用血管收缩剂。亦可内服复合维生素 B。

（2）鼻中隔穿孔时，小穿孔无任何症状，无须修补。穿孔较大、症状明显者，应行穿孔修补。

（3）过敏反应者可给予抗组胺药物治疗。

（4）皮质激素全身性反应可能与下丘脑－垂体－肾上腺皮质激素系统（HPA）相关，并根据不同临床表现予以对症处理。可给予知柏地黄丸、滋阴降火的中药，能减轻使用激素而产的阴虚火旺的症状。

（5）对症处理。

2. 注意事项

（1）对本品过敏者禁用。

（2）活动期或静止期肺结核患者慎用。

（3）注意药物配伍禁忌。

八、福莫特罗

福莫特罗（安通克、奥克斯都保）是一种新型长效 β_2 受体高选择性激动药。激活气管平滑肌细胞膜上的腺苷酸环化酶，使细胞内的环磷腺苷合成增多，并降低细胞内 Ca^{2+} 浓度，舒张支气管平滑肌。

（一）不良反应临床表现

（1）循环系统偶见心悸、心动过速、室性期外收缩、面部潮红、胸部压迫感等。

（2）神经系统偶见疲劳、倦怠、头痛、震颤、兴奋、发热、失眠或嗜睡、盗汗等，罕见耳鸣、肌肉痉挛、麻木感、不安、头昏、眩晕等。

（3）消化系统偶见口渴、嗳气、腹痛、胃酸过多、恶心、呕吐等。

（4）偶见皮疹、瘙痒及支气管痉挛等过敏反应。

（5）过量使用可引起心律不齐。

(二)救治措施与注意事项

1. 救治措施

(1)出现不良反应后应及时停药。

(2)过量服用者应予催吐、洗胃、胃肠道予药用炭吸附药物、导泻清除毒物。

(3)进行心脏功能监测,及时抗心律失常治疗。

(4)神经系统兴奋症状可酌情给予:①苯二氮䓬类镇静剂,应从小剂量开始服用,如地西泮 2.5mg/次,3 次/天服用。②扑米酮:特发性震颤对此药常很敏感。不可按治疗癫痫用药,应自小剂量 50mg/d 开始,症状缓解即停药。通常有效剂量为 50~100mg,3 次/天。③维生素类药物:维生素 E、维生素 B_6、维生素 C,加强神经系统的保护作用。

(5)肢体麻木者应注意有无血钾改变,并酌情处理。

(6)对症处理。

2. 注意事项

(1)对拟交感胺药过敏、心动过速、特发性主动脉狭窄、梗阻性肥厚型心肌病、甲亢或危象患者禁用。

(2)糖尿病、心功能不良者及孕妇慎用。

(3)伴有低氧血症者易引起低血钾,应注意监测血钾。

(4)注意药物配伍禁忌,避免引起或加重不良反应。如与儿茶酚胺类药物合用,易引起心律不齐,甚至心脏骤停。

九、非诺特罗

非诺特罗(备劳特、醋丙喘定、备劳喘)为间羟异丙肾上腺素的衍生物,对 β_2 受体有较强的激动作用,治疗量对心脏 β_1 受体影响较少。用于支气管哮喘、过敏性鼻炎。

(一)不良反应临床表现

(1)主要为骨骼肌轻微震颤、焦虑。

(2)可见心动过速、眩晕、心悸、头痛。

(3)偶见有局部刺激或过敏反应。

(4)可出现低钾血症。

(5)大剂量可致心悸、手指震颤、头痛等不良反应。

（二）救治措施与注意事项

1. 救治措施

（1）过量服用应及时催吐、洗胃、口服药用炭、导泻清除毒物。

（2）肌颤焦虑这可给予地西泮口服，治疗应从小剂量开始。

（3）及时监测血钾，低血钾时酌情口服或静脉补钾。

（4）适时心脏监护，及时处理心脏意外情况。

（5）对症处理。

2. 注意事项

（1）孕妇忌用。

（2）心绞痛、心律失常、心功能不全、原发性高血压和甲状腺功能亢进者慎用。

（3）糖尿病患者慎用。

（4）注意药物配伍禁忌，避免引起或加重不良反应。如肾上腺素能药、抗胆碱能药、黄嘌呤衍生物和皮质激素类可增强本品作用。

十、班布特罗

班布特罗（帮备）是 β_2 受体激动剂，为亲脂性的叔丁舒喘宁的前体药物，可延长母体药物作用的时间。具有较强的支气管扩张作用，达到平喘效果。用于阻塞性呼吸道疾病。

（一）不良反应临床表现

（1）不良反应与剂量相关，1～2周内大多数不良反应可自行消失。

（2）有震颤、头痛、强直性肌肉痉挛和心悸等。

（3）极少可出现转氨酶轻度升高及口干、头晕、胃部不适等。

（二）救治措施与注意事项

1. 救治措施

（1）耐受能力低或出现不良反应者即应停药。

（2）过量服用者应及早催吐、洗胃、口服药用炭，并予导泻。

（3）胃肠道症状经停药后多数可逐渐消失。

（4）肌颤或强直性肌肉痉挛者、经停药后症状持续存在或精神紧张者，可给予苯二氮䓬类镇静剂或扑米酮,应从小剂量开始服用,症状缓解即停药。谨防其他不良反应。

(5)对症处理。

2. 注意事项

(1)对本品及拟交感胺类药过敏者禁用。

(2)肝硬化、肝功能不全者禁用。

(3)高血压、心脏病、糖尿病或甲状腺功能亢进症者慎用。

(4)肾功能不全者初始应减量。

(5)孕妇及哺乳期妇女、婴幼儿慎用。

(6)注意药物配伍禁忌,避免引起或加重不良反应。如与拟交感胺类药合用毒性增加。

十一、丙卡特罗

丙卡特罗(美普清、美喘清)为 β_2 受体激动剂,对支气管平滑肌的 β_2 肾上腺素受体有较高的选择性,从而起到舒张支气管平滑肌的作用;还具有一定的抗过敏作用和促进呼吸道纤毛运动作用。用于支气管哮喘、喘息性支气管炎、COPD 等。

(一)不良反应临床表现

(1)心血管系统偶有心律失常、心动过速或面色潮红。

(2)神经系统可有肌颤、头痛、眩晕或耳鸣。

(3)肠胃道偶有恶心或胃部不适。

(4)过敏反应偶有皮疹发生。

(6)偶有口渴、鼻塞、周身倦怠。

(二)救治措施与注意事项

1. 救治措施

(1)过量服药者应及时催吐、洗胃、导泻。

(2)心脏监测,及时纠正可能出现的心律失常。

(3)对症处理。

2. 注意事项

(1)对本品过敏者禁用。

（2）孕妇慎用；早产儿、新生儿、乳儿和幼儿服用安全性尚未确立，慎用。

（3）甲亢、高血压、心脏病、糖尿病患者慎用。

（4）注意药物配伍禁忌，避免引起或加重不良反应。如与儿茶酚胺类药物并用时会引起心律失常、心率增加。

十二、氟替卡松

氟替卡松（辅舒酮、辅舒良、舒利迭、沙美特罗）为丙酸酯，是高气道选择性吸入型糖皮质激素。对肺部气道的非特异性炎症有显著的抗炎作用，适用于预防性治疗不同程度的支气管哮喘。

（一）不良反应临床表现

（1）可见有口腔和咽部白念珠菌感染。

（2）用药后反而出现支气管痉挛，使喘息症状加重。

（3）过敏反应如过敏性鼻炎、声音嘶哑、湿疹，罕见血糖升高。

（4）长期应用可引起对丘脑—垂体—肾上腺轴功能的抑制，包括库欣综合征（Cushing syndrome）、库欣样特征（Cushing features）、儿童和青少年的生长发育迟缓、骨矿物质密度减少、白内障和青光眼。

（5）罕见病例嗜酸性疾病（Churg－Strauss 综合征，又叫变应性肉芽肿血管炎）发病。虽未明确直接的因果关系，有认为多与口服糖皮质激素治疗的减少或撤除有关。

（二）救治措施与注意事项

1. 救治措施

（1）立即停用本药。

（2）对于咽喉部刺激、声音嘶哑者，用药后清水漱口，可给予清音丸口服或雾化吸入。

（3）口咽白念珠菌感染者应保持口腔清洁，局部予抗真菌治疗。

（4）支气管痉挛患者应吸入速效支气管扩张剂（沙丁胺醇、异丙肾上腺素气雾剂），静脉给予茶碱类药物。如需要可用其他疗法（抗炎、降低肺动脉压）。

（5）当出现过敏性疾患表现时可给予抗组胺药或局部用药，包括局部皮质激素对症治疗。

（6）对症处理。

2. 注意事项

(1)对本品有过敏史者、妊娠期、哺乳期妇女禁用。

(2)严重哮喘必须采取综合性常规治疗方案,如给予全身用糖皮质激素或抗生素治疗。

(3)哮喘突发和进行性恶化是致命的,应考虑增加糖皮质激素剂量。

(4)长期接受吸入型糖皮质激素治疗的儿童应定期监测身高。

(5)肺结核(活动性肺结核、稳定期肺结核)患者慎用。

(6)全身性感染者(真菌、细菌、病毒、寄生虫引起的全身感染)慎用。

(7)老年人慎用,长期大剂量使用易引起骨质疏松,甚至骨质疏松性骨折。

(8)口服激素转为吸入本药治疗,或长期吸入本药每日剂量超过 2mg 者可出现肾上腺皮质功能减退,应定期监测肾上腺皮质功能。

(9)注意药物配伍禁忌,避免引起或加重不良反应。

十三、倍氯米松

倍氯米松(倍氯松、必酮碟、必可酮、安得新)是一种强效外用糖皮质激素,主要治疗湿疹过敏性皮炎、神经性皮炎、接触性皮炎、牛皮癣及各种瘙痒症。气雾剂用于过敏性哮喘和过敏性皮炎等疾病。

(一)不良反应临床表现

(1)气雾剂有刺激感,可出现鼻、咽部干燥或烧灼感、喷嚏、轻微鼻出血、声音嘶哑及喉痛不适等不良反应。

(2)少数长期吸入本品咽喉部者出现白色念珠菌感染。

(3)可引起红斑、丘疹、痂皮等。

(4)极个别发生的鼻中隔穿孔、眼压升高或青光眼可能与使用本品鼻喷雾剂有关。

(二)救治措施与注意事项

1. 救治措施

(1)应及时停药。

(2)一般刺激性症状应减少用量,用药后清水漱口,可给予清音丸口服或雾化吸入。

(3)白色念珠菌感染以局部治疗为主,但严重感染者常需辅以全身治疗才能奏效。

1）局部药物治疗。

①2％～4％碳酸氢钠溶液：于用药前后洗漱口腔，使口腔成为碱性环境，可阻止白色念珠菌的生长和繁殖。轻症病变在 2～3 天内即可改善，但仍需继续用药数日，以预防复发。

②甲紫水溶液：口腔黏膜以用 1/2000（0.055％）浓度为宜，每日涂搽 3 次，但药物染色后不宜观察损害的变化。

③氯己定：氯己定有抗真菌作用，可选用 0.2％溶液或 1％凝胶局部涂布，冲洗或含漱；也可与制霉菌素配伍成软膏或霜剂，其中亦可加入适量曲安奈德，以加强治疗效果。以氯己定液与碳酸氢钠液交替漱洗，可消除白色念珠菌的协同致病菌——革兰阴性菌。

2）抗真菌药物治疗。

①制霉菌素（mycostatin）：不易被肠道吸收，多用于皮肤、黏膜以及消化道的白色念珠菌感染。局部可用 5 万～10 万 U/ml 的水混悬液涂布，2～3 小时/次，涂布后可咽下。也可用含漱剂漱口，成人口服 50 万～100 万 U/次，3 次/天。口服副作用极小，偶尔有引起恶心、腹泻或食欲减退者。疗程 7～10 天。

②咪康唑（miconazole）：为人工合成广谱抗真菌药，国产商品名为达克宁，为局部用药，散剂可用于口腔黏膜，霜剂适用于舌炎及口角炎，疗程一般为10 日。

③克霉唑（clotrimazole）：为合成广谱抗真菌剂，毒性较大，口服后吸收迅速，4 小时血液中达到最高浓度，并可进入黏膜和唾液中。成人 0.5g/次，3 次/天，口服，日剂量最多 3g。目前多为局部制剂。

④酮康喃（ketoconazole）：为抗白色念珠菌药，疗效快，剂量为 200mg/次，1次/天，口服，疗程为 2～4 周。并可与其他局部用的抗真菌药合用，效果更好。本药不可与制酸药或抗胆碱药同服，以免影响吸收。

3）综合性治疗。

①除用抗真菌药物外，对身体衰弱、有免疫缺陷病或与之有关的全身疾病，需辅以增强机体免疫力的综合处理措施。

②口腔白色念珠菌感染治疗时间应适当延长，一般以 14 日为期，过早停药易复发。

（4）对症处理。

1）咽部干燥、烧灼感、声音嘶哑、喉痛等要保持口腔清洁，可给予草珊瑚含片、气味清咽气雾剂,或雾化吸入治疗。

2)发生鼻中隔穿孔时,可参阅司多米一节治疗。

3)眼压升高、青光眼及时给予脱水利尿剂降低眼压。

2. 注重事项

(1)本品不能用于眼科。

(2)孕妇及婴儿慎用。

(3)活动性和静止期肺结核患者慎用。

(4)病情控制后逐渐停药,一般在本气雾剂治疗 4～5 日后才慢慢减量停用。

(5)应用口服激素改用吸入剂时不应突然停止口服激素,并注意垂体－肾上腺系统应完全复原。

(6)不宜用于皮肤结核、疱疹、水痘、皮肤化脓性感染、溃疡、Ⅱ度以上烫伤、冻伤和湿疹性外耳道炎等。

(7)因感染引起哮喘加剧者,宜抗生素加用本剂治疗。

(8)注意药物配伍禁忌,避免引起或加重不良反应。如本品不宜与其他皮质激素同用。

十四、扎鲁司特

扎鲁司特(安可来、安可米)为多肽性 LTC4、LTD4、LTE4 等白三烯受体拮抗剂,有效地预防白三烯多肽所致的血管通透性增加而引起的气道水肿,同时抑制白三烯多肽产生的气道嗜酸细胞的浸润,减少气管收缩和炎症,减轻哮喘症状。用于哮喘的预防和长期治疗。

(一)不良反应临床表现

(1)主要为轻微头痛、胃肠道反应。

(2)过敏反应有荨麻疹、血管神经性水肿、皮疹、水疱、轻微的肢体水肿、嗜酸性细胞浸润。

(3)少数肝功能持续异常、胆红素升高,这种情况常在停用后恢复正常。

(二)救治措施与注意事项

1. 救治措施

(1)一般反应停药后可逐渐恢复。

（2）过量口服者应及时催吐、洗胃、导泻。

（3）肝功能异常停用后可恢复正常，胆红素血症可酌情给予考来烯胺。

（4）对过敏反应者重在防治血管神经性水肿所致的咽喉水肿，并及时予相应处理。

（5）对症处理。

2．注重事项

（1）对本品过敏者禁用。

（2）妊娠期、哺乳期妇女禁用。

（3）肝损害患者慎用。

（4）本品不适用于急性发作的支气管痉挛。

（5）不宜忽然替代吸入或口服的糖皮质激素。

（6）重度哮喘减少激素用量应谨慎。

（7）注重药物配伍禁忌，避免引起或加重不良反应。

十五、孟鲁司特钠

孟鲁司特钠（顺尔宁、白三平）是一种强效的选择性的白三稀 D_4（LTD_4，$cysLT_1$）受体拮抗剂，是新一代非甾体抗炎药物。用于成人哮喘的预防和长期治疗。

（一）不良反应临床表现

（1）常见口渴、嗜睡、瞳孔散大、运动功能亢进和腹痛。

（2）还可见有头痛，偶有腹痛、咳嗽、流感样症状，儿童与成人的发生率相似。

（3）超敏反应（过敏反应、血管性水肿、皮疹、瘙痒、荨麻疹和罕见的肝脏嗜酸性粒细胞浸润）、夜梦异常和幻觉、嗜睡、兴奋、激惹（攻击性行为）、烦躁不安、失眠、感觉异常、触觉障碍及较罕见的癫痫发作、恶心、呕吐、消化不良、腹泻、ALT 和 AST 升高。

（4）罕见的有胆汁淤积性肝炎，关节痛、肌肉痉挛性肌痛，出血倾向、心悸和水肿。

（二）救治措施与注意事项

1．救治措施

（1）本品一般耐受性良好，不良反应较轻微，必要时可中止治疗。

（2）可适当多饮水或输液，促进利尿排毒。

（3）过量服用可及时催吐、洗胃，口服药用炭及导泻。

（4）超敏反应可酌情给予抗组胺制剂、皮质激素或镇静剂。

（5）胆汁淤积性肝炎给予保肝，如谷胱甘肽、甘利欣及考来烯胺等治疗。

（6）对症处理。

2．注意事项

（1）对本品过敏者禁用。

（2）妊娠及哺乳妇女、儿童慎用。

（3）本品不能用于哮喘急性发作者。

（4）本品不能骤然替代吸入或口服皮质类固醇制剂。

（5）本药的疗效或安全性与年龄无关。

（6）注意药物配伍禁忌，避免引起或加重不良反应。

十六、异丙托溴铵气雾剂

异丙托溴铵气雾剂（爱全乐、异丙阿托品、爱全乐雾化吸入液）为抗胆碱药，对抗迷走神经释放的乙酰胆碱，具有较强的支气管平滑肌松弛作用。用于COPD引起的支气管痉挛喘息的缓解和维持治疗。

（一）不良反应临床表现

（1）常见头痛、恶心、口干、发音困难、眩晕、焦虑、心动过速、骨骼肌细颤，尤其是对本品敏感者。

（2）少见的有心率增加、心悸、眼部调节障碍、胃肠道蠕动紊乱、尿潴留（可增加尿道梗阻者发生尿潴留的危险）。

（3）可见支气管局部刺激症状、吸入呼吸道刺激所产生的支气管痉挛。

（4）少数可出现皮疹、荨麻疹、面部血管性水肿、喉痉挛等过敏反应。

（5）大剂量用药可出现舒张压下降、收缩压上升、心律失常。还可导致潜在的严重低血钾。

（6）雾化剂进入眼内可出现瞳孔散大、眼内压增高、闭角型青光眼、眼痛等。

（二）救治措施与注意事项

1. 救治措施

（1）发生反应后即应停药。

（2）心动过速、血压升高等拟β受体反应可适当选用β受体阻断药（美托洛尔、比索洛尔等），一般口服用药，但要从小剂量开始。

（3）眼部不良反应应及时给予缩瞳药物，如毛果芸香碱。

（4）胃肠动力障碍者可给予胃肠动力药。

（5）支气管刺激性症状应减少用量，用药后清水漱口，可给予清音丸口服或雾化吸入。

（6）一般尿潴留呈可逆性改变，严重尿潴留可予导尿。

（7）对症处理。

2. 注意事项

（1）青光眼、前列腺肥大、尿潴留患者禁用。

（2）对本品及阿托品类过敏者禁用。对大豆卵磷脂、大豆、花生过敏者禁用。

（3）禁用于梗阻性型肥厚型心肌病、快速性心律失常。

（4）孕妇、哺乳期妇女禁用；老年人、儿童应慎用。

（5）严重气道阻塞患者慎用。

（6）用药期间应监测血钾水平。

（7）注意药物配伍禁忌，避免引起或加重不良反应。如本品与黄嘌呤衍生物、β肾上腺素能类、抗胆碱能类同用，可增加副作用。

十七、可必特

可必特（复方异丙托溴铵气雾剂）为异丙托溴铵和沙丁胺醇复方制剂。异丙托溴铵具有抗胆碱能特性，阻止乙酰胆碱和支气管平滑肌上的毒蕈碱受体作用引起的细胞内一磷酸环鸟苷酸的增高。沙丁胺醇为β_2肾上腺素能受体激动剂，其作用为舒张呼吸道平滑肌。

（一）不良反应临床表现

（1）常见有头疼、口干、发声困难、眩晕、焦虑、心动过速、骨骼肌的细微震颤和心悸，尤其是对易感患者。

（2）可出现咳嗽、局部刺激感,吸入性气管痉挛较少见。

（3）还可出现如恶心、呕吐、出汗、肌肉无力、肌痛或肌肉痉挛,少数病例出现舒张压下降、收缩压上升、心律失常,尤其是使用较大剂量药物后。

（4）误入眼内可出现瞳孔散大、眼内压增高、眼睛疼痛或不适、视物模糊、结膜充血和角膜水肿所导致的红眼、视物有光晕或有色成像障碍,呈急性闭角型青光眼征象。

（5）皮肤过敏反应,尤其是高敏患者。常见的有皮疹及舌、唇、脸部血管性水肿,荨麻疹,喉痉挛和过敏反应。

（二）救治措施与注意事项

1. 救治措施

（1）过敏反应停药后可完全恢复正常。

（2）过量服用后可及时催吐、洗胃、药用炭吸附,并导泻。

（3）拟 β 类药物样反应如心动过速、血压升高可适当选用 β 受体拮抗剂,目前临床常用药物有阿替洛尔、美托洛尔等。一般口服用药,从小剂量开始。

（4）眼部反应应及时予缩瞳药物,如毛果芸香碱。眼内压增高、眼痛者可给予 20％甘露醇等。

（5）胃肠动力障碍者可予小剂量新斯的明（0.25～0.5mg,肌内注射）。

（6）对症处理。

2. 注意事项

（1）禁用于梗阻性肥厚型心肌病、快速性心律失常。

（2）对大豆和花生过敏者禁用（大豆卵磷脂）。

（3）对阿托品及其衍生物或本品过敏者禁用。

（4）孕妇及哺乳期妇女禁用。

（5）青光眼者禁用。

（6）未控制的糖尿病、近期心肌梗死、严重的器质性心血管疾病、甲亢、嗜铬细胞瘤、闭角型青光眼高危者、前列腺肥大或膀胱癌颈部阻塞者慎重。

（7）应用 β_2 兴奋剂可导致潜在的严重低血钾。

（8）注意药物配伍禁忌,避免引起或加重不良反应。同时使用黄嘌呤衍生物、β 肾上腺素能类和抗胆碱能类可增加副作用。

十八、复方甲氧那明胶囊

复方甲氧那明胶囊（阿斯美）为盐酸甲氧那明、那可丁、氨茶碱、氯苯那敏复合制剂。盐酸甲氧那明为 β 受体激动药,可松弛支气管平滑肌;那可丁为外周性止咳药;氨茶碱亦可松弛支气管平滑肌,还可减轻支气管黏膜充血、水肿;氯苯那敏为 H_1 受体阻断药,可对抗组胺 H_1 型效应。用于支气管哮喘和喘息性支气管炎。

（一）不良反应临床表现

偶有皮疹、皮肤发红、瘙痒、恶心、呕吐、食欲缺乏、眩晕、心悸及排尿困难。

（二）救治措施与注意事项

1. 救治措施

（1）多数停药后可逐渐恢复。

（2）过量服用应及时催吐、洗胃,口服药用炭以利胃肠道吸附,并导泻。

（3）对症处理。

2. 注意事项

（1）过敏体质者,有宿疾、体弱或高热者禁用。

（2）哺乳期妇女、孕妇或有可能妊娠的妇女禁用。

（3）哮喘危象、严重心血管疾病患者禁用。

（4）未满 8 岁的婴儿和儿童禁用。

（5）高龄者、青光眼、甲亢、排尿困难者及正在接受治疗者慎用。

（6）本品可引起困倦,故不要驾驶或操作机械。

（7）注意药物配伍禁忌,避免引起或加重不良反应。

十九、新康泰克

新康泰克(复方盐酸伪麻黄碱缓释胶囊)为盐酸伪麻黄碱、氯苯那敏复方制剂。盐酸伪麻黄碱为拟肾上腺素药,具有收缩上呼吸道毛细血管,消除鼻咽部黏膜充血,减轻鼻塞症状的作用。氯苯那敏为抗组胺药。

（一）不良反应临床表现

可见困倦、头晕、口干、胃部不适、乏力、大便干燥等。

（二）救治措施与注意事项

1. 救治措施

（1）停药后可缓解。

（2）过量服用者应及时洗胃，并口服药用炭吸附、导泻清除毒物。

（3）静脉输液促进排泄。

（4）对症处理。

2. 注意事项

（1）对本品过敏者禁用。

（2）严重冠状动脉疾病、有精神病史者及严重高血压患者禁用。

（3）驾驶机动车、船、操作机器以及高空作业者工作期间禁用。

（4）服用本品期间禁止饮酒。

（5）不能与成分相似的其他抗感冒药同服。

（6）肝肾功能不全、甲状腺疾病、糖尿病、前列腺肥大者等慎用。

（7）孕妇及哺乳期妇女慎用。

（8）注意药物配伍禁忌，避免引起或加重不良反应。

二十、泰诺

泰诺（酚麻美敏片）为对乙酰氨基酚、盐酸伪麻黄碱、氢溴酸右美沙芬、氯苯那敏复方制剂，为解热镇痛及非甾体抗炎镇痛药。服后 30 分钟内产生退热止痛作用。

（一）不良反应临床表现

（1）偶见头晕、皮疹、轻度嗜睡、倦怠现象。

（2）勿超量服用，否则可能发生神经过敏、眩晕或难以入眠。可引起恶心、呕吐、出汗、腹痛及苍白等，还可引起肝脏损害，严重者可致昏迷，甚至死亡。

（二）救治措施与注意事项

1. 救治措施

（1）多数停药后可缓解。过量服用者应及时洗胃，并口服药有炭吸附。

（2）尽早给予 N－乙酰半胱氨酸（痰易净）。患者于 16～24 小时内均可给 20%痰易净水溶液口服或鼻饲管灌入，第一次剂量为 140mg/kg，以后每 4 小时服 70mg/kg,共需服药 17 次(68 小时)。该解毒药有恶心、呕吐等副作用,患者一般能耐受,但不能与药用炭同时服用,药用炭亦可吸附痰易净。如病史已超过 24 小时以上,则以支持疗法为主,痰易净已不能起解毒作用。

(3)对于严重病例发生心脏骤停时,应迅速给予 CPR。

(4)对症处理。

2. 注意事项

(1)对本品过敏者禁用。

(2)孕妇、哺乳期妇女禁用。

(3)持续用药不得超过 7 天,如服药后发热仍持续、咳嗽、咽痛,应重新考虑诊断。

(4)吸烟、哮喘、肺气肿引起的长期慢性咳嗽或咳嗽伴有黏痰时慎用。

(5)患有高血压、心脏病、甲状腺疾病、糖尿病、哮喘、青光眼、肺气肿、慢性肺部疾病、呼吸困难或因前列腺肥大引起排尿困难的患者慎用。

(6)肝、肾功能不全患者慎用。

(7)驾驶员、高空作业、操作机器人员慎用。

(8)注意药物配伍禁忌,避免引起或加重不良反应。服药期间避免饮用乙醇类饮料。

二十一、祺尔百服咛

祺尔百服咛(氨麻美敏口服溶液、美扑伪麻口服溶液)为对乙酰氨基酚、氢溴酸右美沙芬、盐酸伪麻黄碱和氯苯那敏复方制剂。适用于儿童因感冒、其他上呼吸道过敏性疾病。

(一)不良反应临床表现

(1)偶见口干、胃部不适、皮疹、轻度嗜睡。

(2)轻度头晕、乏力、恶心、上腹不适、口干和食欲缺乏等。

(二)救治措施与注意事项

1. 救治措施

(1)停药后可自行恢复。

(2)过量服用或严重反应时应立即催吐、洗胃、口服药用炭胃肠道吸附。

(3)静脉输液利尿促进排泄。

（4）尽早给予 N－乙酰半胱氨酸（痰易净）等。

（5）对症处理。

2. 注意事项

（1）伴有高血压、心脏病、糖尿病、甲状腺疾病、青光眼、哮喘伴多痰者禁用。

（2）对非甾体类抗炎药过敏者禁用。

（3）2 岁以下小儿慎用或禁用。

（4）儿童必须在成人的监护下使用。

（5）注意药物配伍禁忌，避免引起或加重不良反应。与其他解热镇痛药同用可增加肾毒性的危险。

二十二、时美百服咛

时美百服咛（氧酸伪麻滴剂）为对乙酰氨基酚、盐酸伪麻黄碱复方制剂，是婴儿感冒药。乙酰氨基酚能抑制前列腺素的合成，具有解热镇痛作用。盐酸伪麻黄碱为拟肾上腺素药，可选择性地收缩上呼吸道毛细血管，消除鼻咽黏膜充血，减轻鼻塞。

（一）不良反应临床表现

不良反应偶见口干、胃部不适、皮疹等轻微症状。

（二）救治措施与注意事项

1. 救治措施

（1）一般停药后可自行缓解。

（2）参考对乙酰氨基酚、盐酸伪麻黄碱过量对症处理方法。

（3）对症处理。

2. 注意事项

（1）对本品及非甾体抗炎药过敏者禁用。

（2）心脏病、甲状腺疾病、青光眼、哮喘患者慎用。

（3）儿童必须在成人的监护下使用。

（4）注意药物配伍禁忌，避免引起或加重不良反应。

二十三、日夜百服咛

日夜百服咛［双分伪麻片（日片）；美扑伪麻片（夜片）］为对乙酰氨基酸、盐酸伪麻黄碱、氢溴酸右美沙芬和氯苯那敏组成复合制剂。具有解热镇痛、止咳、收缩鼻黏膜血管和抗过敏作用。

(一)不良反应临床表现

(1)偶见皮疹、荨麻疹、药物热及白细胞减少等。

(2)长期大量用药会导致肝、肾功能异常。

(3)时有轻度头晕、乏力、恶心、上腹不适、口干和食欲缺乏等。

(二)救治措施与注意事项

1. 救治措施

(1)停药后可自行恢复。

(2)过量服用者应及时洗胃、胃肠道予药用炭吸附药物。

(3)对症处理。

2. 注意事项

(1)对抗组胺药、伪麻黄碱和对乙酰氨基酚过敏者禁用。

(2)伴有高血压、心脏病、糖尿病、甲状腺疾病、青光眼、前列腺肥大者易引起排尿困难、呼吸困难,肺气肿患者,以及因吸烟、哮喘、肺气肿引起的慢性咳嗽及痰多黏稠患者禁用。

(3)妊娠期及哺乳期妇女应慎重。

(4)夜用片服药期间可引起头昏、嗜睡,故驾车、高空作业及操纵机器者禁用。

(5)饮酒及服用镇静药会加重嗜睡症状。

(6)注意药物配伍禁忌,避免引起或加重不良反应。

二十四、非索非那定

非索非那定(阿特拉)是一种第二代 H_1 受体拮抗剂,是特非那定的羧基化代谢物,它选择性地阻断 H_1 受体,具有良好的抗组胺作用,但无抗 5—羟色胺、抗胆碱和抗肾上腺素作用。适用于缓解季节过敏性鼻炎相关的症状。

(一)不良反应临床表现

常见有头痛、上呼吸道感染、背痛、痛经、嗜睡、消化不良、恶心、头昏、疲倦等。少数白细胞增多。

（二）救治措施与注意事项

1. 救治措施

（1）一般停药后可逐渐恢复。

（2）过量服用应及早催吐、洗胃，口服药用炭吸附，并导泻。

（3）早期予以氢氧化铝凝胶，以降低其生物利用度。

（4）对症处理。

2. 注意事项

（1）对本品过敏者禁用。

（2）孕妇、哺乳期妇女、6 岁以下儿童一般不宜使用。

（3）肝功能不全者不需减量，肾功能不全的患者剂量需减半。

（4）注意药物配伍禁忌，避免引起或加重不良反应。

第三节　其他呼吸系统药

一、必思添

必思添是从克雷伯肺炎杆菌中提取的糖蛋白；是一种生物免疫调节刺激剂，能提高机体细胞和体液免疫功能。主要用于防治慢性反复性呼吸道感染。

（一）不良反应临床表现

（1）少数人会产生消化道症状。

（2）用药后有可能使某些症状加剧。

（二）救治措施与注意事项

1. 救治措施

（1）必要时可停止用药，进行临床观察。

（2）对症处理。

（3）试用血液净化。

2. 注意事项

（1）免疫缺陷者禁用。

（2）1岁以下的儿童禁用。

（2）防止儿童误服。

（4）应远离热源放置。

（5）注意药物配伍禁忌，避免引起或加重不良反应。

二、齐留通

齐留通（苯噻羟脲）为白三烯生成抑制剂，选择性地不可逆地抑制5－脂质氧化酶（白三烯合成酶）的活性，使花生四烯酸转变为白三烯受到抑制。用于成年人哮喘的预防和长期治疗。

（一）不良反应临床表现

常见有头痛、腹痛、腰痛及其他部位疼痛（非特异性）、食欲下降及恶心、疲劳感、乏力衰弱，可导致意外伤害等。少数长期使用可致转氨酶（ALT）升高。

（二）救治措施与注意事项

1. 救治措施

（1）停药后可以恢复正常，一般不需要特殊治疗。

（2）乏力衰弱应合理安排生活，暂时少活动，卧床休息，维持水、电解质平衡，避免发生意外伤害。

（3）对症处理。

2. 注意事项

（1）对本品过敏者禁用。

（2）妊娠期及哺乳期妇女应慎重。

（3）注意药物配伍禁忌，避免引起或加重不良反应。

第五章　心血管系统药物不良反应与防治

第一节　抗心律失常药物

一、奎尼丁

奎尼丁(quinidine)为金鸡纳树皮所含的生物碱,是Ⅰa类抗心律失常药,本药治疗指数低,约1/3的患者发生不良反应。

(一)不良反应临床表现

(1)心血管反应本药有促心律失常作用,可产生心脏停搏及传导阻滞,较多见于原有心脏病患者,也可发生室性期前收缩、室性心动过速及室颤。心电图可出现PR间期延长、QRS波增宽,一般与剂量有关。可使心电图QT间期明显延长,诱发室性心动过速(扭转性室性心动过速)或室颤,可反复自发自停,发作时伴晕厥现象,此作用与剂量无关,可发生于血药浓度尚在治疗范围内或以下时。本药可使血管扩张产生低血压,个别可发生脉管炎。

(2)胃肠道反应较常见,如恶心、呕吐、痛性痉挛、腹泻、食欲下降、小叶性肝炎及食管炎。

(3)金鸡纳反应表现为耳鸣、胃肠道障碍、心悸、惊厥、头痛及面红;视力障碍如视物模糊、畏光、复视、色觉障碍、瞳孔散大、暗点及夜盲;听力障碍、发热、局部水肿、眩晕、震颤、兴奋、昏迷、忧虑,甚至死亡。一般与剂量有关。

(4)特异性反应为头晕、恶心、呕吐、冷汗、休克、青紫、呼吸抑制或停止,与剂量无关。

(5)过敏反应有各种皮疹,以荨麻疹、瘙痒多见,发热、哮喘、肝炎及虚脱,与剂量无关。

(6)肌肉反应,使重症肌无力加重,使CPK酶增高。

(7)血液系统可出现血小板减少、急性溶血性贫血、粒细胞减少、白细胞分类左移、中性粒细胞减少。

(8)药物过量急性期最常见的是室性心律失常和低血压。其他包括呕吐、腹泻、耳鸣、高频听力丧失、眩晕、视力模糊、复视、畏光、头痛、谵妄等。常可引起室性心动过速(包括尖端扭转性室速)。幼儿单次口服奎尼丁超过 5g 可引起死亡。

(二)救治措施与注意事项

1. 救治措施

(1)立即停药排毒,误服超量口服者立即催吐,用 5% 鞣酸、5% 药用炭混悬液或 1:5000 高锰酸钾溶液洗胃,并用硫酸钠或大黄导泻。

(2)密切观察心率、血压及呼吸变化,随时心电监测,及时纠正严重心律失常。

①若出现室性期前收缩、室性心动过速、QRS 波增宽 25% 或影响到血流动力学发生晕厥时,应给予吸氧。

②发生室颤时应及时电击除颤及 CPR 等。可迅速给予利多卡因 50～100mg 静脉注射,以后以 1～4mg/h 的浓度静脉维持,或用硫酸镁、普鲁卡因胺、溴苄铵。

③病情严重或进行性心脏中毒反应可给予 1/6 mol/L 乳酸钠 200ml,15～30 滴/分,静脉滴注。奎尼丁晕厥时可在 1～2 分钟内先注入 100ml。也可用 5% 碳酸氢钠溶液 150～250ml 快速静脉注射。还可给予普萘洛尔 2.5～5mg 加于 5%～10% 葡萄糖注射液 100ml 内静脉滴注,可能抑制这种室颤。

④严重房室传导阻滞尤其阿-斯综合征发作时,可用阿托品静脉注射。异丙肾上腺素可能加重本药过量所致的心律失常,但对 QT 间期延长致的扭转性室速有利。必要时异丙肾上腺素 1mg 加入 5% 葡萄糖溶液 250ml 中缓慢静脉滴注。必要时安装临时起搏器。

⑤低血压者酌情予血管收缩药,如间羟胺 10～20mg 溶于葡萄糖溶液 100ml 中静脉滴注;或去甲肾上腺素 1mg 加入 250ml 中静脉滴注。

⑥呼吸循环衰竭时应及早选用中枢兴奋剂如安钠咖、苯丙胺、尼可刹米、洛贝林、纳洛酮等。必要时予以人工呼吸支持。

(3)过敏反应时可选用抗组胺药物如苯海拉明、异丙嗪或肾上腺皮质激素如氢化可的松、地塞米松等。

(4)对症处理。

①患者应予平卧、吸氧。心肌营养剂可用葡萄糖、大量维生素 C 及肌苷等。

②血液透析可促使原型药及代谢物的清除。

2. 注意事项

(1)下列情况禁用。

①与奎宁或其衍生物有交叉过敏反应。

②孕妇、哺乳期妇女、儿童。

③洋地黄中毒。

④Ⅱ～Ⅲ度房室传导阻滞(除非已有起搏器)、原有 QT 间期延长。

⑤病态窦房结综合征、显著心动过缓。

⑥心源性休克、严重心肌损害、心肌病变、低血压(不含心律失常所致)。

⑦严重肝或肾功能损害。

⑧血小板减少症(既往史)。

⑨低血钾。

(2)老年人因清除能力下降,用时要适当减量。

(3)用于纠正心房颤动、心房扑动时,应先给洋地黄饱和量,以免心律转变后心跳加快,导致心力衰竭。

(4)房颤患者用药过程中,当心律转至正常时,可能诱发心房内血栓脱落,产生栓塞性病变,如脑栓塞、肠系膜动脉栓塞等,应严密观察。

(5)有奎尼丁用药指征,但血压偏低或处于休克状态时,应先提高血压、纠正休克,然后用药。如血压偏低是由于心动过缓、心脏排血量小所造成,则应一面提高血压,一面使用奎尼丁。

(6)静脉注射常引起严重的低血压,有较大的危险性,需注意。

(7)每次给药前要检查血压、心率和心律改变,避免夜间给药。在白天给药量较大时,夜间也应注意心律及血压,避免低血钾。

(8)注意药物配伍,以免发生或加重不良反应。

二、美西律

美西律(慢心律、脉克定、脉律定、曼西律)是Ⅰb类抗心律失常药,用于各种原因引起的室性心律失常。

(一)不良反应临床表现

(1)胃肠反应最常见,包括恶心、呕吐等,有肝功能异常的报道,包括 GOT

增高。

(2)神经系统反应为第二位,包括头晕、震颤(最先出现手细颤)、共济失调、眼球震颤、嗜睡、昏迷及惊厥、复视、视物模糊、精神失常、失眠。

(3)心血管系统主要为窦性心动过缓及窦性停搏,一般较少发生。偶见胸痛,促心律失常作用,如室性心动过速、低血压及心力衰竭加剧。

(4)过敏反应可见有皮疹、瘙痒。

(5)极个别有白细胞及血小板减少。

(6)药物过量表现为恶心、低血压、窦性心动过缓、感觉异常、癫痫发作、间歇性左束支传导阻滞和心搏骤停。心电图可产生 PR 间期延长、QRS 波增宽,门冬氨酸氨基转移酶(AST)增高,偶有抗核抗体阳性。

(二)救治措施与注意事项

1. 救治措施

(1)一般无特殊处理措施,须立即停药。超量口服中毒者应尽早洗胃,硫酸钠导泻。

(2)密切观察心率、血压及呼吸变化,监测心电图。

(3)予 1/6 mol/L 乳酸钠 200ml 静脉滴注,15~30 滴/分;奎尼丁晕厥时可在 1~2 分钟内先注入 100ml;也可用 5%碳酸氢钠溶液 250ml 快速静脉注射。

(4)心动过缓、房室传导阻滞者可用阿托品静脉注射,或异丙肾上腺素 1mg 加入 5%葡萄糖溶液 250ml 中缓慢静脉滴注。

(5)心室颤动时可用电击除颤,心搏骤停者及时予以 CPR。

(6)惊厥、精神失常可给予地西泮、劳拉西泮等肌内注射或静脉注射。昏迷者重在防治脑水肿,酌情给予促进脑细胞代谢药或苏醒剂。

(7)低血压者酌情用血管收缩药,如间羟胺 10~20mg 溶于葡萄糖溶液 100ml 中静脉滴注。

(8)对症处理:常规吸氧,必要时予呼吸兴奋剂或人工呼吸支持。

2. 注意事项

(1)心源性休克和有Ⅱ或Ⅲ度房室传导阻滞、病窦综合征者禁用。

(2)妊娠期妇女禁用。

(3)中毒与治疗血药浓度相近,剂量不宜过大。

(4)肝功能不全、低血压、严重充血性心力衰竭患者慎用。

(5)对顽固性心律失常,与其他抗心律失常药并用,各自减量。

（6）室内传导阻滞或严重窦性心动过缓者慎用。

（7）用药期间注意监测血压、心电图、血药浓度。

（8）已安装起搏器的Ⅱ度和Ⅲ度房室传导阻滞患者，或Ⅰ度房室传导阻滞的患者可以应用，但要慎用。

（9）注意药物配伍，以免发生或加重不良反应。

三、普罗帕酮

普罗帕酮（心律平、丙胺苯丙酮）属于Ⅰc类广谱高效膜抑制性（即直接作用于细胞膜）的抗心律失常药。临床用于预防和治疗室性与室上性异位搏动、室性或室上性心动过速、预激综合征、电复律后室颤发作等。具有起效快、作用持久之特点。

（一）不良反应临床表现

（1）不良反应较少，主要者为口干、舌唇麻木，可能是由于其局部麻醉作用所致。

（2）早期可见有头痛，头晕，其后可出现胃肠道障碍如恶心、呕吐、便秘等。

（3）少数患者出现房室传导阻滞、QT间期延长、PR间期轻度延长、QRS时间延长（宽大畸形）等。

（4）有报道因过敏反应及个体因素导致出现胆汁淤积性肝损伤，停药后2～4周各酶的活性均恢复正常。

（5）药物过量摄入后3小时症状最明显，表现为低血压、嗜睡、心动过缓、房内和室内传导阻滞，偶尔发生抽搐或严重室性心律失常。

（二）救治措施与注意事项

1. 救治措施

（1）停药或减量后症状逐渐消失。超量口服中毒者应尽早洗胃，并用导泻。

（2）密切观察心率、血压及呼吸变化，监测心电图。

（3）出现窦房性或房室性传导高度阻滞时可静脉注射乳酸钠、阿托品、异丙肾上腺素或间经肾上腺素等药。

①1/6 mol/L乳酸钠200ml静脉滴注，15～30滴/分；也可用5％碳酸氢钠溶液250ml快速静脉注射。

②心动过缓、房室传导阻滞可予阿托品静脉注射，或异丙肾上腺素1mg加

入 5% 葡萄糖溶液 250ml 中缓慢静脉滴注。

（4）低血压者酌情用血管收缩药，如间羟胺 10～20mg 溶于葡萄糖溶液 100ml 中静脉滴注。

（5）室性心律失常及时可给予利多卡因、胺碘酮静脉注射或静脉滴注。

（6）心室颤动时可用电击除颤，呼吸、心跳停止立即进行心外按压、人工呼吸等。

（7）对症处理：

①常规吸氧。

②静脉滴注葡醛内酯、维生素 C 以护肝。

③有条件者尽早行血液灌流。

2. 注意事项

（1）对本品过敏者禁用。

（2）严重心肌损害、窦房结功能障碍、房室传导阻滞、双束支传导阻滞、心源性休克者禁用。

（3）老年人有血压下降、严重心力衰竭、心源性休克、严重心动过缓、窦房性、房室性室内传导阻滞、病窦综合征、明显电解质失调、严重阻塞性肺部疾患、明显低血压者均禁用。

（4）早期妊娠、哺乳期妇女慎用。

（5）肝、肾功能损害者慎用，且剂量宜减半，并予严密的心电监测。

（5）严重心动过缓、明显低血压者慎用。

（7）注意药物配伍。

四、胺碘酮

胺碘酮（可达龙、安碘达隆、安律酮、胺碘达龙、乙碘酮）为苯呋喃类化合物，属Ⅲ类抗心律失常药。具有轻度非竞争性的 α 及 β 肾上腺素受体阻断与轻度的Ⅰ及Ⅳ类抗心律失常药性质。常用于其他治疗无效或不宜采用其他治疗的严重心律失常。

（一）不良反应临床表现

1. 不良反应

心血管不良反应相对要少，仍可有：

（1）窦性心动过缓、窦性停搏或窦房传导阻滞，阿托品不能对抗此反应。

（2）房室传导阻滞。

（3）偶有 QT 间期延长伴扭转性室性心动过速；主要见于低血钾和并用其他延长 QT 间期的药物时。

（4）以上不良反应主要见于长期大剂量和伴有低血钾时。

2. 甲状腺不良反应

（1）甲亢：可发生在用药期间或停药后，除突眼征以外可出现典型的甲亢征象，也可出现新的心律失常，血清 T_3、T_4 均增高，TSH 下降，停药数周至数月可完全消失，少数需用抗甲状腺药、普萘洛尔或肾上腺皮质激素治疗。

（2）甲状腺功能低下：发生率 $1\% \sim 4\%$，老年人较多见，可出现典型的甲状腺功能低下征象，TSH 增高。

（4）胃肠道不良反应表现为便秘，少数人有恶心、呕吐、食欲下降，负荷量时明显。

（4）眼服药 3 个月以上者，角膜基底层下 1/3 有黄棕色色素沉着，与疗程及剂量有关，这种色沉着物偶可影响视力，但无永久性损害。少数人可有光晕，极少因眼部副作用停药。

（5）神经系统反应与剂量及疗程有关，可出现震颤、共济失调、近端肌无力、锥体外体征，服药 1 年以上者可有周围神经病，经减药或停药后渐消退。

（6）皮肤表现有光敏感，与疗程及剂量有关；皮肤石板蓝样色素沉着。停药后经较长时间（1～2 年）才渐退。其他过敏性皮疹停药后消退较快。

（7）肝脏呈肝炎或脂肪浸润、氨基转移酶增高，与疗程及剂量有关。

（8）长期大量服药者（$0.8 \sim 1.2g/d$）可产生过敏性肺炎、肺间质或肺泡纤维性肺炎、肺泡及间质有泡沫样巨噬细胞及 2 型肺细胞增生，并有纤维化、小支气管腔闭塞。临床表现有气短、干咳及胸痛等，以及限制性肺功能改变、血沉增快及血液白细胞增高，严重者可致死。

（9）偶可发生低血钙及血清肌酐升高。还可引起碘疹、暴露部位有暗蓝色色素沉着（蓝皮症）、结节性红斑、瘀斑、脱发及牛皮癣等。

（10）有报道服用 3～8g 胺碘酮致过量中毒的，但没有死亡和后遗症。动物实验证实胺碘酮的 LD_{50} 较高（$>3000mg/kg$）。

（二）救治措施与注意事项

1. 救治措施

（1）药物过量出现中毒反应时应立即停药。

（2）进行心电、血压及尿量监测。

（3）由于本药半衰期长，故治疗需持续亦较长（5～10 天）。

（4）对症处理

1）心血管反应：①心动过缓可给予阿托品、山莨菪碱，严重者可静脉滴注异丙肾上腺素和地塞米松，必要时心脏起搏；②因心律失常无法停药者，可在减量的同时给予糖皮质激素；③低血压状态引起机体灌注不良或发生休克时，应用正性肌力药或升压药、异丙肾上腺素及其他抗休克治疗；④扭转性室性心动过速发展成室颤时，可用直流电转复治疗。或予 20％硫酸镁 5～10ml 静脉注射，奏效后继续以 1mg/min 静脉滴注。此外尚可给予普萘洛尔、苯妥英钠等药物。

2）出现肺部毒性时，需停药并给予泼尼松 60mg/d 等治疗。

3）诱发甲亢时：①停药数周至数月可完全消失；②因病情不能停药者，需用抗甲状腺药、普萘洛尔或肾上腺皮质激素治疗；③甲亢严重心律失常时，可切除甲状腺后继续胺碘酮治疗，予适当甲状腺素替代治疗。

4）诱发甲减时，停药数月可消退，但黏液性水肿可遗留不消，必要时可用甲状腺素治疗。

5）肝功能异常者可用保肝药物。

6）皮肤损害时可给予维生素 B_6，也可加用防晒霜。

7）发生过敏反应时可给予激素治疗。角膜病变可用 1％甲基纤维素或钠碘肝素滴眼。

8）过敏性肺炎等肺部病变用激素治疗[泼尼松 1～2mg/（kg·d），继续 1～2 个月]可使症状、体征及 X 线改变迅速消失。

9）碳酸氢钠（或 1/6 mol/L 乳酸钠）纠正电解质紊乱。

2. 注意事项

（1）与碘过敏者有交叉过敏，碘过敏者禁用。

（2）孕妇、哺乳期妇女禁用。

（3）甲状腺功能异常（既往史）、室内或Ⅱ、Ⅲ度房室传导阻滞、双束支传导阻滞（除非已有起搏器）、病窦综合征、QT 间期延长综合征、心律失常、心源性晕厥、白内障者禁用。

（4）窦性心动过缓、低血压、肝肾功能不全、肺功能不全、严重充血性心力衰竭、心脏明显增大，尤以心肌病者慎用。

（5）疑有潜在的窦房结病变，出现室上性心动过速者慎用，否则可能会出现较长时间的窦性停搏。

（6）对心脏显著增大，尤其是心肌病患者静脉注射属相对禁忌，因可导致心源性休克。

（7）对诊断的干扰：

1）PR 及 QT 间期延长，服药后多数患者有 T 波减低伴增宽及双向，出现 U 波，此并非停药指征。

2）少数有 AST、ALT 及碱性磷酸酶增高。

3）抑制周围 T_4 转化为 T_3，导致 T_4 增高和血清 T_3 轻度下降，甲状腺功能检查通常不正常，但临床并无甲状腺功能障碍。

（8）注意药物配伍，以免诱发或加重不良反应。

五、维拉帕米

维拉帕米（异搏定、异搏停、凡拉帕米、戊脉安）系人工合成的罂粟碱衍生物，为钙离子拮抗剂。除用于治疗心律失常、心绞痛、高血压外，还被用于脑血管病、手指血管痉挛、腹痛、食管失弛缓症、偏头痛、肺动脉高压和预防早产。

（一）不良反应临床表现

（1）心血管反应有心动过缓（50 次/分以下），偶尔发展成Ⅱ或Ⅲ度房室传导阻滞及心脏停搏；可能使预激或 L－G－L 综合征伴心房颤动或心房扑动者旁路传导加速，以致心率增快；酸中毒、低血压、下肢水肿、心力衰竭。

（2）腹胀、口干、厌食、恶心、呕吐、便秘、非梗阻性麻痹性肠梗阻等。

（3）神经系统有头晕、眩晕、多梦、噩梦、乏力，偶可致肢冷痛、麻木及烧灼感。

（4）过敏反应偶可发生恶心、轻度头痛及关节痛、皮肤瘙痒及荨麻疹。

（5）其他方面有外周水肿、潮红、溢乳（血催乳激素浓度增高）、牙龈增生、皮疹；转氨酶升高，或碱性磷酸酶、胆红素升高。

（6）过量主要表现为低血压和心动过缓（房室分离、高度房室传导阻滞、心脏停搏）、精神错乱、昏迷、恶心、呕吐、肾功能不全、代谢性酸中毒和高血糖等。

（二）救治措施与注意事项

1. 救治措施

（1）立即停药。超量口服中毒者应尽早洗胃，并用硫酸钠导泻。

（2）立即给予钙剂，如 10％氯化钙或 10％葡萄糖酸钙 10～20ml，缓慢静脉注射。

（3）密切观察心率、血压及呼吸变化，监测心电图。

（4）予 1/6 mol/L 乳酸钠 200ml 静脉滴注，15～30 滴/分；奎尼丁晕厥时可在 1～2 分钟内先注入 100ml；也可用 5％碳酸氢钠溶液 250ml 快速静脉注射。

（5）心动过缓、传导阻滞或心脏停搏可静脉给阿托品、异丙肾上腺素、去甲肾上腺素、皮质激素或人工心脏起搏器。

（6）预激或 L－G－L 综合征发生心动过速可以直流电转复心律，静脉注射利多卡因或普鲁卡因胺。

（7）低血压状态引起机体灌注不良时，应予正性肌力药或升压药、血管收缩剂，可静脉给予异丙肾上腺素、间羟胺或去甲肾上腺素。

（8）心室颤动时可用电击除颤，心脏停搏者及时给予 CPR。

（9）肝脏酶升高有时是一过性的，不影响治疗。

（10）对症处理：

①缺氧时常规供氧，必要时予人工呼吸支持。

②血液透析不能清除本品，可及早适用血液灌流或全血置换。

2．注意事项

（1）下列情况禁用：

①心源性休克、充血性心力衰竭。

②重度低血压，收缩压＜12 kPa(90mmHg)。

③病窦综合征、窦房结功能不全者、房室传导阻滞者（除非已有人工起搏器）。可发生窦性心动过缓、窦性停搏、心脏阻滞、低血压、休克，甚至心脏停搏。

④预激或 L－G－L 综合征，伴旁路前传型折返性心动过速，特别是合并心房颤动、心房扑动者。

⑤孕妇、哺乳期妇女。

⑥肥厚型心肌病可发生严重传导紊乱。

⑦肺高压症患者用此药可发生心脏停搏及猝死。

（2）下列情况应慎用。

①心力衰竭慎用或禁用，给本品前须先用洋地黄及利尿剂控制心力衰竭，中或重度心力衰竭［即肺楔嵌压＞2.67kPa(20mmHg)，射血分数＜20％］者给本品可使病情恶化。

②支气管哮喘、肝肾功能不全者。

③维拉帕米减弱肌肉萎缩患者的神经肌肉传导，该类患者可能需要减量。

④静脉推注可致低血压,偶可致窦性心动过缓、窦性停搏、Ⅱ或Ⅲ度房室传导阻滞。因此静脉推注速度不宜过快,否则可致心搏骤停的危险。

⑤用药期间不要饮酒。

(3)注意药物配伍,以免发生或加重不良反应。

六、索他洛尔

索他洛尔(施太可、心得怡、甲磺胺心定)是Ⅲ类抗心律失常药物,具有延长动作电位时程兼有 β_1、β_2 受体阻断作用的广谱抗心律失常药物,对室上性、室性心律失常均有较好的疗效。

(一)不良反应临床表现

(1)与 β 阻断药作用相关的有心动过缓、低血压、支气管痉挛。

(2)可有乏力、气短眩晕、恶心、呕吐、皮疹等。

(3)血压下降、心动过慢、QT 间期延长,并可出现严重致命性心律失常。可表现为原有心律失常加重或出现新的心律失常,可出现扭转性室性心动过速(Tdp)、多源性室性心动过速、心室颤动,多与剂量大、低钾、QT 间期延长严重心脏病等有关。

(二)救治措施与注意事项

1.救治措施

(1)误服或过量服用应及时洗胃,口服药用炭以利胃肠道吸附,硫酸钠导泻。

(2)血压下降应立即停药,并扩容以纠正,酌情给予升压药。

(3)心动过慢可及时给予山莨菪碱、阿托品、异丙肾上腺素。

(4)QT 间期延长:药物所致 QT 间期延长临床较为常见,长 QT 间期患者容易发生 R−on−T 及尖端扭转性室速等严重心律失常,从而导致心脏骤停。处理时应考虑到:

1)用药前应检测血钾、血镁及基础情况下的 Q−Tc,以便观察。

2)除及时停药外,电解质紊乱者给予纠正,缺钾时常伴有低镁,使用时应注意补镁,即使血清镁正常,镁盐可终止部分异丙肾上腺素治疗无效的患者。硫酸镁剂量 3～5g/d。

3)异丙肾上腺素静脉滴注可直接缩短 QT 间期,并可通过提高心率使 QT

间期缩短,剂量从小到大,逐步递增。文献报道应用剂量为 $2\sim4\mu g/min$,也有 $0.5\sim2\mu g/min$ 成功的报道。本药有致心律失常的作用,用药时要注意给药速度。

4)维拉帕米静脉注射可控制部分患者发作。

(5)扭转性室速(Tdp)是一种需要紧急处理的危急症,除停药外,积极药物复律十分重要。

1)异丙肾上腺素:是治疗本病的首选药。一般予静脉滴注,以 $0.06\sim0.1\mu g/(kg\cdot min)$($2\sim8\mu g/min$)持续静脉滴注,先小剂量后大剂量,使心室率在 $90\sim110$ 次/分。

2)阿托品:一般采用静脉注射,每次 0.03mg/kg,每次 0.5 小时。

3)补钾、补镁治疗:体内钾、镁离子与心肌复极密切相关,低钾、镁可使心电图上出现 QT 间期延长,U 波明显,此为诱发 Tdp 的基础。

①补钾治疗:由于钾离子主要在细胞内,机体缺钾时血钾浓度不一定过低,但可引起 Tdp,所以 Tdp 发作时,不论有无低血钾,均可补钾治疗。一般静脉滴注 0.3%氯化钾,甚至可达 0.5%,总量 $75\sim100mg/(kg\cdot d)$,静脉滴注。

②补镁治疗:硫酸镁治疗 Tdp 是一种简单、有效而安全的方法,镁剂治疗 Tdp 的机制尚未完全阐明,因为硫酸镁使用后,心室率及 QT 间期无改变,说明硫酸镁不是缩短心室率复极而对 Tdp 发挥治疗作用。静脉滴注镁剂可引起血压降低,故在使用前应评估心功能和血压状况。方法为 25%硫酸镁 0.2ml/kg,浓度<1%,缓慢静脉滴注。

4)利多卡因:利多卡因是室性心动过速的首选药,但对 Tdp 的疗效评价不一。利多卡因 200mg 加 5%葡萄糖液,以 $8\sim10$ 滴/分低速静脉滴注。

5)维拉帕米(异搏定):TdP 发作在其他药物治疗无效时,可使用维拉帕米,但不宜作一线药物。维拉帕米治疗 Tdp 的机制不清,可能包括两个方面:①抑制心肌细胞膜钙离子内流而抑制早期后除极的发生;②非竞争性地降低交感神经和增加迷走神经张力的作用。使用剂量 $0.1\sim0.2mg/kg$,稀释后缓慢静脉注射,一次量不超过 5mg。

6)直流电击复律:用于 Tdp 尚有争议。一种认为电复律会损伤心肌使病情恶化;另一种认为低能量的直流电击对心肌并无明显损伤,故应适时采用直流电复律术,以免转为心室颤动后导致更为严重的心肌损伤改变。有人认为双向方波(RBW)电击复律的电流峰值较低或电流相对"恒定",需要的能量较小,对心肌功能所造成的损伤轻微。但需要注意,在低血钾、严重心脏传导阻滞、药物中毒情况下慎用。

（6）患者一旦发生室颤，或心搏骤停，应立即给予电除颤及 CPR。

（7）对症处理。

2. 注意事项

（1）心动过缓、病态窦房结综合征、Ⅱ～Ⅲ度房室传导阻滞、室内传导阻滞、低血压、休克、QT 间期延长、未控制的心力衰竭及过敏者禁用。

（2）用药前及用药过程中要查电解质，注意有无低钾、低镁，需及时纠正。

（3）用药过程中需注意心率及血压变化，监测 $Q-Tc$ 变化，$Q-Tc > 500$ 毫秒应停药。

（4）肾功能不全者需慎用或减量。

（5）孕妇、哺乳妇女慎用。

（6）老年人需慎用，特别肾功能不全、电解质紊乱者。

（7）注意药物配伍，以免发生或加重不良反应。

第二节 抗心绞痛药物

一、硝酸酯类

硝酸酯(硝酸甘油、二硝酸异山梨醇酯、硝酸异山梨酯、5－单硝异山梨醇酯)类药物为血管扩张剂,扩张静脉和适当扩张中等动脉,使心脏的前负荷和后负荷减轻;扩张冠状动脉,同时扩张侧支血管,增加缺血区心肌的血流供应。因此,硝酸酯类药物可减轻心脏的做功和心肌耗氧量,改善心肌供血,缓解心绞痛和心力衰竭症状。

(一)不良反应临床表现

1. 不良反应

多数不良反应是其血管舒张作用所继发,如:

(1)短时的面颊部皮肤发红。

(2)搏动性头痛则是脑膜血管舒张所引起的。

(3)出现直立性低血压及晕厥。

(4)眼内血管扩张则可升高眼内压。

2. 药物过量

药物过量可出现血压降低(矣 90mmHg)、苍白、出汗、脉搏微弱、心动过速、站立时头晕、头痛、乏力、恶心、呕吐、腹泻;血压过度下降、冠状动脉灌注压过低,并可反射性兴奋交感神经、增加心率、加强心肌收缩性,反使耗氧量增加而加重心绞痛发作。

3. 超剂量

超剂量时还会引起高铁血红蛋白症,表现为发绀、呼吸急促、焦虑、意识丧失和心脏停搏。很高剂量时颅内压会增高,导致脑部症状。

(二)救治措施与注意事项

1. 救治措施

(1)立即停药。取平卧位,抬高下肢,降低头部,吸氧。

(2)增加血容量,静脉输液,维持水、电解质平衡。

(3)硝酸酯类所致低血压的处理措施:血压过低时可用阿托品或升压药,酌情予以拟交感神经类药物,如肾上腺素或去甲肾上腺素升高血压。

(4)抗休克治疗。

(5)高铁血红蛋白血症(获得性)的治疗。

①维生素 C 1～2g 加入 25％葡萄糖溶液 40ml 中静脉注射。

②明显发绀者静脉注射亚甲蓝 50～100mg(1mg/kg)。

③常规吸氧,必要时予以人工呼吸支持。

(6)对症处理。

①必要时可进行血液透析。

②如有呼吸和循环停止的征兆,应立刻采取复苏治疗。

③焦虑者可给予地西泮。

④颅内压增高者及时给予脱水利尿剂。

2．注意事项

(1)对本类药物过敏者禁用。

(2)急性循环衰竭(休克、虚脱)、严重低血压(收缩压＜90mmHg)、梗阻性肥厚型心肌病、缩窄性心包炎或心包填塞、颅内压增高者、严重贫血症者、青光眼患者禁用。

(3)主动脉瓣、二尖瓣狭窄患者慎用。

(4)严重大脑多发性硬化症者使用本品应极度谨慎。

(5)孕妇、哺乳期妇女应慎用。

(6)老年人对本类药物的敏感性增高,易发生头晕等反应。

(7)本品可影响驾驶或机械操作的反应速度。

(8)用药期间应避免饮酒,否则会使本品扩血管作用增强。

(9)治疗期间不可使用西地那非,可加强本品的降压作用,可导致危及生命的心血管并发症。

(10)注意药物配伍,以免发生或加重不良反应。如与受体阻断药、钙拮抗剂、血管扩张剂、精神抑制药及三环类抗抑郁药等合用可加强其降压作用。

二、地尔硫䓬

地尔硫䓬(哈氮䓬、合心爽、硫氮䓬酮、恬尔心、何博司)为钙离子通道阻滞剂,可以使血管平滑肌松弛,周围血管阻力下降,血压降低。主要用于心绞痛、轻中度高血压、肥厚型心肌病、心动过速等。

（一）不良反应临床表现

1. 常见不良反应

有水肿、头痛、恶心、眩晕、皮疹、无力。

2. 药物过量可出现如下症状

（1）血管系统症状有心动过缓或过速、房室传导阻滞、束支传导阻滞、充血性心力衰竭、低血压、心悸、胸闷、晕厥、室性期前收缩。

（2）神经系统症状有多梦、遗忘、抑郁、步态异常、幻觉、失眠、神经质、感觉异常、性格改变、嗜睡、震颤。

（3）消化系统症状有厌食、便秘、腹泻、味觉障碍、消化不良、口渴、呕吐、体重增加；碱性磷酸酶、乳酸脱氢酶、谷草转氨酶、谷丙转氨酶轻度升高。

（4）皮肤表现有瘀点、光敏感、瘙痒、多形性红斑、荨麻疹、剥脱性皮炎。

（5）其他表现有弱视、视网膜病变、CPK升高、高血糖、口干、呼吸困难、鼻充血、鼻出血、易激惹、阳痿、多尿、夜尿增多、高尿酸血症、骨关节痛、耳鸣、脱发、肌痉挛、锥体外系综合征、齿龈增生、溶血性贫血、出血时间延长、白细胞减少、紫癜、血小板减少。

（二）救治措施与注意事项

1. 救治措施

（1）即应停药。反应多为暂时的，继续应用可能会逐渐消失。

（2）过量服用及早催吐、洗胃，口服药用炭，并硫酸钠导泻，以减少吸收，促进排泄。

（3）心动过缓或高度房室传导阻滞时可给予阿托品0.6～1mg，如无效，可谨慎地使用异丙肾上腺素。

（4）对固定性高度房室传导阻滞应安装临时起搏器。

（5）心力衰竭者应用正性肌力药物（异丙肾上腺素、多巴胺、多巴酚丁胺）和利尿剂。

（6）低血压者予以升压药（多巴胺、去甲肾上腺素）。

（7）对症处理。

①皮肤反应应持续停药，并给予相应的处理。

②消化道症状、肝脏功能损害停药后可逐渐恢复。

2. 注意事项

（1）对本品过敏者禁用。

（2）病状窦房结综合征未安装起搏器者、Ⅱ或Ⅲ度房室传导阻滞未安装起搏器者禁用。

（3）急性心肌梗死或肺充血者、收缩压低于 90mmHg 者禁用。

（4）本品有负性肌力作用，在心室功能受损的患者单用或与 β 受体阻断药合用的经验有限，因而这些患者应用本品须谨慎。

（5）长期用药应定期监测肝、肾功能，肝、肾功能受损者应用本品应谨慎。

（6）与 β 受体阻断药或洋地黄合用可导致对心脏传导的协同作用，有致心脏停搏的报道。

（7）注意药物配伍禁忌。

三、硝苯地平

硝苯地平（心痛定、拜新同、弥新平）为二氢吡啶类钙拮抗剂。其扩张冠状动脉和周围动脉作用最强，抑制血管痉挛效果显著，是变异型心绞痛的首选药物。适用于预防和治疗冠心病心绞痛，特别是变异型心绞痛和冠状动脉痉挛所致心绞痛。

（一）不良反应临床表现

（1）常见与药物剂量相关的表现有外周性水肿、头晕、头痛、恶心、乏力，以及面部潮红、一过性低血压。个别患者可发生心绞痛，还可见有心悸、鼻塞、胸闷、气短、便秘、腹泻、胃肠痉挛、腹胀、骨骼肌发炎、关节僵硬、肌肉痉挛、精神紧张、颤抖、神经过敏、睡眠紊乱、视力模糊、平衡失调、晕厥、减量或与其他抗心绞痛药合用则不再发生。

（2）少见贫血、白细胞减少、血小板减少、紫癜、过敏性肝炎、齿龈增生、抑郁、偏执、血药浓度峰值瞬间失明、红斑性肢痛、抗核抗体阳性关节炎等。

（3）少见的严重不良反应有心肌梗死、心力衰竭、肺水肿、心律失常和传导阻滞。

（4）过敏反应为过敏性肺炎、皮疹，甚至是剥脱性皮炎等。

（5）少数接受 β 受体阻断药的患者开始服用本品后可发生心力衰竭，严重主动脉狭窄患者危险更大。

（6）偶可有碱性磷酸酶、肌酸磷酸激酶、乳酸脱氢酶、门冬氨酸氨基转移酶和丙氨酸氨基转移酶升高,一般无临床症状,亦可出现胆汁淤积和黄疸。

(7)慢性肾衰竭患者应用本品时偶有可逆性血尿素氮和肌酐升高。

(二)救治措施与注意事项

1. 救治措施

(1)一般在停药后可逐渐消失,必要时予以吸氧,抬高下肢。

(2)低血压者。

①可采取头低脚高位卧床休息、静脉注射氯化钙等。

②应及时给予心血管支持治疗,包括心肺监测、注意循环血容量和尿量。

③若无禁忌证,可用血管收缩药(去甲肾上腺素)恢复血管张力和血压。

④明显水肿可用氢氯噻嗪等利尿剂纠正。

⑤严重心动过缓可用 0.6mg 阿托品口服,3 次/天;或麻黄碱 25mg 口服,3～5 次/天。

(3)出现高血压危象可肌内注射利血平 1mg,地巴唑 10～20mg 或硫酸镁 10～20mg 静脉注射。

(4)头痛及精神障碍时可给予镇痛剂和镇静剂。

(5)肝功能损害、胆汁淤积予谷胱甘肽、考来烯胺等保肝治疗。

(6)对症处理。

①神经－精神症状酌情给予地西泮、劳拉西泮等。

②眼内出血时给予卡巴克络、云南白药、高渗葡萄糖等治疗。

③服用 β 受体阻断药可减轻或消除心悸等毒副作用。

④血液透析不甚理想。

⑤外周水肿与动脉扩张有关,水肿多初发于下肢末端,可予利尿剂治疗。

2. 注意事项

(1)对本品过敏者禁用。

(2)孕妇慎用,哺乳期妇女禁用。

(3)用药期间需监测血压,尤其合用其他降压药时。

(4)少数心绞痛或心肌梗死患者特别是严重冠脉狭窄者,服用本品或加量期间,降压后出现反射性交感兴奋而心率加快,可增加心绞痛、心肌梗死的发生率。

(5)突然停用 β 受体阻断药而启用硝苯地平可加重心绞痛,须逐步递减前者用量。

（6）肝、肾功能不全者慎用。

（7）服用β受体阻断药者应慎用，宜从小剂量开始，以防诱发或加重低血压，增加心绞痛、心力衰竭，甚至心肌梗死的发生率。

（8）长期用药不宜骤停，以避免发生停药综合征而出现反跳现象。

（9）注意药物配伍禁忌。

四、双嘧达莫

双嘧达莫（潘生丁、双嘧哌胺醇、哌醇定、联嘧啶氨醇、潘散宁）系非硝酸酯类冠状动脉扩张剂，具有扩张冠状血管、促进侧支循环形成和轻度抗凝作用。

（一）不良反应临床表现

（1）常见有头晕、头痛、呕吐、腹泻、脸红、皮疹和瘙痒。

（2）罕见喉头水肿、疲劳不适、肌痛、关节痛、消化不良、恶心、呕吐、感觉异常、心绞痛、心悸、心动过速、肝功能不全、胆石症、脱发。

（二）救治措施与注意事项

1. 救治措施

（1）不良反应持续或不能耐受者少见，停药可消除。

（2）如果发生低血压，必要时可用升压药。

（3）对严重或持久毒性反应可缓慢静脉注射茶碱 $100\sim200\mathrm{mg}$；该药能竞争性抑制腺苷受体，加速细胞中腺苷的代谢以及内源性肾上腺素与去甲肾上腺素释放，而具有强心、利尿、扩张冠状动脉、松弛支气管平滑肌和兴奋中枢经系统等作用。

（4）双嘧达莫与血浆蛋白高度结合，透析可能无益。

（5）对症处理。

2. 注意事项

（1）过敏患者禁用。

（2）孕妇、哺乳期妇女慎用。

（3）可引起外周血管扩张，低血压患者应慎用。

（4）注意药物配伍禁忌，避免引起或加重不良反应。如本品不宜与葡萄糖以外的其他药物混合注射。

五、曲美他嗪

曲美他嗪(万爽力、维奥欣、心康宁、冠脉舒、奉乐、泽维尔、薯蓣皂苷片)为抗心绞痛药物。具有对抗肾上腺素、去甲肾上腺素及加压素的作用,能降低血管阻力,增加冠状动脉血流量及周围循环血流量,促进心肌代谢及心肌能量的产生。

(一)不良反应临床表现

(1)主要为胃肠道障碍,如食欲缺乏、恶心、呕吐。

(2)个别可有头晕、皮疹等。

(二)救治措施与注意事项

1. 救治措施

(1)一般恶心、呕吐停药后可缓解。

(2)口服或肌内注射甲氧氯普胺,维生素 B_6、地西泮等药。

(3)必要时静脉输液,维持水、电解质平衡。

(4)对症处理。

2. 注意事项

(1)对本药过敏者禁用。

(2)妊娠和哺乳期妇女禁用。

(3)新近心肌梗死患者忌用。

(4)注意药物配伍禁忌,避免引起或加重不良反应。

第三节　抗高血压药物

一、可乐定

可乐定(压定、可乐宁、110降压片、催压降、降泰生、可乐停)为α受体激动剂,现已很少使用,偶有特殊需求人群。主要用于治疗中重度高血压、高血压合并青光眼,也用于偏头痛、严重痛经、绝经潮热和青光眼。

(一)不良反应临床表现

(1)最常见口干(与剂量有关)、思睡、头晕、精神抑郁、便秘和镇静。

(2)少数人可出现全身反应虚弱、疲劳、头痛和戒断综合征,此外还可出现苍白、库姆斯试验(抗球蛋白试验,用于检查Rh血型抗原)弱阳性;对乙醇敏感性增加和发热等。

(3)心血管系统偶见直立性症状、心悸(心动过速或心动过缓)、雷诺征、充血性心力衰竭和心电图异常(窦房结抑制、功能性心动过缓、房室传导阻滞和心律失常);偶见窦房结性心动过缓和房室传导阻滞。

(4)中枢神经系统表现为神经质和激动、精神抑郁和失眠多梦。偶见行为改变、幻想或梦魇、坐立不安、兴奋、紧张、焦虑、幻视、幻听和谵妄。

(5)皮肤表现为皮疹、瘙痒、荨麻疹和血管神经性水肿、脱发。

(6)胃肠道反应为恶心、呕吐、厌食和胃肠不适;短暂肝功能异常;偶见肝炎、腮腺炎、便秘、假性梗阻和腹部疼痛。

(7)泌尿生殖系统表现为性功能降低、阳痿、男性乳房发育、夜尿症、排尿困难、尿潴留。

(8)血液系统偶见血小板减少。

(9)代谢方面为体重增加、血糖或血清肌酸磷酸激酶短期升高。

(10)骨骼肌或关节疼痛、下肢痉挛。

(11)五官科表现为鼻黏膜干燥、眼干、眼灼烧感和视力模糊。

(12)剂量过大可出现低血压、心动过缓、嗜睡、烦躁、乏力、困倦、反射减低或丧失、恶心、呕吐和通气不足。还可导致心脏传导障碍、心律失常、短暂高血压,甚至休克、呼吸循环衰竭死亡。大剂量用药血中儿茶酚胺增高,中枢及外周α_2受体敏感性降低,负反馈机制减弱,此时突然停药可致停药综合征。

(二)救治措施与注意事项

1. 救治措施

(1)口服中毒者尽早催吐、洗胃,口服药用炭吸附,并予导泻。

(2)静脉输液利尿,促进毒物排泄。

(3)低血压时应平卧,抬高床脚。给予升压药,如多巴胺、间羟胺等。

(4)α受体阻断药可拮抗本品中枢及外周作用。在补充血容量的同时给予酚妥拉明 10mg,溶于葡萄糖溶液 100ml 中静脉滴注。或予可乐定剂量 100 倍的妥拉唑林(妥拉苏林)拮抗。

(5)对症处理。

①高血压时静脉给呋塞米、二氮嗪、酚妥拉明等。

②心动过缓严重而持久者酌情给予阿托品、异丙肾上腺素。

③呼吸抑制者及时予以吸氧,酌情予呼吸兴奋剂或人工呼吸支持。

④及早给予血液灌流治疗。

(6)停药综合征。

①恢复使用可乐定。

②予 α 受体阻断药或其他血管扩张剂。有认为可选用拉贝洛尔(选择性 α_1 受体和非选择性 β 受体阻断药),低浓度主要显示 β 受体阻断作用,使心率减慢、心肌收缩力减弱、血压下降、心肌耗氧量减少;高浓度主要显示 α_1 受体阻断作用,使外周血管阻力下降、心脏后负荷减轻、血压下降、心肌耗氧量降低、冠状动脉血流量增加。但不能单用 β 受体阻断药(普萘洛尔),否则会加重儿茶酚胺激动 α 受体。

2. 注意事项

(1)对本品过敏者禁用。

(2)妊娠和哺乳期妇女禁用。

(3)抑郁症患者禁用。

(4)患有严重冠状动脉闭锁不全、传导障碍、新近发生心肌梗死、脑血管病或慢性肾衰竭的患者用药应慎重。

(5)从事危险活动如操作机器或开车的患者慎用。

(6)注意药物配伍禁忌,避免引起或加重不良反应。如与乙醇、巴比妥类、其他镇静药同用,CNS 抑制作用增强。

二、萝芙木类

萝芙木类(利血平、利舍平、蛇根碱、复方降压片、降压灵)为夹竹桃科植物萝芙木提取的多种生物碱。其中有两种成分:①利血平(印度萝芙木);②降压灵(云南萝芙木)。该类药物通过耗竭中枢及外周神经系统与其他组织中的儿茶酚胺和5-羟色胺,产生降压和镇静作用。

(一)不良反应临床表现

(1)剂量过大引起自主神经功能紊乱,以副交感神经功能亢进为主,并抑制中枢神经系统。主要见有过度镇静、注意力不集中、抑郁可致自杀,且可出现于停药之后数月,反应迟钝;嗜睡、晕厥、偏执性焦虑、失眠、多梦、梦呓、头痛、神经紧张、阿尔茨海默症(停药后可逆转)、倦怠、乏力、阳痿、性欲减退、排尿困难、乳房充血、非产褥期泌乳。

(2)较少见的有柏油样黑色大便、呕血、腹部痉挛;心绞痛、心律失常、室性期前收缩、心动过缓、支气管痉挛、手指强硬颤动。

(3)偶见体液潴留、水肿和充血性心力衰竭;血栓性血细胞减少型紫癜、前列腺术后出血过多;鼻出血、鼻充血、对寒冷敏感;瘙痒、皮疹、皮肤潮红;体重增加、肌肉疼痛;瞳孔缩小、视神经萎缩、色素层炎、耳聋、青光眼、视物模糊。

(4)不良反应持久出现时需加注意腹泻、眩晕(直立性低血压)、口干、食欲减退、恶心、呕吐、唾液分泌增加。高剂量时胃酸分泌增加,鼻塞较多见,下肢水肿较少见。

(5)停药后仍可以出现的中枢或心血管反应有眩晕、倦怠、晕倒、阳痿、性欲减退、心动过缓、乏力、精神抑郁、注意力不集中、神经紧张、焦虑、多梦、梦呓或清晨失眠。精神抑郁的发生较隐袭,可致自杀,且可出现于停药后数月。

(6)严重可导致呼吸抑制、昏迷、低血压、抽搐和体温过低。

(二)救治措施与注意事项

1. 救治措施

(1)本品无有效解毒剂,也不能通过透析排出,一旦发生不良反应立即停药。

(2)过量服用者必须采取洗胃、胃肠道予药用炭吸附药物、导泻,即使已服药数小时。

（3）严重低血压者应平卧位，双脚略抬高，并审慎给予直接性拟肾上腺素药升压。可给予间羟胺 10mg 肌内注射，或间羟胺 10～20mg 加入 5％葡萄糖盐液中静脉滴注。

（4）呼吸抑制者予以吸氧、呼吸兴奋剂和人工呼吸支持。

（5）抗胆碱药（阿托品类）用于胃肠道症状。

（6）纠正脱水、电解质失衡、肝性昏迷和低血压。

（7）由于利血平作用持续较长，患者需至少观察 72 小时。

（8）对症处理是重要的处理措施。如：

①神经紧张、焦虑可给予地西泮、劳拉西泮等治疗。

②精神抑郁除给予抗抑郁药物治疗外，还要采取措施防治患者自杀现象的发生。

2. 注意事项

（1）对萝芙木制剂过敏者禁用。

（2）活动性胃溃疡、溃疡性结肠炎者禁用。

（3）抑郁症，尤其是有自杀倾向的抑郁症禁用。

（4）孕妇、哺乳期妇女禁用。

（5）体弱和老年患者、肾功能不全、阿尔茨海默症、癫痫、心律失常和心肌梗死者慎用。

（6）正在服用利血平的精神病患者不能进行电休克治疗，小的惊厥性电休克剂量即可引起严重的甚至是致命的反应。停用利血平至少 14 天后方可开始电休克治疗。

（7）需定期性监测血电解质，以防电解质失衡。

（8）麻醉期间用利血平可能加重中枢镇静，导致严重低血压和心动过缓。事先给予阿托品防止心动过缓，用肾上腺素纠正低血压。

（9）驾驶车辆、操作精密仪器的高血压者不宜应用。

（10）注意药物配伍禁忌，避免引起或加重不良反应。如与乙醇或中枢神经抑制剂合用可加重中枢抑制作用。

三、胍乙啶

胍乙啶（依斯迈林）通过阻止神经末梢去甲肾上腺素的释放，耗竭去甲肾上腺素的贮存，结果为血管收缩作用减弱，外周血管扩张，心率减慢，产生降血压作用。目前不作一线用药，常在其他降压药疗效不满意时采用或与其他药物合用。

（一）不良反应临床表现

（1）较多的是由体液潴留所致的下肢水肿，较少见的有心绞痛、气短。

（2）下列反应持久存在应加注意，以腹泻、眩晕、头昏、昏厥（直立性低血压）、鼻塞、乏力，心跳缓慢较多见，视力模糊、口干、睑下垂、头痛、脱发、肌痛、震颤、恶心、呕吐、夜尿、皮疹等较少见。

（二）救治措施与注意事项

1. 救治措施

（1）过量服用，应催吐、洗胃、胃肠道予药用炭吸附药物，并导泻，阻断吸收，促进排泄。

（2）用药期间出现不良反应应立即停药，改用其他药物。

（3）严重腹泻时应注意液体和电解质的补充。同时可给予思连康、复方阿嗪米特、美色拉嗪、山莨菪碱等治疗，无感染指征慎用抗生素类药物。

（4）血压下降时平卧，下肢抬高，必要时可给予升压药物。

（5）视力障碍者可予新斯的明 0.5mg，皮下注射。

（6）对症处理。

2. 注意事项

（1）充血性心力衰竭、高血压危象及嗜铬细胞瘤患者禁用。

（2）本品的反应个体差异大，剂量应随人而定。

（3）本品半衰期较长，长期有蓄积作用。初量宜小，逐渐加大，递增剂量，至少间隔 5～7 天。

（4）本品在立位时降压作用更显著，故应在仰卧位、起立后 10 分钟及运动后测血压各一次，剂量逐渐增至站立时舒张压不再降低为止。

（5）长期用药因体液潴留血容量增加而发生耐药性，降压作用减弱，此时可加利尿药。

（6）下列情况慎用。

①有哮喘史者、消化性溃疡、嗜铬细胞瘤、脑供血不足、心功能不全者慎用。

②冠状动脉供血不足者，以及新近发生心肌梗死者，可因血压降低而致心肌缺血加重。

③本品易致体内蓄积，肝、肾功能不全者慎用。

(7)注意药物配伍禁忌，避免引起或加重不良反应。本品可使去甲肾上腺素释出而又不被单胺氧化酶所降解，易引起高血压危象，故不宜与 MAO 合用。

四、哌唑嗪

哌唑嗪(脉宁平、降压新、脉呢斯、扑压唑)为选择性突触后受体阻断药。本药可松弛血管平滑肌，扩张周围血管，降低周围血管阻力，降低血压。

(一)不良反应临床表现

(1)不良反应多发生在服药初期，通常在首次给药后 30～90 分钟或与其他降压药合用时出现，或发生在心室率为 100～160 次/分的情况下。低钠饮食与合用 β 受体阻断药的患者较易发生。

(2)常见不良反应呕吐、腹泻、便秘、水肿、头晕、抑郁、易激动、皮疹、瘙痒、尿频、视物模糊、巩膜充血、鼻塞、鼻出血、直立性低血压，可引起晕厥和嗜睡、头痛、精神差、心悸、恶心等。

(3)少见不良反应有腹部不适、腹痛、肝功能异常、胰腺炎、心动过速、感觉异常、幻觉、脱发、扁平苔藓、大小便失禁、阳痿、阴茎持续勃起。

(4)其他偶见不良反应有耳鸣、发热、出汗、关节炎和抗核抗体阳性。

(5)严重者可发生低血压，甚至循环衰竭。

(二)救治措施与注意事项

1. 救治措施

(1)过量服用应催吐、洗胃、胃肠道吸附、导泻。

(2)治疗中出现毒性反应应立即停药，改用其他药物。

(3)血压下降时保持平卧，下肢抬高，促使血压和心率恢复正常。必要时须补充血容量，并给予升压药物。治疗中应注意肾功能变化。

(4)本药不易经透析排出。

(5)对症处理。

2. 注意事项

(1)孕妇、哺乳期妇女和 12 岁以下儿童禁用。

(2)严重心脏病、精神病患者禁用。

(3)对本品过敏、因主动脉或二尖瓣狭窄所致的肺水肿、高输出量性心力衰竭患者禁用。

（4）机械性梗阻（主动脉狭窄、二尖瓣狭窄、肺栓塞、缩窄性心包疾病）所致充血性心力衰竭患者禁用。

（5）剂量必须按个体化原则，以降低血压反应为准。

（6）肝、肾功能不全时应减小剂量，起始剂量 1mg，每日 2 次为宜。

（7）老年人对本品的降压作用敏感，亦可发生体温过低，应加注意。

（8）用药后不宜从事驾车及操作机器等工作。

（9）注意药物配伍禁忌，避免引起或加重不良反应。

五、肼屈嗪

肼屈嗪（肼苯哒嗪、阿比西林、肼酞嗪、平压嗪、肼苯达嗪、平压肼、双肼屈嗪）为烟酸类衍生物。可直接松弛小动脉平滑肌，小动脉扩张，减低外周血管阻力，扩张静脉作用小。扩张冠状动脉、肾、脑和内脏动脉的作用突出。对心肌有直接正性肌力作用，增加心输出量，降低血管阻力与后负荷，从而改善心力衰竭。

（一）不良反应临床表现

（1）常见有腹泻、心悸、心动过速、头痛、呕吐、恶心。

（2）少见有便秘、低血压、面潮红、流泪、鼻塞。

（3）罕见为变态反应所致的皮疹、瘙痒、胸痛、淋巴结肿大、周围神经炎、水肿、系统性红斑狼疮。

（4）过量可表现为恶心、呕吐、腹泻、头痛、眩晕、心动过速、充血性心力衰竭、发热、呼吸困难、持续低血压、心绞痛以及少尿、无尿甚至血尿。

（二）救治措施与注意事项

1. 救治措施

（1）无有效治疗措施。

（2）过量服用应催吐、洗胃、胃肠道予药用炭吸附药物、导泻。

（3）治疗中出现毒性反应应立即停药，改用其他药物。

（4）血压下降时保持平卧，抬高下肢，酌情补充血容量，并给予升压药物。治疗中应注意肾功能变化。必要时可给予糖皮质激素，如泼尼松口服 10mg/次，3 次/天。

（5）本药不易经透析排出。

（6）对症处理是主要的治疗措施，因此需随时观察，及时处理。

①如少尿、无尿、血尿，要进行肾功能监测，输液利尿促进排泄。

②呼吸困难者应实施监控呼吸，必要时给予吸氧、呼吸兴奋剂或人工呼吸支持。

2. 注意事项

（1）冠状动脉病变、脑血管硬化、心动过速、心绞痛、心力衰竭患者禁用。

（2）主动脉瘤、脑中风及严重肾功能障碍患者禁用。

（3）孕妇、哺乳期妇女禁用。

（4）长期大剂量使用可引起类风湿关节炎和红斑狼疮样反应。

（5）本药不单独用于中度原发性高血压；合并冠心病患者可致心肌缺血，宜慎用。

（6）长期使用可产生血容量增大、体液潴留、反射性交感兴奋而心率加快、心排血量增加，使本品的降压作用减弱。

（7）注意药物配伍禁忌，避免引起或加重不良反应。如与二氮曝或其他降压药同用，可使降压作用加强。

六、硝普钠

硝普钠为一种速效、短时作用的血管扩张药，能直接松弛小动脉与静脉血管平滑肌，降低血压，减轻心脏的前、后负荷，从而减轻心肌负荷，降低心肌氧耗量，能使衰竭的左心室排血量增加。对肺动脉压亦能明显降低。

（一）不良反应临床表现

本品不良反应来自其代谢产物氰化物和硫氰酸盐，氰化物是中间代谢物，硫氰酸盐为最终代谢产物，如氰化物不能正常转换为硫氰酸盐，则硫氰酸盐血浓度虽正常也可发生中毒。短期适量应用不致发生不良反应。静脉滴注速度超过 3mg/（kg·min）或连续用药超过 72 小时，血液硫氰酸盐浓度测定超过 120mg/L 即可中毒；超过 200mg/L 可致死。

（1）用药过程中可出现恶心、呕吐、精神不安、肌肉痉挛、头痛、厌食、皮疹、出汗、发热。

（2）降压过度过快可出现眩晕、头痛、大汗、恶心、呕吐、肌肉痉挛、神经紧张或焦虑、嗜睡、惊厥、烦躁、胃痛、反射性心动过速或心律不齐，症状的发生与静脉给药速度有关，与总量关系不大。严重的有低血压、心悸、心绞痛，甚至心脏停搏。

（3）突然停用本药，尤其血药浓度较高而突然停药时，可能发生反跳性血压升高。

（4）硫氰酸盐中毒可出现运动失调、视力模糊、谵妄、眩晕、头痛、意识丧失、恶心、呕吐、耳鸣、气短、无力、昏迷乃至死亡。

（5）氰化物中毒表现为呼吸困难、反射消失、昏迷、心音遥远、低血压、脉搏消失、皮肤粉红色、呼吸浅、瞳孔散大；组织缺氧可出现代谢性酸中毒。

（6）高铁血红蛋白血症、皮肤光敏感与疗程及剂量有关，皮肤石板蓝样色素沉着停药后经较长时间（1～2 年）才渐退。其他过敏性皮疹、停药后消退较快。使用中还可出现静脉炎。

（7）长期或大剂量使用，特别在肾衰竭患者，可能引起硫氰化物蓄积而导致甲状腺功能减退，亦可出现险峻的低血压症，故须严密监测血压。

（二）救治措施与注意事项

1. 救治措施

（1）立即停药或减慢滴速，降压过度症状逐渐消失。

（2）氰化物中毒症状严重者可给予：

①亚硝酸异戊酯 1～2 支用手帕包好，压碎后吸入。

②亚硝酸钠 300～600mg 缓慢静脉注射。

③硫代硫酸钠 12.5～25g 用生理盐水溶解为 25％溶液，缓慢静脉注射。

（3）高铁血红蛋白血症：

①予以 1％亚甲蓝 50ml（儿童 8～10mg/kg）静脉注射。

②细胞色素 C 15～30mg 静脉注射，或加入 5％葡萄糖溶液 500ml 中静脉滴注。

③50％葡萄糖溶液 80～100ml 静脉注射。

（4）吸氧或高压氧治疗。

（5）对症处理。

2. 注意事项

（1）血容量不足未纠正者、严重肝肾功能不全者、甲减、血小板减少或对本药过敏者禁用。

（2）严重低血压及尿闭者禁用。

（3）用药期间需严密监测血压和心率。

（4）用药 72 小时以上应每天测定血中硫氰酸盐浓度。

（5）缓慢停药，骤然停药偶可发生急性左心衰竭。

（6）可引起轻度缺氧血症。

（7）注意药物配伍禁忌，避免引起或加重不良反应。如与其他降压药（甲基多巴、可乐定）同用可使血压急剧下降。与多巴酚丁胺同用可使心排血量增加，肺毛细血管楔嵌压降低。西地那非可加重本药的降压反应，严禁合用。

七、卡托普利

卡托普利（巯甲丙脯酸、开搏通）为人工合成的非肽类血管紧张素转化酶（ACE）抑制剂，作用于肾素－血管紧张素－醛固酮系统（RAA 系统），阻止血管紧张素 I 转化为血管紧张素 II，从而降低外周血管阻力，并通过抑制醛固酮分泌，减少水钠潴留，用于治疗各种类型高血压。

（一）不良反应临床表现

1. 较常见的不良反应

（1）皮疹，呈斑丘疹或荨麻疹，可伴有瘙痒、发热，嗜酸性粒细胞增多或抗核抗体阳性。

（2）心悸、心动过速、胸痛。

（3）咳嗽，持续性干咳。

（4）味觉迟钝。

2. 较少见的不良反应

（1）蛋白尿，可呈肾病综合征、肾衰竭表现。

（2）低血压引起眩晕、头痛、昏厥，尤其在缺钠或血容量不足时。

（3）血管性水肿，可见于面部、眼睑、舌、咽喉、四肢肿胀，如出现吞咽或呼吸困难、声音嘶哑，应警惕窒息的发生。

（4）心率快而不齐。

（5）面部潮红或苍白。

3. 少见的不良反应

（1）白细胞（与剂量相关）与粒细胞减少，伴有发热、寒战，治疗开始后 3～12 周出现，以 10～30 天最显著，停药后持续 2 周。

（2）肝功能损害如肝内胆汁淤积，以及血钾升高、血钠降低等。

（二）救治措施与注意事项

1．救治理措施

（1）停药后上述临床表现多能自行缓解。

（2）逾量可致低血压，应立即停药，并扩容以纠正。

（3）一旦出现喉头血管性水肿，立即采取措施。

①皮下注射盐酸肾上腺素，剂量为 0.5～1.0ml，必要时可 15 分钟后重复一次。

②糖皮质激素，如地塞米松 10～20mg 静脉注射或静脉滴注。

③口含冰块，喉部外敷冰块冷敷（湿毛巾包裹冰块）。

④必要时气管切开置管维护呼吸。

（4）吲哚美辛可使本药的降压作用消失，必要时可试用。

（5）如有可能应尽早血液透析。

（6）对症处理。

2．注意事项

（1）对本品过敏者、白细胞减少者禁用。

（2）肾动脉狭窄者用药后可致肾衰竭者禁用。

（3）孕妇、哺乳期妇女禁用。

（4）系统性红斑狼疮、自身免疫性疾病、肾功能不全、老年患者慎用。

（5）用药期间应定期检查白细胞分类计数、尿红细胞和蛋白、血清电解质等。

（6）严格限钠饮食或透析者，首剂易发生突然而严重的低血压。

（7）用于肾素型高血压患者时剂量不宜过大，以免血压下降过度。

（8）保钾利尿剂合用时应注意监测血钾。

（9）下列情况慎用本品：①骨髓抑制；②主动脉瓣狭窄，可使冠状动脉灌注减少。

（10）注意药物配伍禁忌，避免引起或加重不良反应。

八、乌拉地尔

乌拉地尔（利喜定，压宁定，优匹敌）是一种选择性 α_1 受体阻断药，且有外周和中枢双重降压作用。用于各种类型高血压、重症高血压、高血压危象、充血性心力衰竭。

173

（一）不良反应临床表现

（1）可出现头痛、头晕、恶心、呕吐、出汗、烦躁、乏力、心悸、心律失常、上脸部压迫感或呼吸困难等症状。

（2）过敏反应少见，可见瘙痒、皮肤发红、皮疹等。

（3）极个别病例可出现血小板计数减少。

（4）血压骤然下降可能引起心动过缓甚至心脏停搏。

（二）救治措施与注意事项

1. 救治措施

（1）多为降压过快所致，通常在数分钟内即可消失。

（2）对本药过敏者应停药。

（3）过量可致低血压，可抬高下肢，补充血容量即可改善。血压过度降低必要时加升压药，并进行血压监测，个别病例需使用肾上腺素。

（4）对症处理。

2. 注意事项

（1）对本品过敏者禁用。

（2）主动脉狭部狭窄、动静脉分流患者禁用。

（3）孕妇、哺乳期妇女禁用。

（4）与其他降压药联合使用前应间隔一定的时间，必要时调整本药的剂量。

（5）血压骤降可引起心动过缓，甚至心脏停搏。

（6）开车或操纵机器者应慎用。

（7）老年人及肝功能受损者慎用。

（8）针剂不能与碱性液体混合，可引起溶液混浊或絮状物形成。

（9）注意药物配伍禁忌，避免引起或加重不良反应，如与其他抗高血压药物合用、饮酒、血容量不足，可增强本品针剂的降压作用。与西咪替丁同用可增加本品血药浓度。

九、卡维地洛

卡维地洛（金络、达利全、络德、枢衡、康达欣）为 α、β 受体阻断药，阻断受体的同时具有舒张血管作用，用于治疗轻度及中度高血压或伴有肾功能不全、糖尿病的高血压患者。

（一）不良反应临床表现

本药不良反应临床表现较多，但较少见，如：

1. 部分病人少见有高血压表现

（1）心动过缓，体位依赖性水肿、下肢水肿，乏力，眩晕，嗜睡，失眠，健忘。

（2）四肢缺血，心动过速，运动功能减退，胸骨下疼痛，水肿，焦虑，睡眠紊乱，抑郁加重，注意力不集中，思维异常，情绪不稳定。

（3）Ⅲ度房室传导阻滞，束支传导阻滞，心肌缺血，脑血管障碍，惊厥，偏头痛，神经痛虽很少见但很重要。

2. 部分病人少见有心功能不全表现

（1）多汗，乏力，胸痛，脱水，高血容量，水肿，体重增加，心动过缓，低血压，晕厥，房室传导阻滞，心绞痛恶化，眩晕，头痛。

（2）过敏反应，突然死亡，低血容量，直立性低血压，身体不适或感觉减退。

（3）罕见心功能不全患者肾功能恶化，尤其是低血压（收缩压＜100mmHg）、缺血性心脏病和弥漫性血管疾病或潜在肾功能不全者。

（4）诱发或加重外周血管疾病患者的动脉血流不足症状。

3. 其他系统少见表现

（1）呼吸系统表现有气管痉挛，哮喘，呼吸困难，肺水肿，呼吸性碱中毒。

（2）消化系统可见恶心呕吐，腹痛腹泻，胃肠道出血及黑便。肝功损害时表现为胆红素尿，转氨酶、碱性磷酸酶增高。

（3）泌尿系统可见尿频、血尿、白蛋白尿，尿素氮、尿酸增高等肾功能异常。

（4）血液系统可见有血小板减少、紫癜，贫血。罕见再生障碍性贫血（全血细胞减少），仅在合用与再障有关的其他药物时发生。

（5）皮肤表现有瘙痒、红斑、斑丘疹、光过敏反应、脱发，剥脱性皮炎。

（6）内分泌及代谢系统表现有男性性欲下降，口干，多汗，低血钾、低血钠、低血糖，或糖尿病，高密度脂蛋白下降，高脂血症。

（7）感染性表现如牙周炎，鼻窦炎，咽炎，上呼吸道感染，气管炎，泌尿道感染等。

（8）耳鸣，听力下降，视觉异常，背痛，关节痛，肌痛。

4. 药物过量表现

药物过量可导致严重低血压、心动过缓、心功能不全、心源性休克和心搏骤停，也可能出现呼吸系统问题、气管痉挛、呕吐、神志丧失和抽搐。

（一）救治措施与注意事项

1. 救治措施

（1）发生不良反应后应及时停药。

（2）超量引起不良事件，患者应平卧位，如需要可重病特别护理。

（3）尽早催吐、洗胃、胃肠道吸附、导泻。

（4）对症处理。

1）心动过缓：当脉搏＜55次/分，必须减量。严重心动过缓予阿托品静脉注射或静脉滴注。

①心血管功能支持：胰高血糖素5～10mg静脉注射，随后5mg/h静脉滴注。

②心肺功能监测、抬高下肢、注意循环血容量和尿量。

③给予拟交感神经药（多巴胺、异丙肾上腺素、肾上腺素）。

④如外周血管扩张明显，在持续循环监测的条件下可给予异丙肾上腺素、肾上腺素。

⑤药物治疗无效的心动过缓应安装起搏器。

2）对于气管痉挛，应给予β拟交感神经药（气雾剂或静脉用药）或静脉用氨茶碱。

3）抽搐时缓慢静脉推注地西泮或氯硝西泮。

4）休克者予以积极抗休克治疗。药物治疗必须持续使用至卡维地洛的7～10个半衰期[本品消除半衰期$(t_{1/2b})$为7～10小时]。

5）呼吸、心搏骤停及时予以CPR。

6）治疗期间出现肝功能异常或黄疸须停药，不可重复使用，并酌情保肝治疗。

2. 注意事项

（1）对本品过敏者禁用，过敏病史者可发生强烈反应，甚至对肾上腺素无反应。

（2）NYHA分级Ⅳ级失代偿性心功能不全，需要静脉使用正性肌力药物的患者禁用。

（3）气管痉挛或相关气管痉挛状态者禁用。

（4）Ⅱ度或Ⅲ度房室传导阻滞、病窦综合征者禁用。

（5）心源性休克、严重肝功能不全、糖尿病酮症酸中毒、代谢性酸中毒患者禁用。

（6）本品可掩盖低血糖、甲亢症状，尤其是心动过速。突然停药可加重甲亢症状或诱发危象。

（7）本品具有β受体阻断活性，不能突然停药，尤其是缺血性心脏病患者。必须1～2周以上逐渐停药。

（8）首次服药30天内低血压、直立性低血压、晕厥的发生率最高，因此心功能不全者开始剂量为3.125mg/次，2次/天；高血压患者为6.25mg/次，2次/天；且缓慢加量，并与食物同服。

（9）用药期间避免驾驶、精密操作等工作。

（10）加量时可加重心功能不全或体液潴留，必须增加利尿剂。

（11）嗜铬细胞瘤、变异性心绞痛患者慎用，可诱发胸痛。

（12）注意药物配伍禁忌。

十、美托洛尔

美托洛尔（倍他乐克、甲氧乙心安、美多心安）为抗心律失常药，属于Ⅱa类即无部分激动活性（PAA）无膜稳定作用的β受体阻断药（心脏选择性β受体阻断药）。用于治疗高血压、心绞痛、心肌梗死、心肌病、主动脉夹层、心律失常、甲亢等。

（一）不良反应临床表现

（1）心血管系统表现为心率减慢、传导阻滞、血压降低、心力衰竭加重、外周血管痉挛导致的四肢冰冷或脉搏不能触及、雷诺征。

（2）中枢神经系统反应较多可见疲乏、眩晕、抑郁，其他有头痛、多梦、失眠等。偶见幻觉。

（3）消化系统有恶心、胃痛、便秘、腹泻，但并不严重，很少影响用药。

（4）其他气急、关节痛、瘙痒、腹膜后腔纤维变性、听觉障碍、眼痛等。

（5）过量可导致显著的低血压和心动过缓。

（二）救治措施与注意事项

1. 救治措施

（1）口服过量者及早催吐、洗胃、给予药用炭以利胃肠道吸附，硫酸钠导泻，减少吸收，促进排泄。

（2）若发生严重的低血压、心动过缓或即将发生心力衰竭，为药物对 β_1 受体的阻断，对心脏的负性频率和负性传导作用所致。

①β_1 受体激动剂：普瑞特罗（异波帕胺），成人 $0.25\sim10mg$/次，在 10 分钟缓慢注入或静脉滴注，直至获得希望的效果（心率超过 100 次/分为宜）。

②若无选择性 β_1 受体激动剂，也可用多巴胺或阿托品静脉注射，以阻滞迷走神经。之后再给予间羟胺或去甲肾上腺素。严重心动过缓或低血压时，可以通过 β 受体激动剂异丙肾上腺素 $1\sim5\mu g$/min 迅速纠正。

③若未获得满意的疗效，可用其他拟交感胺类药如多巴酚丁胺、去甲肾上腺素。也可给予 $1\sim10mg$ 的胰高血糖素。

④对严重心动过缓、房室传导阻滞者，可必要时应予起搏器。

（3）雾化吸入 β_2 受体激动剂可缓解支气管痉挛，如：

①吸入型特布他林、沙丁胺醇（气雾剂和雾化溶液），起效快，作用时间短。

②吸入型富马酸福莫特罗干粉吸入剂，起效快，作用时间长。

③口服剂沙丁胺醇、特布他林、丙卡特罗等，并可与糖皮质激素同用。

④非选择性 β 受体激动剂（异丙肾上腺素）。治疗 β 受体阻断药过量所用的解毒剂剂量比常规治疗中推荐剂量高很多，这是因为 β 受体被 β 受体阻断药占据。

（4）心力衰竭

①强心剂，目前多用毛花苷丙（西地兰）$0.2\sim0.4mg$ 加入 5% 葡萄糖溶液 20ml 中静脉缓慢注射。

②快速利尿，静脉推注呋塞米（速尿）$20\sim40mg$，以期迅速减少有效循环血量，减轻心脏前负荷和肺游血及水肿。

③血管扩张剂，经上述处理心力衰竭仍未能得到控制时，可采用酚妥拉明、硝普钠等血管扩张药治疗。早期应用硝酸甘油、硝酸异山梨酯舌下含化亦有效。

④氨茶碱 0.25g 加入 10% 葡萄糖溶液 20ml 中缓慢静脉注射。

⑤地塞米松 $5\sim10mg$ 静脉注射，可增强心肌收缩、扩张周围血管、解除支气管痉挛、利尿，并有降低肺毛细血管通透性的作用。

⑥肺水肿出现严重发绀者，或微循环明显障碍者，可酌情选用阿托品、东莨菪碱、山莨菪碱（654-2）等静脉缓慢注射，以改善微循环灌注。

⑦急性左心力衰竭者可予吗啡 10mg 皮下注射，必要时亦可静脉注射。呼吸抑制者禁用，老年患者慎用，可先予半量观察后调整。禁用 β 受体阻断药。

（5）脂质代谢异常表现为血三酰甘油、胆固醇升高，HDL 胆固醇降低。一般来说与药物剂量过大、长期用药有关。必要时可以选用调血脂药物治疗。

（6）抑郁是由于药物对神经突触内 β 受体的阻断影响神经递质的释放或灭活所致。症状明显时应考虑停药，或改用水溶性 β 受体阻断药（阿替洛尔）。

（7）对症处理，透析效果不理想。

2. 注意事项

（1）低血压、显著心动过缓、心源性休克、重度或急性心力衰竭、末梢循环灌注不良、Ⅱ度或Ⅲ度房室传导阻滞、病态窦房结综合征、严重的周围血管疾病者禁用。

（2）妊娠、分娩期间、哺乳期妇女禁用。

（3）中断治疗须逐渐减量，一般于 7～10 天内撤除，至少也要经过 3 天。尤其是冠心病患者骤然停药可致病情恶化，出现心绞痛、心肌梗死或室性心动过速。

（4）使用 β 受体阻断药后，心脏对反射性交感兴奋的反应降低，使全麻和手术的危险性增加。可用多巴酚丁胺或异丙基肾上腺素逆转。尽管如此，对于要进行全身麻醉的患者最好停止使用本药，如有可能应在麻醉前 48 小时停用。

（5）用于嗜铬细胞瘤时应先行使用 α 受体阻断药。

（6）低血压、心脏或肝脏功能不全时慎用。

（7）COPD 与支气管哮喘患者慎用美托洛尔，如需使用以小剂量为宜，且剂量一般应小于同等效力的阿替洛尔。应同时加用 β₂ 受体激动剂，剂量可按美托洛尔的使用剂量调整。

（8）对心脏功能失代偿的患者应在使用洋地黄或利尿剂治疗的基础上使用美托洛尔。

（9）注意药物配伍禁忌。如不宜与维拉帕米同用，以免引起心动过缓、低血压和心脏停搏。

十一、阿罗洛尔

阿罗洛尔（阿尔马尔）为 α 及 β 受体阻断药，但阻断 α 受体的作用较弱，阻断 α 受体与 β 受体的比为 1∶8，故其直立性低血压作用甚弱。本品可使血压降低，使亢进的心功能降低，使心肌耗氧量减少。

（一）不良反应临床表现

（1）心血管表现为心力衰竭、房室传导阻滞、心动过缓、胸痛、胸部不适感、眩晕、低血压，偶见心房颤抖、末梢血循环障碍、心悸、气喘。

（2）神经系统表现有乏力、头痛、嗜睡，偶见忧郁、失眠。

（3）消化系统可有腹部不适感、腹泻、腹痛、恶心、呕吐，偶见食欲缺乏、消化不良、腹胀、便秘、肝功能损害。

（4）呼吸系统表现为支气管痉挛、气喘、咳嗽。

（5）眼泪减少、眼睛疲惫，偶见雾视。

（6）过敏症状有皮疹、荨麻疹、瘙痒、灼热感。

（6）其他方面有水肿、麻木、肌肉痛、口渴、脱发、白细胞增多。

（二）救治措施与注意事项

1. 救治措施

（1）一般及时停药可逐渐缓解或消失。

（2）口服过量应及早催吐、洗胃，口服药用炭吸附，并导泻。

（3）心力衰竭者及时给予强心利尿剂，或血管扩张剂。

（4）心动过缓可给予阿托品、异丙肾上腺素。

（5）低血压时需谨慎补容，可酌情给予间羟胺、多巴胺或去甲肾上腺素。

（6）支气管痉挛可给予雾化吸入 β_2 受体激动剂，特布他林、沙丁胺醇口服、气雾吸入，并可予糖皮质激素，或静脉注射氨茶碱。

（7）皮肤过敏可予抗组胺药物、葡萄糖酸钙针。

（8）消化道症状可予阿托品、颠茄合剂。肝功损害停药后可逐渐恢复，必要时保肝治疗。

（9）对症处理。

2. 注意事项

（1）对本药过敏史者禁用。

（2）严重心动过缓、糖尿病性酮症、代谢性酸中毒、支气管痉挛、心源性休克、肺动脉高压所致右心衰竭患者、充血性心力衰竭患者禁用。

（3）孕妇、哺乳期妇女禁用。

（4）手术前 48 小时内不宜给药。

（5）用于嗜铬细胞瘤患者时，须始终联合应用 α 受体阻断药。

（6）特发性低血糖、控制不充分的糖尿病、长时间禁食者、严重肝、肾功能障碍、有末梢血循环障碍（雷诺征，间歇性跛行）者、老人及儿童慎用。

（7）驾车及操作机械者慎用。

（8）长期给药时须定期进行心功能检查（心率、血压、心电图、X线）。

（9）注意药物配伍禁忌。

十二、阿替洛尔

阿替洛尔（天诺敏、氨酰心安、苯氧胺、速降血压灵）为心脏选择性 β 受体阻断药，无膜稳定作用，无内源性拟交感活性。是适用于各种原因所致的中、轻度高血压病，包括老年高血压病和妊娠期高血压的选择性 $β_1$ 肾上腺素受体阻断药。

（一）不良反应临床表现

（1）在心肌梗死患者中，最常见的不良反应为低血压和心动过缓。

（2）其他反应可有头晕、四肢冰冷、疲劳、乏力、肠胃不适、精神抑郁、脱发、血小板减少症、牛皮癣样皮肤反应、牛皮癣恶化、皮疹及干眼等。

（3）敏感患者可致心脏传导阻滞。

（二）救治措施与注意事项

1. 救治措施

（1）过量或误服应及早催吐、洗胃，口服药用炭，并导泻，以阻断吸收，促进排泄。

（2）严重心动过缓、低血压可静脉注射阿托品 1～2mg，如有必要随后静脉注射大剂量胰高血糖素 10mg，可根据反应重复或随后静脉滴注胰高血糖素 1～10mg/h。若无预期效果，或没有胰高血糖素，可予 β 受体激动剂（普瑞特罗、多巴酚丁胺、去甲肾上腺素、异丙肾上腺素上腺素）。

（3）对症处理。

2. 注意事项

（1）严重窦性心动过缓、房室传导阻滞、心源性休克患者禁用。

（2）孕妇禁用，哺乳期妇女慎用。

（3）老年人用量应减少，尤其肾功能减退者。

（4）肾功能损害时须减少用量。

（5）心力衰竭者须与洋地黄或利尿药合用，如症状仍存在，应减量使用。

（6）本药停药过程至少 3 天，常可达 2 周，如有撤药症状，如心绞痛发作，则暂时再给药，待稳定后渐停用。

（7）注意药物配伍禁忌。与其他抗高血压药物及利尿剂并用能加强其降压效果。I 类抗心律失常药、维拉帕米、麻醉剂要特别谨慎。

十三、噻利洛尔

噻利洛尔（得来恩、塞利心安）为高选择性 β 受体阻断药，具有内在拟交感活性，不增加呼吸道阻力，扩张外周血管，改善血液循环，降低血压。

（一）不良反应临床表现

（1）可有头痛、头晕、乏力、困倦、嗜睡及恶心。
（2）偶见心悸、震颤。
（3）罕见抑郁症及过敏反应。
（4）严重者可出现支气管痉挛、皮疹。

（二）救治措施与注意事项

1. 救治措施

（1）一般反应轻微，通常无须停药。多数停药后可恢复。
（2）如出现支气管痉挛，与 β 受体阻断药有关的副作用时应停药。可给予 β 受体激动剂如特布他林、沙丁胺醇、异丙肾上腺素及氨茶碱等。
（3）对症处理。

2. 注意事项

（1）严重心动过缓者、心源性休克、心力衰竭、哮喘急性发作者禁用。
（2）继发于肺动脉高压的右心衰竭者禁用。
（3）正在服用能增强肾上腺素能活性的抗精神病药物和停用此类药物不满两周者禁用。
（4）肌酐清除率低于 15ml/min 的肾功能不全者禁用。
（5）肝、肾功能不全者慎用。
（6）心绞痛和缺血性心脏病长期用药，突然停药可能会出现心绞痛加重和心肌梗死。因此，对于这类患者，应在 1～2 周内逐渐减量，直至停用。
（7）充血性心力衰竭、支气管痉挛、糖尿病、甲状腺病患者慎用。

（8）儿童、孕妇及哺乳期妇女慎用。

（9）注意药物配伍禁忌。如与利血平合用，作用相加，可发生直立性低血压和心动过缓，甚至出现眩晕和晕厥。

十四、比索洛尔

比索洛尔（博苏、康可、康忻）为选择性β1肾上腺素能受体阻断药。无内在拟交感活性和膜稳定作用。本药作用时间长（24 小时以上），连续服用控制症状好且无耐受现象，对呼吸系统副作用极小，未见对脂肪分解代谢的影响。

（一）不良反应临床表现

（1）服药初期可出现轻度乏力、胸闷、头晕、心动过缓、嗜睡、心悸、头痛和下肢水肿等。

（2）极少数情况下会出现胃肠紊乱（腹泻、便秘、恶心、腹疼）及皮肤反应（红斑、瘙痒）。

（3）偶见血压明显下降、脉搏缓慢或房室传导失常。

（4）有时产生麻刺感或四肢冰凉，极少情况下会导致肌肉无力、肌肉痛性痉挛及泪少。

（5）对间歇性跛行或雷诺征的患者，服药初期病情可能加重，原有心肌功能不全者亦可能病情加剧。

（6）偶尔会出现气道阻力增加。

对伴有糖尿病的年老患者，其糖耐量可能降低，并掩盖低血糖表现（心跳加快）。

（二）救治措施与注意事项

1. 救治措施

（1）一般不良反应继续服药均可减轻或消失。

（2）过量引起心动过慢或血压过低时须停服本药。必要时可单独或连续使用以下药物：

①阿托品 0.5～2.0mg 静脉滴注。

②间羟异丙肾上腺素（异丙喘宁）适量口服，成人每次 10～20mg，3 次/天；气雾吸入，每次 0.65～1.95mg（喷吸 1～3 次），4～6 次/天，每日最大量 7.8mg（喷吸 1～2 次）。

③胰高血糖素 1～5mg(或 1～10mg)，肌内注射或静脉注射。如 20 分钟仍不见效，则应尽快应用葡萄糖。用于心源性休克，连续静脉输注，1～12mg/h。

(3)出现雷诺征可采用血管扩张剂。

①盐酸妥拉唑林，口服，25mg/次，3～4 次/天；肌内或皮下注射，10～25mg/次。

②活血通络温经回阳的中药(当归四逆汤)和针灸也有一定的效果。

③冬天要注意保暖，防止创伤，严禁吸烟。

(4)对症处理。

2. 注意事项

(1)休克，Ⅱ度、Ⅲ度房室传导障碍，病窦综合征，窦房传导阻滞，心动过缓，血压过低，支气管哮喘及外周循环障碍晚期者禁用。

(2)肾上腺瘤(嗜铬细胞瘤)仅在使用 α 受体阻断药后方能服用本药。

(3)孕妇、哺乳期妇女慎用。

(4)糖尿病、酸中毒、肺功能不全、严重肝、肾功能不全患者慎用。

(5)中断治疗时应逐日递减剂量，与其他降压药合用时常需减量。

(6)本药可减弱驾车或操纵机器能力，尤其初始服用或转换药物时或饮酒更甚。

(7)注意药物配伍禁忌。与其他抗高血压药物并用时降压作用增强。

十五、非洛地平

非洛地平(波依定、氯苯吡啶、二氯苯吡啶)为选择性钙离子拮抗剂，主要抑制小动脉平滑肌细胞外钙的内流，选择性扩张小动脉，对静脉无此作用，不引起直立性低血压；对心肌亦无明显抑制作用。

(一)不良反应临床表现

(1)常多发生在用药后 2～3 周，发生率与年龄和用药剂量有关，可引起外周血管过度扩张，伴随外周性水肿、头痛、面部潮红，还可见乏力、热感、心悸、恶心、消化不良、便秘、眩晕、感觉异常、上呼吸道感染、咳嗽、流鼻涕、喷嚏、皮疹、牙龈增生、牙龈炎、轻微的牙龈肿大。

(2)药物过量可引起外周血管过度扩张，伴有显著的低血压，有时还可能出现心动过缓。

(3)发生率较低或与本药关系不确定的不良反应有以下几类。

①全身症状,如胸痛、面部水肿、流感样症状、疲倦乏力、贫血、视力障碍。

②严重者或在敏感人群中可能引发心绞痛、心肌梗死、低血压、晕厥、心律失常、心动过速、心动过缓、期前收缩、心悸。

③呼吸系统为呼吸困难、呼吸道感染、支气管炎、鼻窦炎、鼻出血。

④胃肠道反应有腹痛、腹泻、恶心、呕吐、口干、胀气、反酸、ALT(SGPT)升高。

⑤神经系统有头痛、失眠、抑郁、焦虑障碍、烦躁、神经过敏、嗜睡、眩晕、感觉异常。

⑥内分泌系统如男性乳腺发育、阳痿、性功能障碍。

⑦骨骼肌表现有关节痛、背痛、腿痛、足痛、肌肉痛性痉挛、肌痛、臂痛、膝痛、髋痛。

⑧皮肤系统有瘙痒、挫伤、红斑、荨麻疹、风疹、光敏反应、血管神经性水肿、踝部水肿、血管炎、发热。

⑨泌尿生殖系统有阳痿、尿频、尿急、排尿困难、多尿。

(二)救治措施与注意事项

1. 救治措施

(1)大多数反应是与剂量相关,往往出现在开始用药或增加剂量时,这种反应常常伴随着时间的推移而逐渐消失。

(2)发生严重低血压应立即将患者置于仰卧位,并抬高下肢,静脉输液。

(3)伴有心动过缓时予阿托品 0.5～1mg,缓慢静脉滴注。如效果不明显,应输注葡萄糖、盐水和右旋糖酐扩充血容量。如上述措施仍不见效时,可给予 α_1 肾上腺素受体作用为主的拟交感胺类药(多巴胺)。

(4)对症处理。

①选用有效抗生素及时控制上呼吸道感染。

②牙龈炎及肿大应予专科治疗。

③本品血浆蛋白结合率高,尚不明确能否通过血液透析。

④皮疹瘙痒者可给予抗组胺药物。

2. 注意事项

(1)对本品过敏者禁用。

(2)孕妇、哺乳期妇女和儿童禁用。

(3)低血压患者慎用。

（4）心力衰竭和心功能不全者慎用，须注意本药的负性肌力作用，尤其与β受体阻断药合用时。

（5）老年人或肝功能不全者宜从低剂量开始，并监测血压。

（6）剂量＞10mg/d可增加降压作用，增加周围性水肿和其他血管扩张不良事件的发生率。

（7）本药应空腹口服或食用少量清淡饮食，应整片吞服，勿咬碎或咀嚼。保持良好的口腔卫生可减少牙龈增生的发生率和严重性。

（8）注意药物配伍禁忌。

十六、拉西地平

拉西地平（乐息平）为二氢吡啶类钙离子拮抗剂，具高度选择性作用于平滑肌的钙通道，主要扩张周围动脉，减少外周阻力，降压作用强而持久。

（一）不良反应临床表现

（1）常见的有头痛、皮肤潮红、水肿、眩晕和心悸。

（2）少见无力、皮疹（包括红斑和瘙痒）、胃纳不佳、恶心、多尿。

（3）极少数有胸痛和齿龈增生。

（4）逾量可引起低血压及心动过速。理论上心动过缓或房室传导阻滞也会发生。

（二）救治措施与注意事项

1. 救治措施

（1）一般不良反应多不影响治疗，必要时可停药。

（2）严重低血压时可酌情给予输液扩容或升压药。

（3）胸痛者应心肺功能监测，予以相应处理。

（4）齿龈增生需予专科治疗。

（5）因无特殊解毒药，应积极给予对症和支持治疗。

（6）对症处理。

2. 注意事项

（1）对本品过敏者禁用。

（2）孕妇及哺乳期妇女慎用，临娩孕妇禁用。

（3）肝功能不全者需减量或慎用。因其生物利用度可能增加，而加强降血压作用。

(4)本品不经肾脏排泄,肾病患者无须修改剂量。

(5)注意药物配伍禁忌。与β受体阻断药、利尿药合用,降压作用可加强。

十七、尼卡地平

尼卡地平(佩尔、佩尔地平、硝苯苄胺啶)为钙通道阻滞剂,可抑制心肌与血管平滑肌的跨膜钙离子内流而不改变血钙浓度。而且能抑制磷酸二酯酶,使脑、冠状动脉及肾血流量增加,起到降压作用。

(一)不良反应临床表现

(1)常见有足踝部水肿、头晕、头痛、面部潮红等。

(2)有时出现谷丙转氨酶(GPT)、谷草转氨酶(GOT)升高。

(3)较少见的有心悸、心动过速、心绞痛加重,减少剂量或予β受体阻断药可以纠正。

(4)少有恶心、口干、便秘、乏力、皮疹等。

(5)偶有胆红素、乳酸脱氢酶、胆固醇、尿素氮、肌酐升高;偶见粒细胞减少。

(6)过量可引起明显的低血压和心动过缓,伴嗜睡、意识模糊和言语不清。

(二)救治措施与注意事项

1. 救治措施

(1)一般不良反应不影响治疗,或酌情对症处理。

(2)过量引起的低血压、心动过缓患者平卧位、抬高下肢,注意循环血量和尿排出量、心脏和呼吸功能的监测。并静脉补液,静脉给予葡萄糖酸钙有助于逆转钙内流阻断作用。对严重低血压患者给予血管升压药。

(3)对嗜睡、意识模糊和言语不清应检测颅内压,颅内高压者应及时给予脱水利尿剂,如甘露醇、甘油果糖等制剂。

(4)其他对症处理。

2. 注意事项

(1)对本药过敏者禁用。

(2)严重主动脉瓣狭窄、嗜铬细胞瘤患者禁用。

(3)肝、肾功能障碍、低血压、青光眼患者慎用。

(4)孕妇、哺乳期妇女、儿童慎用。

（5）充血性心力衰竭患者慎用，特别是在与β受体阻断药合用时。

（5）慎用于急性脑梗死和脑缺血患者，以防发生低血压。

（7）用药期间应监测血压，避免发生低血压。

（8）与β受体阻断药合用时，应避免突然停用β受体阻断药。

（9）注意药物配伍禁忌。

第六章　消化系统药物不良反应与防治

第一节　胃肠解痉药

一、丙胺太林

丙胺太林又称普鲁本辛,为抗 M 胆碱药,为白色或类白色的结晶性粉末;无臭,味极苦;在水、乙醇或氯仿中极易溶解,在乙醚中不溶。本品有较强的阿托品样外周抗胆碱、抗毒蕈碱作用,能选择性抑制胃肠平滑肌,作用较强、持久,并不同程度地减少胃液和黏蛋白的分泌。本品不易通过血—脑屏障,故很少发生中枢作用。临床应用于胃及十二指肠溃疡、胃痉挛、胆绞痛和胰腺炎等引起的腹痛。也可用于多汗症,妊娠呕吐和遗尿症。用法:1 日 3～4 次,每次 15mg,饭前服,睡前 30mg;治疗遗尿可于睡前口服 15～45mg。

由于丙胺太林有较强的阿托品样外周抗胆碱、抗毒蕈碱作用,其不良反应较多,主要有口干、视物模糊、眼压增高、直立性低血压、尿潴留、便秘、头痛、心悸等。

（一）抗胆碱、抗毒蕈碱样症状

1. 临床表现

口干、视物模糊、眼压增高、直立性低血压、尿潴留、便秘、心悸等症状。

2. 观察与护理

（1）用药前评估患者有无青光眼、前列腺增生病史,是否为手术前,如有则禁用,有心脏疾病者慎用。

（2）此药应于餐前 30～60 分钟或睡前给药,并告知患者:本品味苦,不宜嚼碎或研碎服用。

（3）每次给药前,要给患者测体温、心率,检查有无视物模糊情况。如患者出现体温升高,或心率＞100 次/分,或出现视物模糊现象,立即报告医生,暂停给药。

（4）告知患者用药注意事项：如同时服用抗酸药或止泻药时，应与本品至少间隔1小时，以免影响药效；不能与红霉素合用，因会降低红霉素的效果；不能与甲氧氯普胺、多潘立酮等促动力药同时服用，因与本品相互拮抗。

（5）对于有心脏病和高血压的患者，用药期间要密切注意监测血压、脉搏、心音及节律变化。

（6）对于有胃溃疡的患者，用药期间嘱其避免食用刺激性食物，避免饮酒或饮含乙醇饮料。

（7）对于老年患者，每次服药前最好让其先排空尿液。服药后嘱其多饮水，多食富含粗纤维的食物，以防便秘。

（8）给药后要密切注意观察用药后的不良反应。

1）治疗早期，可能出现直立性低血压或心动过速，因而应嘱患者不要突然改变体位，不要剧烈活动，起立时动作要缓慢，如起立时出现头晕、心慌、软弱等症状，应立即扶持，就地倚靠或卧床休息，以免发生意外。

2）如患者感觉口干，可让患者少量多次饮水，以湿润口唇，或含嚼口香糖或酸味硬糖，以减轻口干症状。

3）注意观察患者是否有排尿困难或尿潴留，特别是老年人，如出现尿潴留，则予以导尿处理。

4）注意听诊患者有无肠鸣音，观察有无肠蠕动，特别是对有溃疡性结肠炎者，往往可因大肠中毒而致麻痹性肠梗阻。一旦发现，立即报告医生，及时处理。

（二）中枢神经症状

1. 临床表现

头痛、嗜睡、性能力降低等，逾量时可出现兴奋、幻觉等类似阿托品中毒样表现。

2. 观察与护理

（1）用药期间，嘱患者避免驾驶、机械操作或高处作业。

（2）对于老年人及衰弱者，应注意观察其精神症状。如出现激动、错乱、幻觉、嗜睡等反应，立即停药，停药后症状可消失。在症状消失前，注意患者的安全护理。对于出现兴奋、幻觉的患者，护理人员要态度温和、冷静、亲切，安排患者的床位远离窗口，注意预防其伤人或自伤。对于病情重者，应有专人护理，加强病情的观察。

二、丁溴东莨菪碱

丁溴东莨菪碱又称解痉灵,为抗 M 胆碱药,具有对平滑肌的解痉作用及阻断神经和神经肌肉接头的作用,对胃肠、胆道和泌尿道有特异性解痉作用,并抑制胃肠蠕动。对中枢作用较弱,对心脏、瞳孔和腺体的影响较小。本品为白色或几乎白色结晶性粉末;无臭或几乎无臭。在水中或氯仿中易溶,在乙醇中略溶。

临床应用于胃、十二指肠、结肠纤维内镜检查的术前准备,内镜逆行胰胆管造影和胃、十二指肠、结肠气钡低张造影或 CT 扫描的术前准备,可有效地减少或抑制胃肠道蠕动,使检查效果满意,图像清晰,成功率高。还可用于治疗各种原因引起的胃肠道痉挛、胆绞痛、肾绞痛或胃肠道蠕动亢进等,疗效确切,比阿托品、山莨菪碱的作用强,有起效快、副作用小的特点。常用量:口服:1 次 20mg,4 次/天。肌内注射、静脉注射或静脉滴注:1 次 20~40mg,或 1 次 20mg,间隔 20~30min 后再用 20mg。静脉滴注可溶于 5％葡萄糖注射液、0.9％氯化钠注射液中滴注。

2. 观察与护理

(1)用药前询问患者过敏史。对于有过敏体质、食物和药物过敏史及家族史的患者慎用。

(2)用药期间注意观察患者用药后的反应。发生皮疹时应立即停药,口服抗组胺药物,口服或外用糖皮质激素等进行治疗。出现皮肤瘙痒者,嘱患者剪短指甲,勿用力搔抓,可用温水擦洗皮肤,加强皮肤护理以减少皮肤损伤。

三、盐酸屈他维林

盐酸屈他维林又称定痉灵、诺仕帕、羟戊丁氨酯、羟戊丁氨酯盐酸盐、屈他维林盐酸盐,是罂粟碱的衍生物,为一种特异性平滑肌解痉药,是一种直接作用于平滑肌的较强的解痉剂,对胃肠道、胆道、泌尿道等平滑肌均有松弛作用,可用于解除或预防功能性或神经性的平滑肌痉挛。盐酸屈他维林作用机制包括:①作用于平滑肌细胞表面,改变细胞的膜电位和膜通透性;②抑制磷酸二酯酶,增加平滑肌细胞内 cAMP 的水平;③抑制平滑肌细胞内最初的钙离子反应。盐酸屈他维林注射液为黄绿色的澄明液体。本品的解痉作用强于抗胆碱能类和罂粟碱类,对平滑肌松弛作用是罂粟碱的 2.5 倍。

本品可用于治疗胆源性疾病相关的平滑肌痉挛:胆石症、毛细胆管结石、胆囊炎、胆囊周炎、胆管炎、乳头炎;泌尿道平滑肌痉挛:肾结石、输卵管结石、肾盂肾炎、膀胱炎、排尿里急后重;缩短生理分娩时宫颈扩张期,从而缩短分娩时间。还可用于胃肠道平滑肌痉挛疾病及血管性头痛的辅助治疗。用法:成人常规平均用量:口服给药:每次 40~80mg,每日 120~240mg。皮下注射:每次 40~80mg,每日 1~3 次。肌内注射:同皮下注射。

本品与抗乙酰胆碱药物作用机制完全不同,它不影响自主神经系统,对胃肠道正常平滑肌无影响,故没有抗乙酰胆碱能药的不良反应。本品发生不良反应少,不良反应的主要表现为恶心,便秘,头痛,眩晕和失眠,心悸和血压过低,过敏反应等。

（一）胃肠道症状

1. 临床表现

极罕见,表现为恶心、口干、便秘等。

2. 观察与护理

(1)告知患者饭后半小时内服药,以减轻恶心不适症状。

(2)服药后嘱患者多饮水,每天饮水在 2500~3000ml,多进食含纤维素类食物,少食辛辣刺激性食物。让患者养成定时排便的习惯。

(3)用药后注意观察大便的性质、次数和量,以及有无其他伴随症状。

(4)如出现便秘,对年老患者可用些润肠通便药物,切不可随意应用烈性泻药,可根据病情采用开塞露、生理盐水灌肠或针刺疗法。

（二）神经系统反应

1. 临床表现

偶尔出现一过性头晕、头痛、眩晕、失眠,多见于老年患者,可能与患者高龄,对该药轻微血管舒张作用的耐受能力差有关。

2. 观察与护理

(1)用药前注意掌握药物应用的指征,本品勿与左旋多巴合用,因合用后可能加剧强直和颤抖症状。

(2)用药前告知患者尤其是高龄老年患者及其家属,用药后可能出现的不良反应及用药注意事项,以取得配合。

(3)用药后嘱患者外出时需有人陪伴,不要一个人外出,不要在水边等危险地方行走,避免有潜在危险性的作业,如驾驶和操纵机器等,以免发生意外。

(4)注意观察患者有无头晕、头痛、失眠等症状,一旦出现上述症状,告知患者勿紧张,休息后症状可自行缓解。

(三)心血管系统反应

1. 临床表现

表现为心悸、血压过低,少见。

2. 观察与护理

(1)用药前掌握药物的适应证。对于严重的肝功能、肾脏功能不全的患者,严重房室传导阻滞的患者,严重心功能不全的患者,叶啉病患者及儿童禁用。

(2)用药前先观察患者的脉搏、心率及血压情况。

(3)血压过低的患者使用本品需要特别注意:

1)静脉途径给予盐酸屈他维林时,让患者取卧位,以防止虚脱。

2)由于静脉注射过快可致患者动脉血压下降,因此,静脉推注本品时,静注速度宜慢而匀速,推药过程中严密观察脉搏及动脉血压的变化。

3)嘱患者不要突然改变体位,尤其是坐位变卧位、蹲位变站位时,以防跌倒。

(四)过敏反应

1. 临床表现

由于本品含有焦亚硫酸盐,在易感人群中能导致过敏反应,特别是对焦亚硫酸盐过敏者,主要表现为过敏性皮炎,皮疹,瘙痒,有哮喘病史者易诱发支气管痉挛,导致哮喘发作。

2. 观察与护理

(1)用药前询问患者的过敏史,对药物成分过敏者,尤其是注意对焦亚硫酸盐过敏者禁用。

(2)如果患者对焦亚硫酸钠过敏,而病情需要使用本品,则应避免胃肠外给药。

(3)用药过程中,如出现皮疹、瘙痒等过敏性皮炎表现时,立即予以停药。同时告知患者多饮水,以加快排泄,适当休息,必要时口服抗组织胺类药物或短期小量类固醇皮质激素治疗。

(4)如导致哮喘发作,除立即停药外,及时采用支气管舒张剂气雾吸入、激素治疗等,让患者绝对卧床休息,同时给予精神支持和心理护理,进食富含营养的流质、半流质饮食,鼓励患者多进饮料,使尿量保持在不少于每日 1000ml以上。

第二节　助消化药

助消化药是促进胃肠道消化过程的药物,大多数助消化药本身就是消化液的主要成分。在消化液分泌功能不足时,用它们能起到代替疗法的作用。另外有些药物能促进消化液的分泌,或制止肠道过度发酵,也用作消化不良的辅助治疗。本节选择胃蛋白酶与胰酶进行详细叙述。

一、胃蛋白酶

胃蛋白酶为助消化药。本品是由健康动物牛、羊、猪等胃黏膜中得到的一种含有胃蛋白分解酶的物质,为一种蛋白水解酶,服用后能使蛋白质转化为蛋白脉、肽等,从而促进消化,增进食欲。本品为白色至淡黄色的粉末,无臭,水溶液显酸性反应。其制剂主要包括:胃蛋白酶片、胃蛋白酶颗粒和含糖胃蛋白酶等,给药途径多为口服给药。

本品主要用于胃蛋白酶缺乏或病后消化功能减退而引起的食欲缺乏、消化不良及其他胃肠疾病如萎缩性胃炎等,胃蛋白酶颗粒常用规格为每包 480 单位,成人一次一包,一日 3 次,饭前口服。本品发生不良反应稀少,偶有发生过敏反应。

过敏反应:

1. 临床表现

用药后可出现瘙痒,皮肤散在红色皮疹,甚至发生过敏性紫癜等罕见不良反应。

2. 观察与护理

(1)用药前详细询问患者用药史、过敏史,对本品过敏者禁用。

(2)胃蛋白酶口服液贮藏期间会产生少量沉淀,须摇匀后服用。

(3)告知患者在饭前服用。

(4)由于胃蛋白酶遇热不稳定,温度在 70℃ 以上失效,服药时勿同时饮用过热的开水。本品在中性、碱性环境中活性降低,在含有 0.2%～0.4% 盐酸(pH 1.5～2.5)时消化力最强,因此忌与碱性药物配伍,不宜与抗酸药物同服。本品与铝制剂相拮抗,不宜与硫糖铝等合用。

(5)儿童用药必须在成人监护下使用。

(6)用药后密切观察患者反应,出现皮疹等过敏症状应停药,并予抗过敏等对症治疗,症状可消失。如服用过量或发生严重不良反应时应立即就医。

二、胰酶

胰酶又名得每通、消得良、胰腺酶、胰酵素、胰液素,系自猪、羊或牛胰脏中提取的多种酶的混合物,主要为胰蛋白酶、胰淀粉酶和胰脂肪酶。本品于中性或弱碱性条件下活性最强,在肠液中消化淀粉、蛋白质及脂肪,从而起到促进消化和增进食欲的作用。本品为白色或微带黄色的粉末,微臭,有引湿性;水溶液煮沸或遇酸即失去酶活力。

胰酶主要用于胰腺外分泌功能不全的患者,如常见的慢性胰腺炎、囊性纤维化、胰腺切除术后、胃切除术后、胰腺癌、胃肠道旁路重建术后等,肠外瘘的患者由于肠液的丢失,同时伴有大量消化酶的丢失,在进行肠内营养时,通常需补充外源性胰酶制剂,以促进患者对肠内营养物质的吸收,而改善患者的营养状态。胰酶制剂有胰酶片和肠溶胶囊两种制剂。胰酶肠溶片:成人一次 1~2 片,一日 3 次,餐前整片吞服;胰酶肠溶胶囊:成人每次 2~4 粒,一日 3 次,餐前半小时服。

本品不良反应发生率很低,接受胰酶替代治疗的患者中,偶有腹泻、便秘、胃部不适、恶心和皮疹等过敏反应。

过敏反应:

1. 临床表现

(1)皮疹:以药物性皮疹常见。通常是荨麻疹:大小不一、红痒、界限分明,伴全身皮肤瘙痒。

(2)喷嚏、哮喘:胰蛋白酶过敏反应所致黏膜与皮肤发生变态反应时,患者可首先出现鼻塞、鼻腔内痒、频繁打喷嚏,并遂即出现咽痒,严重时可引起哮喘。

(3)胃肠症状:偶有腹泻、便秘、胃部不适、恶心等。儿童和囊性纤维化患者大剂量、长时间使用,可能会导致纤维化结肠炎。

2. 观察与护理

(1)使用前,仔细询问患者有无过敏史及对本品任一成分的过敏史,对本品过敏者禁用。

(2)本品在酸性条件下易被破坏,服用时不可嚼碎,不宜与酸性药物同服;本品与等量碳酸氢钠同服,可增加疗效。

(3)此药不宜空腹使用,剂量不宜过大。

(4)服药过程中,密切观察有无皮疹、打喷嚏、腹泻、便秘等过敏症状出现,一旦发现,立即停药。

（5）服药期间嘱患者多饮水,尤其在体液流失增加期间,否则可能会加剧便秘的程度。

（6）如服用过量或出现严重不良反应,嘱患者立即就医。

第三节　止吐药、催吐药及胃肠动力药

止吐药为通过不同环节抑制呕吐反应的药物,包括如下几类:①噻嗪类:如氯丙嗪、异丙嗪、三氟拉嗪等,主要抑制催吐化学感受区,对各种呕吐(除晕动病呕吐外)均有效;②抗组胺类药:如苯海拉明、美可洛嗪等,常用于晕动病呕吐;③多巴胺或 5－羟色胺受体拮抗剂:如甲氧氯普胺、昂丹葡琼等;④其他:如东莨菪碱、维生素氏等。止吐药主要用于各种原因所致的剧烈呕吐,是一种非特异性的治疗措施。本节主要选择多巴胺或 5－羟色胺受体拮抗剂甲氧氯普胺、昂丹司琼进行详细叙述。

催吐药为引起呕吐的药物,其催吐机制或由于兴奋催吐化学敏感区,或由于刺激消化道反射性地兴奋呕吐中枢。主要用于中毒急救时催吐胃中毒物。目前大都采用洗胃以代替催吐药物,故临床应用甚少,本节不作介绍。

胃肠动力药是能增加胃肠推进性蠕动的一类药物。胃肠推进性蠕动受神经、体液诸因素调节,其中乙酰胆碱、多巴胺、5－羟色胺等神经递质起重要作用。近年来发现某些止吐药的作用机制在于阻滞多巴胺受体或 5－羟色胺受体,它们也有增加胃肠推动性蠕动的作用,因而将它们用作胃肠动力药。胃肠动力药主要用于胃肠动力障碍所致疾病或症状,如失弛缓症、胃瘫及各种消化不良症等。本节主要选择多潘立酮、西沙比利及莫沙比利进行详细叙述。

一、甲氧氯普胺

甲氧氯普胺俗称胃复安、灭吐灵,主要通过抑制中枢催吐化学感受区中的多巴胺受体而提高中枢催吐化学感受区阈值,使传入自主神经的冲动减少,从而呈现强大的中枢性镇吐作用;能松弛胃肠平滑肌,加强胃及上部肠段的运动,减少食管反流,加快胃排空,促进肠蠕动,加速食物通过肠道。尚有刺激催乳激素释放作用。本品为白色结晶性粉末;无臭,味苦。在水中几乎不溶,在酸性溶液中溶解。

甲氧氯普胺主要用于慢性胃炎、胃下垂伴有胃动力低下和功能性消化不良者,以及胆胰疾病等引起的腹胀、腹痛、嗳气、胃灼热及食欲缺乏等;中枢性呕吐、胃源性呕吐及脑外伤后遗症、急性颅脑损伤、药物、肿瘤、手术、化疗及放疗引起的恶心和呕吐等。用法:口服:一次 5～10mg,一日 10～30mg。饭前 0.5 小时服用。肌内注射:10～20mg。每日剂量一般不宜超过 0.5mg/kg,否则易引起锥体外系反应。

甲氧氯普胺引起的不良反应常见有昏睡、烦躁不安、倦怠无力等神经系统反应，女性乳汁分泌等内分泌系统反应及直立性低血压等心血管系统反应，少见的有恶心、便秘、腹泻等消化系统反应及药物性皮疹等过敏反应，大剂量或长期应用可致锥体外系反应。

（一）神经系统反应

1. 临床表现

常见有昏睡、倦怠无力、烦躁不安，少见有头痛、眩晕、情绪激动、睡眠障碍等。

2. 观察与护理

（1）用药前严格掌握用药指征。对于嗜铬细胞瘤、进行放疗或化疗的乳腺瘤、有癫痫病史及抗精神病药致迟发性运动功能障碍史、正在应用的有致锥体外系反应药物、机械性肠梗阻或穿孔、胃肠道出血、对普鲁卡因或普鲁卡因胺过敏者禁用。

（2）用药前先告知患者。

1）本品口服时，应于睡前给药。

2）服药后，可能引起头晕或眩晕，一旦发生，立即就地依靠或卧床休息。

3）服药后避免驾驶、机械操作或高处作业，以防意外。

4）乙醇可增加本品的镇静作用，用药期间应避免饮酒。

（3）由于静脉快速给药时，患者可出现躁动不安，即可进入昏睡状态。因此，静脉给药前要做好准备，让患者卧床休息，采取必要的防护措施，加强安全护理，保持呼吸道通畅。

（4）静脉给药时，如在 10mg 以上，应以 0.9％氯化钠注射液或灭菌注射用水稀释至 50ml 以下，注射时间应在 15 分钟以上；如在 10mg 以下，可直接推注，时间应在 1～2 分钟以上。静滴时，容器宜遮光（可用黑纸或黑布包裹，或用避光输液器）。注射时，不可与其他药物配伍。

（5）出现昏睡、倦怠无力、烦躁不安等症状时，一般不需特殊处理，减量、停药后，能自行缓解或减轻，嘱患者多注意休息及安全防护。

（二）内分泌系统反应

1. 临床表现

常见为女性乳汁分泌增多、溢乳，乳房肿痛、男子乳房发育少见。

2. 观察与护理

（1）用药前先告知患者用药后可能出现的不良反应及注意事项，让患者有充分的思想准备，以配合治疗。男性患者服药期间尽量少穿或勿穿紧身上衣。

（2）用药期间注意观察乳房有无肿痛及乳腺分泌情况，如出现乳汁分泌过多、男子乳房发育等，告知患者勿紧张，停药后症状可自行缓解。

（三）心血管系统反应

1. 临床表现

主要表现为直立性低血压，突然改变体位时出现头晕、眼花、出冷汗、晕厥等。

2. 观察与护理

（1）用药前注意询问患者既往有无低血压病史，有无正在使用降血压的药物，如必须与抗高血压药合用时要谨慎。

（2）由于注射给药后，可能引起直立性低血压。因此，注射给药前，让患者卧床休息；给药后，注意病情观察，告知患者由蹲、坐或卧位直立时，宜扶持，动作应缓慢，站立时间勿过久，并避免长时间热水淋浴或盆浴，以免发生意外。

（3）用药前、后注意观察血压的变化。如血压过低，报告医生，暂缓使用。

（四）消化系统反应

1. 临床表现

主要表现为恶心、便秘、腹泻、严重口渴等，一般少见。

2. 观察与护理

（1）用药前注意药物的相互作用。本品可降低西咪替丁的口服生物利用度，如两药必须合用，应至少间隔 1 小时。抗胆碱药阿托品、溴丙胺太林等能减弱本品增强胃肠运动功能的效应，故尽量不合用。

（2）本品口服时，应于餐前 30 分钟给药，减少恶心等不适。

（3）用药期间，嘱患者少量多次饮水。出现口渴反应时，频频少量饮水，或口含硬酸糖，可得以缓解。

（4）给药后,应注意观察和随访患者用药后的不良反应。如出现便秘、腹泻等症状,应及时调整剂量或者停止用药。

（五）过敏反应

1. 临床表现

可出现不同程度的皮疹。

2. 观察与护理

（1）用药前必须详细询问患者是否有过敏史,尤其对高敏体质的患者,更应提高警惕,对本品过敏者禁忌使用。

（2）使用该药时护士应注意巡视,以便及时发现患者出现的异常情况。

（3）用药期间出现皮疹等过敏反应时,应立即停药,予抗过敏等对症支持治疗后,皮疹可消退。

（六）锥体外系反应

1. 临床表现

主要表现为帕金森病,可出现肌颤、头向后倾、斜颈、阵发性双眼向上注视、发音困难、共济失调等。

2. 观察与护理

（1）本品应避光存放。如遇光变黄色至黄棕色,毒性增加,不可再用。

（2）用药前注意药物的相互作用。氯丙嗪等吩噻嗪类药物可增加锥体外系反应的发生率与严重性,应避免同时服用。不宜与阿扑吗啡合用,因本品可使后者的中枢性与周围性效应均可被抑制。

（3）严格掌握用药剂量及用药时间,避免过量或长期应用。

（4）用药后注意观察药物的不良反应。如患者出现深昏睡状态,神志不清;肌肉痉挛,如颈部及背部肌肉痉挛、拖曳步态、头部及面部抽搐样动作,以及双手颤抖摆动等锥体外系症状,考虑为用药逾量。发现用药逾量时,可使用苯海索等抗胆碱药物,治疗帕金森病的药物或抗组胺药,可有助于制止锥体外系反应。由于患者有行动不便,生活不能自理,甚至吞咽也有困难,应给予细致、耐心的生活护理,防止肺炎、外伤、压疮等并发症的发生。在夏天,要防止应用抗胆碱药物后而使出汗减少引起的中暑。对于肢体强直或挛缩者或姿势不正患者,佐以理疗、针灸、推拿、体疗等辅助治疗。

二、昂丹司琼

昂丹司琼俗称恩丹西酮、枢复宁、奥丹西龙等,为一种高度选择性的$5-$羟色胺$3(5-HT_3)$受体拮抗剂,有强镇吐作用,能抑制由化疗和放疗引起的恶心呕吐。其作用机制为:化疗和放疗可引起小肠的嗜铬细胞释放$5-HT_3$,并通过$5-HT_3$受体引起迷走传入神经兴奋从而导致呕吐反射,而昂丹司琼可阻断这一反射发生。本品为白色结晶性固体,常用其盐酸二水合物。常用剂型可分为注射剂及片剂两种。

本品适用于治疗癌症患者接受细胞毒性药物化疗和放疗引起的恶心、呕吐,并可预防或治疗手术后呕吐。给药途径和剂量应视患者情况,因人而异。成人:一般剂量为$8\sim32mg$。由于本品主要自肝脏代谢,对于中度或严重肝功能衰竭患者每日用药剂量不应超过$8mg$。

昂丹司琼不良反应可有头痛、腹部不适、便秘、口干、皮疹,偶见支气管哮喘或过敏反应、短暂性无症状转氨酶增加。偶见运动失调,癫痫发作。罕见胸痛、心律不齐、低血压、心动过缓及过敏性休克等。

(一)过敏反应

1. 临床表现

使用昂丹司琼偶有皮疹、支气管哮喘等过敏反应,有文献报道可发生过敏性休克。临床表现为注射部位局部皮疹或者全身潮红;发生支气管哮喘时,临床表现为突发胸闷、憋喘、呼吸急促、口唇发绀、不能平卧、听诊可闻及双肺布满哮鸣音;发生过敏性休克时,在发生局部皮疹或全身皮肤潮红的基础上,可出现出冷汗、胸闷、桡动脉搏动弱、心音低等休克症状。

2. 观察与护理

(1)用药前仔细询问患者既往病史,了解患者药物过敏史。

(2)本品于临用前配制,并备好抗过敏药物和急救药品、物品。

(3)不能与其他药物混于同一注射器中使用或同时输入。

(4)用药过程中,严密观察患者的病情变化。症状轻者可不做特殊处理,一般停药后30分钟可自行缓解症状;稍严重者可给予抗过敏、平喘、吸氧等对症处理;发生过敏性休克时,立即停用该药,给予肾上腺素、地塞米松、多巴胺等药抗过敏、抗休克治疗。

（二）消化系统反应

1. 临床表现

使用昂丹司琼可有上腹部发热感、腹痛、腹泻、便秘、口干、呃逆等消化系统表现。

2. 观察与护理

（1）用药前注意掌握用药指征。对于胃肠道梗阻者禁用。

（2）用药期间注意观察药物的不良反应。嘱患者少量多次饮水，以缓解口干症状。

（3）上述不良反应可能与药物过量有关，对本品无特异的解毒药，当怀疑用药过量时，立即予以停药，适当地采取对症疗法和支持疗法。

（三）视物模糊

1. 临床表现

昂丹司琼偶有发生视物模糊，表现为用药后患者有双侧上眼睑肿胀感，视物模糊。

2. 观察与护理

（1）用药前先告知患者药物引起的不良反应，以取得患者的配合。

（2）用药前让患者卧床休息，勿随意外出活动。

（3）用药期间注意观察患者有无眼睑肿胀，有无视物模糊。

（4）若患者出现视物模糊，告知患者勿紧张，就地休息，勿外出活动，加强安全防护。立即停药，一般停药后 30 分钟内症状可以缓解。

（四）唾液腺肿大

1. 临床表现

据文献报道，本品与高乌甲素合用可致唾液腺肿大，表现为双侧下颌下腺、腮腺肿大，伴或不伴有心悸、胸闷和呼吸困难等。

2. 观察与护理

（1）用药前注意药物的相互作用。由于本品与高乌甲素合用可能导致过敏反应，故两者尽量不合用。

（2）用药过程中，注意观察患者的病情变化，如心率、呼吸、血压等情况，有无呼吸困难等。

（3）发生上述症状时，应立即停药，予对症治疗。

三、多潘立酮

多潘立酮又名哌双咪酮、吗丁林、胃得灵，为外周性多巴胺受体拮抗药，可直接阻断胃肠道的多巴胺受体而起到促胃肠运动的作用。本品能促进上胃肠道的蠕动，使其张力恢复正常，促进胃排空，增加胃窦和十二指肠运动，协调幽门的收缩，抑制恶心、呕吐，并能有效地防止胆汁反流；同时也能增强食管蠕动和食管下端括约肌的张力，防止胃食管反流。还可使血清催乳素水平升高，从而促进产后泌乳。

多潘多酮主要用于由胃排空延缓、反流性胃炎、慢性胃炎、反流性食管炎引起的消化不良症状；胃轻瘫（尤其是糖尿病性胃轻瘫）；以及各种原因引起的恶心、呕吐；尚可作为消化性溃疡（主要是胃溃疡）的辅助治疗药物，用以消除胃窦部潴留。也可用于促进产后泌乳。用法：肌内注射：每次 10mg，必要时可重复给药。口服：每次 10～20mg，每日 3 次，饭前服。直肠给药：每次 60mg，每日 2～3 次。栓剂最好在直肠空时插入。

多潘立酮引起的不良反应较少，偶见头痛、头晕、嗜睡、倦怠、神经过敏等神经系统反应及口干、便秘、腹泻等消化系统反应。常用剂量极少出现锥体外系症状。如使用较大剂量可引起非哺乳期泌乳、男性乳房胀痛等代谢－内分泌系统反应。

（一）中枢神经系统反应

1. 临床表现

偶见头痛、头晕、嗜睡、倦怠、神经过敏等。常用剂量极少出现惊厥、肌肉震颤、流涎、平衡失调、眩晕等锥体外系症状。

2. 观察与护理

（1）用药前严格掌握用药指征。对于嗜铬细胞瘤、乳腺癌、机械性肠梗阻及胃肠道出血患者禁用。

（2）用药前注意药物的相互作用。不宜与锂剂和安全药合用，因合用可引起锥体外系症状如运动障碍等。

（3）用药前先告知患者。

1）应严格遵医嘱用药，不可随意加量。本品口服时，应于餐前 30 分钟及睡前给药。

2)服药后注意休息,减少不必要的外出活动,避免驾驶,机械操作或高处作业。

3)在服药期间不得同时使用抗精神病药、抗抑郁药,禁止饮酒。

(4)用药后注意观察患者用药后的不良反应。如出现头痛症状,遵医嘱对症给药后患者头痛可较快解除。出现锥体外系反应者,一般停药后,予对症治疗后症状可完全消失。

(二)消化系统反应

1. 临床表现

偶见口干、便秘、腹泻、短时的腹部痉挛性疼痛等。

2. 观察与护理

(1)用药前注意药物的相互作用。甲氧氯普胺为多巴胺受体拮抗药,与本品作用相仿,不宜合用。本品可使胃黏膜保护药在胃内停留时间缩短,难以形成保护膜,故两者不宜合用。H_2受体拮抗药可减少本品在胃肠道的吸收,故两者不宜联用。胃肠解痉药与本品合用,可减弱本品抗消化不良的作用,亦不宜合用。

(2)剧烈呕吐者,宜采用注射或直肠给药。

(3)本品用于止吐时,要加强对患者的护理。当患者呕吐发作时,不要进食或大量饮水,可给适量的温水漱口。儿童、老年人及神志不清者,呕吐发作时,应将头偏向一侧,及时清理口腔内的呕吐物,谨防呕吐物吸入气管引起窒息。呕吐缓解后,可给少量的水和食物。

(4)给药后,应注意观察和随访患者的治疗效果和不良反应,有些患者对本品的治疗作用反应不佳,但对本品的不良反应却反应强烈,往往出现腹痛、腹泻症状。因此,遇到这种情况,要及时报告医生,以便改换其他药物。

(5)出现腹部痉挛不适时可减少用药剂量,症状可缓解。

(三)代谢—内分泌系统反应

1. 临床表现

使用较大剂量可引起非哺乳期泌乳,在一些更年期后的妇女和男性患者中出现乳房胀痛,男子乳房发育,也有致月经失调的报道,但较为少见。

2. 观察与护理

(1)用药前先告知患者用药后可能出现的不良反应及注意事项,嘱男性患者服药期间尽量少穿或勿穿紧身上衣。

(2)用药期间注意观察乳房有无肿痛、有无月经失调及乳腺分泌情况,如出现非哺乳期泌乳或乳汁分泌过多、男子乳房发育等,告知患者勿紧张,停药后症状可自行缓解。

(3)维生素 B_6 可抑制催乳素分泌,减轻本品引起泌乳的不良反应,因此,可与维生素 B_6 合用。

(四)心血管系统反应

1. 临床表现

心律失常者,或低血钾者,或接受化疗的肿瘤患者,应用本品有可能加重心律失常,尤其是静脉注射时。患者用药后自感心悸、胸闷、头晕、心率增快、晕厥等。

2. 观察与护理

(1)用药前先询问患者的既往病史。对于心律失常、低钾血症以及接受化疗的肿瘤患者、孕妇和婴儿慎用。

(2)为心律失常、低钾血症以及接受化疗的肿瘤患者静脉注射给药前,先准备好有关药物、仪器、器械、吸引器等抢救物品和器材。对可能出现快速的威胁生命的心律失常,应备好除颤器。给药时要注意给药剂量和给药的速度。

(3)在给药期间,应注意观察和随访患者用药后的不良反应,并定期检查心电图及电解质,如出现不良反应,轻者酌情减量,重者应立即停药并采取相应治疗措施:患者如诉心前区不适,或出现晕厥、心跳加快或心律不齐等症状,应立即停药,并及时报告医生,及时处理。

(五)过敏反应

1. 临床表现

偶见一过性皮疹或瘙痒。

2. 观察与护理

(1)用药前详细询问患者是否有过敏史,尤其对高敏体质的患者,更应提高警惕,对本品过敏者禁忌使用。

(2)用药过程中,注意观察药物的不良反应,以便及时发现患者出现的异常情况。

(3)用药期间出现皮疹等过敏反应时,应立即停药。将患者手指甲剪短,嘱患者勿挠、抓,予抗过敏等对症支持治疗后,皮疹可消退。

第四节 治疗肝性脑病药

肝性脑病是由严重的肝病引起,以代谢紊乱为基础的中枢神经系统功能失调综合征。其主要表现为意识障碍、行为失常和昏迷。临床主要采取综合的治疗措施,特别应注意维持营养,保持水分与电解质平衡,早期治疗,积极清除和减少氨这一有害物质对脑组织的损害。作为综合基础治疗的一个部分,药物治疗占有重要的地位,基于血氨增高在肝性脑病、脑水肿、颅内压增高的发病机制中的重要作用,临床上药物治疗的主要目的是降低血氨。

一、谷氨酸钠

谷氨酸钠为氨基酸类药,白色或近白色结晶性粉末,有蛋白胨样臭及肉味。易溶于水,微溶于乙醇。重症肝炎或肝功能不全时,肝脏对由氨转化为尿素的环节障碍导致血氨增高,出现脑病症状;谷氨酸钠与血中过多的氨相结合,形成无害的谷氨酰胺从尿中排出,降低血氨,减轻肝性脑病症状。还参与脑蛋白质和糖代谢,促进氧化过程,改善中枢神经功能。本药为碱性物质,还可用于酸血症。成人常规用法为 28.75% 谷氨酸钠 40ml(含 11.5g)置于 5%～10%葡萄糖液中静滴,每日用量不超过 80ml(23g)。不良反应有过敏反应及其他不良反应。

(一)过敏反应

1. 临床表现

临床部分患者可出现面部潮红、头痛、胸闷等过敏症状。

2. 观察与护理

(1)对谷氨酸钠过敏者禁用。

(2)在治疗过程中密切观察用药后反应,出现不适反应,告知医生配合处理,必要时停药。

(二)其他不良反应

1. 临床表现

大量谷氨酸钠治疗肝性脑病时,由于钠吸收过多可导致严重的碱中毒与低钾血症;输液太快可出现流涎、脸红、呕吐等症状;小儿可有震颤;合并焦虑状态的患者用后可出现晕厥、心动过速、恶心等反应。

2. 观察与护理

(1)静脉滴注时不可过快,治疗肝性脑病时,可与谷氨酸钾合并应用,可视血钾浓度按 3∶1,2∶1 或 1∶1 调配。

(2)用药期间应进行血气分析及钾钠含量测定,注意观察电解质浓度变化。

(3)少尿及肾功能不全者慎用。尿闭及肾功能减退者忌用。

二、谷氨酸钾

谷氨酸钾是白色或近白色结晶性粉末,有蛋白胨样臭及肉味。其作用机制为在 ATP 供能情况下,本品与体内氨结合成无毒的谷酰胺,使血氨降低,从而改善肝性脑病的症状。能降低血氨水平,能参与脑内蛋白质和糖的代谢,促进氧化过程,改善中枢神经系统功能。临床用于血氨过多引起的肝性脑病及其他精神症状。并可补充钾盐纠正低钾血症,常与谷氨酸钠合用,以维持电解质平衡。在治疗肝性脑病时与精氨酸同时应用有加强作用,有利于血氨的降低,改善症状。成人常规用法为:31.5%谷氨酸钾 40ml(含 12.6g)置 5%~10%葡萄糖溶液中静脉滴注,每日用量不超过 80ml(25.2g)。不良反应有胃肠道反应及其他不良反应。

(一)胃肠道反应

1. 临床表现

临床大量应用时可发生恶心、呕吐、腹泻。

2. 观察与护理

出现不适反应时,告知医生,一般能耐受,必要时停药。

(二)其他不良反应

1. 临床表现

当静脉滴注速度过快可引起皮肤潮红、头痛、胸闷等症状。用药过程中可有电解质浓度的变化;合并焦虑状态者可有晕厥、心动过速、流泪及恶心等;小儿可见震颤。注射液每支谷氨酸钾含钾离子 34mmol,大剂量或高浓度使用可导致心律失常。

2. 观察与护理

(1)静脉滴注时,速度不宜过快。肝性脑病:每次静脉滴注 11.5g,用 5%葡萄糖溶液 750～1000ml 或 10％葡萄糖溶液 250～500ml 稀释,于 1～4 小时内滴完,必要时可于 8～12 小时后重复给药。

(2)静脉滴注治疗期间,应注意电解质平衡,监测血二氧化碳结合力及钾、钠、氯含量。低血钾者,为维持电解质平衡,谷氨酸钾常与谷氨酸钠以 1∶3 或 1∶2 混合应用。

(3)不宜与碱性药物合用,与抗胆碱药合用有可能减弱后者的药理作用。

(4)肾功能不全者或无尿患者慎用谷氨酸。过量可致碱血症,有碱血症者慎用或禁用。

三、乙酰谷酰胺

乙酰谷酰胺为白色结晶性粉末,在水中溶解,在乙醇中微溶。谷氨酰胺的乙酰化合物,易通过血—脑屏障,直接作用于大脑皮质,通过参与谷氨酰胺的代谢,发挥降低血氨,激活、保护和修复神经细胞的作用,改善脑的功能。在肾小管细胞内经谷氨酸分解,分解出氨而变成醋谷氨酸,氨从肾小管分泌排出,醋谷氨酸被吸收,参与体内代谢。临床用于脑外伤性昏迷、神经外科手术等引起的昏迷、肝性脑病及偏瘫、高位截瘫、小儿麻痹后遗症、神经性头痛和腰痛等。成人常规一日 100～600mg,用适量无菌注射用水稀释后肌内注射。或用 5％或 10％葡萄糖溶液 250ml 稀释后缓慢静脉滴注。不良反应有低血压等。

低血压:

1. 临床表现

静脉滴注时有可能引起低血压。

2. 观察与护理

(1)用药前评估患者。肾功能不全者慎用或禁用。当药品性状发生改变时禁止使用。

(2)用药中静脉滴注时速度不宜过快。用药过程中注意监测血压。若用于治疗瘫痪、小儿麻痹后遗症、腰痛,采用穴位注射。

四、支链氨基酸

通过竞争性抑制芳香族氨基酸透过血—脑屏障,降低其毒性,从而改善中枢神经系统功能,有利于提高肝性脑病患者的复苏率和存活率。肝衰竭时葡萄糖生物氧化功能不能正常进行,支链氨基酸可为机体提供其总需热量的 30％～40％,以维持脑的能量代谢。支链氨基酸能促进肝脏和肌肉细胞蛋白质的合成,利于肝细胞的修复、再生以及功能恢复。临床用于各种原因引起的肝性脑病。成人常规用法:1 日 250～500ml,静滴或用 5％～10％葡萄糖注射液适量混合后,缓慢静滴。不良反应有胃肠道反应及其他不良反应。

(一)胃肠道反应

1. 临床表现

输注过快时,可引起恶心、呕吐等。

2. 观察与护理

(1)输注速度宜慢,每分钟不超过 40 滴。并告知患者输注过快可导致恶心、呕吐等不良反应,护士调好滴速以后,患者不可自行调快速度。

(2)输液过程中加强巡视,发现不适,应调慢速度。不能缓解者应报告医生及时对症处理,严重者停药。

(二)其他不良反应

1. 临床表现

部分患者用药后会出现过敏反应、心率加快、发热等。

2. 观察与护理

(1)使用前应检查药液,如有浑浊、包装破裂等切勿使用。

(2)高度食管静脉曲张时,要注意输注速度和用量,以免静脉压增高而破裂。使用时注意加强血电解质的监测。

(3)高度腹水、胸水时,应注意水的平衡,避免输入量过多。

(4)遇冷易析出结晶,可微温溶解后再使用。

(5)严重肾功能不全者、氨基酸代谢障碍者禁用。

五、精氨酸

精氨酸不含钠钾,酸性。通过促进肝内鸟氨酸循环,增加尿素合成,降低血氨。与 ATP 及 Mg^{2+} 合用效果更好。临床用于肝性脑病,也适用于其他原因引起血氨增高所致的精神症状治疗。常规用 5％葡萄糖注射液 500～1000ml 稀释后应用。静脉滴注一次 15～20g 于 4 小时内滴完。不良反应有一般情况异常等。

一般情况异常：

1. 临床表现

滴速过快可致流涎、呕吐、面色潮红、周身不适等。用量过大可引起高氯血酸症。

2. 观察与护理

(1)药液稀释后缓慢静脉滴注，速度以40滴/分为宜。可避免不良反应发生。肾功能不全者慎用。无尿者、体内缺乏精氨酸酶者禁用。

(2)用药期间应监测酸碱平衡。定期做血气分析，定期监测BUN、CPK、Cr及血氯含量。

六、乳果糖

乳果糖为人工合成的含酮双糖，含1分子半乳糖和1分子果糖。乳果糖在结肠中被消化道菌丛转化成低分子量有机酸刺激结肠蠕动，同时恢复结肠的生理节律。在肝性脑病和昏迷前期，上述作用促进肠道嗜酸菌（如乳酸杆菌）的生长，抑制蛋白分解菌；促进肠内容物的酸化从而使氨转变为离子状态；降低结肠pH并发挥渗透效应导泻；刺激细菌利用氨进行蛋白合成，改善氮代谢。乳果糖主要用于治疗与预防各种肝病引起的高氨血症，以及高血氨所致的肝性脑病，作用机制如下：不易被肠道吸收，在肠腔细菌的作用下被分解成为乳酸和醋酸，使肠腔内pH降低到4～4.5，起到酸化肠道的作用，减少肠道对氨的吸收，减少血中尿素的生成量；它能为肠道的益生菌（如双歧杆菌、乳酸菌）提供丰富的营养基，促进益生菌生长，并抑制肠道中能分解蛋白质的细菌（如大肠杆菌）生长，使结肠中蛋白质的分解减少，氨的产生就减少，同时内毒素产生也减少；乳果糖分解的有机酸能促进肠蠕动，使残留的蛋白质在肠腔内停留时间变短，蛋白质被分解的机会就减少，氨的产生也随之减少。不良反应有腹部不适等。

腹部不适及其他：

1. 临床表现

偶有腹部不适、胀气或腹痛。长期大量使用致腹泻可引起电解质紊乱，如高钠、低钾等。

2. 观察与护理

(1)开始用药数天，少数患者感气胀，继续用药，气胀感会自行消失。

(2)治疗肝性脑病时剂量较大，要注意避免过度腹泻，导致脱水、低血钾、肾前性氮质血症，一般保持患者大便为每天2～3次软便为宜。并定期监测电解质。

(3)半乳糖血症、肠梗阻、急性腹痛和对乳果糖过敏者禁用。

第五节　利胆药

熊去氧胆酸又称优思弗，为白色结晶粉末，无臭，味苦。口服熊去氧胆酸后，可促进内源性胆汁酸的分泌，减少重吸收；拮抗疏水性胆汁酸的细胞毒作用，保护肝细胞膜；溶解胆固醇性结石；并具有免疫调节作用。临床用于胆固醇型胆结石形成及胆汁缺乏性脂肪泻，也可用于预防药物性结石形成及治疗脂肪痢（回肠切除术后），胆色素性结石，混合性结石和 X 线不透性结石；急性胆囊炎、胆管炎发作期、胆管完全阻塞、胆结石钙化症者。不良反应有消化系统症状等。

消化系统症状及其他：

1. 临床表现

常见腹泻、偶有便秘、瘙痒、头痛、头晕、胰腺炎和心动过缓等。治疗期可引起胆结石钙化，软便。

2. 观察与护理

（1）胆道完全阻塞、急性胆囊炎、胆管炎发作期、胆结石钙化患者出现胆管痉挛或胆绞痛时，以及孕妇和哺乳期妇女禁用。

（2）告知患者治疗期间低胆固醇饮食，可增强溶石作用。

（3）溶石治疗期间遵医嘱服药，定期检查肝功能。严重肝功能损害者禁用。

（4）消化道症状较轻，一般能耐受，不影响治疗。进餐时用药，可减轻症状。

（5）注意药物相互作用：与消胆胺、考来替泊及含氢氧化铝的抗酸剂合用可致药物吸收减少。口服避孕药可影响其疗效。

第六节 其他肝胆疾病辅助用药

一、醋酸奥曲肽

醋酸奥曲肽,为白色或类白色冻干粉末或疏松块状物。为一种人工合成的八肽环状化合物,作用与天然生长抑素相似,但作用较强而持久,本品具有多生理活性,如能抑制生长激素;可抑制从垂体前叶分泌的促甲状腺激素;抑制胃肠道、胰腺的多肽分泌,如胃泌素、血管活性多肽、抑胃肽、神经降压素和胰多肽等;抑制消化道对糖的吸收及通过抑制生长激素而使血糖下降;抑制缩胆囊素—胰酶泌素的分泌,减少胰腺分泌,对胰腺实质细胞膜有直接保护作用,还能抑制胃肠蠕动和胆囊排空,减少内脏血流量和降低门脉高压。减少肠道过度分泌,并可增强肠道对水和 Na^+ 的吸收。临床主要用于门脉高压引起的食管静脉曲张出血,应激性溃疡及消化道出血,重型胰腺炎,缓解由胃、肠及胰内分泌系统肿瘤所引起的症状,突眼性甲状腺肿和肢端肥大症,胃肠道瘘管等。临床常规稀释后持续静脉滴注治疗食管胃底静脉曲张出血。皮下注射预防胰腺术后的并发症。不良反应有胃肠道反应及其他等。

(一)胃肠道反应

1. 临床表现

如厌食、恶心、呕吐、腹痛、腹胀、腹泻等。

2. 观察与护理

(1)胃肠道不良反应一般轻而短暂,为减轻胃肠道反应,可在注射药物时减少进食量,或在进餐间或睡前注射药物。

(2)对患有胰岛素瘤患者,使用醋酸奥曲肽可能加重低血糖症,并延长其持续时间,故应慎用,用药期间应监测血糖。口服降糖药或注射胰岛素的糖尿病患者应用本品时,监测血糖浓度,及时调整降糖药的用量。

(3)但对本药有过敏反应的患者、孕妇和哺乳期妇女、儿童禁用。

(二)其他不良反应

1. 临床表现

注射局部疼痛、针刺感、红肿。用药后罕见肝胆功能障碍如急性肝炎、胆汁郁积、高胆红素血症,少数长期使用本药有形成胆结石的报道。

2. 观察与护理

(1)患有肾、胰腺功能不全和胆结石症患者慎用。

(2)因有形成胆结石的报道,故用药后 6 个月宜进行 1 次胆囊超声波检查。

(3)经常更换注射部位,注射前使药液达室温,并给予热敷可减少注射部位疼痛感。

(4)给药期间应定期监测肝功能及甲状腺功能。

二、生长抑素

生长抑素又称施他宁,存在于胃黏膜、胰岛、胃肠神经、垂体后叶和中枢神经系统中的肽激素。可抑制胃泌素和胃酸以及胃蛋白酶的分泌,从而治疗上消化道出血。可以明显减少内脏器官的血流量而又不引起体循环动脉血压的显著变化,而治疗食管静脉曲张出血。生长抑素可减少胰腺的内分泌和外分泌,用以预防和治疗胰腺外科手术后并发症。生长抑素还可以抑制胰高血糖素的分泌从而有效地治疗糖尿病酮症酸中毒。临床用于肝硬化门脉高压所致的食管静脉出血;消化性溃疡应激性溃疡、糜烂性胃炎所致的上消化道出血;预防和治疗急性胰腺炎及其并发症;胰、胆、肠瘘的辅助治疗;其他:肢端肥大症、胃泌素瘤、胰岛素瘤及血管活性肠肽瘤等。动脉性出血不属生长抑素的适应证。常规缓慢静脉滴注。不良反应有胃肠道反应及其他等。

胃肠道反应及其他:

1. 临床表现

少数患者注射本品的速度超过 $50\mu g/min$ 时,则会产生恶心、呕吐。偶有眩晕、耳鸣、脸红。

2. 观察与护理

(1)对本药过敏者,以及妊娠和哺乳期妇女禁用。注意药物相互作用:使用本药可以延长环己巴比妥的催眠作用时间,加剧戊烯四唑的作用,不宜同时使用。

(2)注意几种疾病使用药物的方法

1)上消化道大出血,主要是食管静脉曲张出血:开始先静脉推注 $250\mu g$(3~5 分钟内),继以 $250\mu g/h$ 静脉滴注,止血后应连续给药 48~72 小时。

2)胰、胆、肠瘘:$250\mu g/h$ 静脉滴注,直至瘘管闭合,闭合后继用 1~3 天。

3)急性胰腺炎:$250\mu g/h$,连续 72~120 小时;预防胰腺手术并发症连续用 5

天；对行 ERCP 检查者应于术前 2～3 小时就开始使用本品。给药时严格控制滴速，不宜与其他药物配伍给药。

（3）给药开始时可引起暂时性血糖下降，对于胰岛素依赖性糖尿病患者应每 3～4 小时查血糖一次。

三、抑肽酶

抑肽酶又称抑胰肽酶、屈来赛多、胰蛋白酶抑制剂。为广谱蛋白酶抑制药，对各种激肽释放酶、胰蛋白酶、糜蛋白酶、纤溶酶和凝血酶均有抑制作用，对溶酶体内的水解酶也有一定的抑制作用。临床用于预防和治疗急性胰腺炎、纤维蛋白溶解引起的出血及弥漫性血管内凝血。还可用于抗休克治疗。在腹腔手术后，直接注入腹腔可预防肠粘连。常规用法：一般缓慢静脉推注（不超过 2ml/min）。不良反应有胃肠道反应、过敏及其他等。

（一）胃肠道反应及过敏

1. 临床表现

注射速度过快时，偶有恶心、胃部不适等。少数患者用药后发生荨麻疹、发热、瘙痒，甚至过敏性休克等。

2. 观察与护理

（1）控制用药速度、用量。

1）控制用药速度可减轻胃肠道反应，必要时停药，症状可缓解。

2）控制用药用量，头 2 天每日注射 8 万～12 万单位。首剂宜大，维持量用静滴，一日 2 万～4 万单位，分 4 次用。纤维蛋白溶解引起的急性出血：立即静注 8 万～12 万单位，以后每 2 小时 1 万单位；预防手术出血剂量：术前 1 日开始，每日注射 2 万单位，共 3 天。治疗肠瘘及连续渗血可局部使用；预防术后肠粘连：手术切口闭合前，腹腔内直接注入 2 万～4 万单位，勿与伤口接触。

（2）对抑肽酶过敏者禁忌使用。妊娠早期不应使用。

（3）给药时，给药后应至少卧床观察 30 分钟。输注时加强监护，若出现高敏反应，应立即停止给药，并立即急救处理。

（4）过去曾接受抑肽酶治疗的患者可能会出现过敏反应，在给主剂量前 10 分钟给予初剂量 1mg 进行观察，无反应时再给其余剂量。此外，因可发生假性过敏反应，也应提前静脉给予 H_1 －拮抗剂（抗组织胺剂）和 H_2 －拮抗剂（如甲氰米胍）。对某些过敏体质的患者应在严密观察下用抑肽酶治疗。

（二）其他不良反应

1. 临床表现

多次注射可能产生静脉炎、脉搏加快、多汗、呼吸困难等。

2. 观察与护理

（1）防止血栓性静脉炎，静滴时应充分稀释药液，并选择较粗的血管穿刺，每次注射时更换部位，输注速度宜慢。禁止与皮质激素、肝素、含氮氨基酸的营养液及四环素等药物配伍用。尤其避免与β－内酰胺类抗生素合用。

（2）安瓿和药瓶开启后立即使用。如安瓿和药瓶内容物混浊，禁止使用。

（3）体外循环应用注意：抑肽酶加到肝素化血中可延长全血的凝血时间。高剂量T治疗时延长激活全凝血时间（ACT），接受上述剂量。应用于体外循环的患者，ACT应保持在750秒以上，或者用肝素－精氨酸分析调整控制肝素水平。

第七章 血液系统药物不良反应与防治

第一节 促凝止血药

一、维生素 K

维生素 K(甲萘醌、凝血维生素、抗出血维生素、叶绿醌)是一组具有抗出血活性的化合物,是 2—甲基—1,4—萘醌及其衍生物的总称。作为一种辅助因子参与肝脏合成凝血因子 II(凝血酶原)、VII、IX、X 等。维生素 K 分为两大类,一类是脂溶性维生素,即从绿色植物中提取的维生素 K_1 和肠道细菌(如大肠杆菌)合成的维生素 K_2;另一类是水溶性维生素,即由人工合成维生素 K_3 和维生素 K_4。

(一)不良反应临床表现

(1)静脉注射维生素 K_1 后,少数患者可出现面部潮红、出汗、胸部闷痛。若快速大量静脉注射,则有呼吸困难、心跳过速、血压下降,甚至死亡。此反应原因尚未明确。

(2)维生素 K 可产生溶血性贫血、高胆红素血症,新生儿特别是未成熟儿可以发生核黄疸。其中以维生素 K_3 较维生素 K_1 毒性为大。

(3)维生素 K_2 可刺激呼吸道及皮肤,发生相应症状,如肌内注射局部周围性硬皮症。

(4)某些肝脏疾病患者伴有高胆红素血症时,重复应用大剂量维生素 K_1 或维生素 K_3 后可致严重的低凝血酶原血症。

(5)胃肠道反应表现有恶心、呕吐等。

(二)救治措施与注意事项

1. 救治措施

(1)出现不良反应时应立即停药。过量服用者应及时催吐、洗胃、口服药用炭、导泻。

(2)出现较重溶血性贫血时可选用以下方法。

①输入新鲜血液。

②肾上腺皮质激素:一般用氢化可的松 200～400mg/d,静脉滴注,或泼尼松口服,20～30mg/次,2 次/天;若疗效不显,可改用促皮质激素 25～50U/d,加入 5％葡萄糖溶液 500ml 中静脉滴注,于 8～12 小时滴完。如有效果,待血红蛋白上升至 100g/L 左右时,可逐渐减少用量,直至停药。

(3)高胆红素血症新生儿:可选用以下方法,以降低血中胆红素水平,防止发生核黄疸。

①肾上腺皮质激素:可以活跃肝细胞的酶系统,促进葡萄糖醛酸与胆红素结合,减少溶血,从而减少胆红素的来源,并抑制胆红素的生成。

新生儿一般用泼尼松 2～3mg/次,6 小时/次;或用氢化可的松 20～30mg/d,加入葡萄糖内静脉滴注。黄疸开始减退即递减用量,黄疸消退即停止应用;一般在 4～6 天后停药。

②白蛋白:可与非结合胆红素结合,减少非结合胆红素与脑细胞结合的机会,因而可减低核黄疸的发生率。故在血清胆红素超过 427.5μmol/L 时,可用白蛋白 1g(4ml)/kg 稀释于等量 10％葡萄糖溶液中静脉注射,1 次/天;或用血浆 20～30ml,1～3 次/天,静脉注射,直至血清胆红素＜307.8μmol/L 时为止。

③苯巴比妥:可以降低血清胆红素含量,防止核黄疸的发生。新生儿用量为 5～8mg/(kg·d),分为 3 次,每隔 8 小时口服一次;或苯巴比妥钠,用最为 8mg/(kg·d),分 2 次肌内注射。如黄疸减退,血清胆红素含量降低至 136.8～171μmol/L 以下时,即可停药。如无效应改用其他疗法。

④D－青霉胺:口服剂量为 400mg/(kg·d),用 10ml 生理盐水溶解,通过胃管注入。静脉注射剂量为 300mg/(kg·d),分 4 次用。根据黄疸的减退程度,治疗期间为 3～7 天。据报道本法对新生儿高胆红素血症效果较好;但用药剂量甚大,可根据病情酌用。

⑤葡萄糖醛酸 200mg/d 静脉滴注,使与胆红素结合。

⑥严重黄疸或发生核黄疸可用换血疗法。

⑦光线疗法,以分解胆红素。

(4)对症处理。

①一旦出现呼吸困难、血压下降等意外,应及时给予吸氧、维护呼吸、血压等对症治疗或支持治疗。

②肌内注射局部周围性硬皮症早期予以热敷、皮质激素软膏。

③皮肤过敏反应可予抗组胺类药物或皮质激素。

2. 注意事项

(1)严禁剂量过大、快速给药。

(2)严重肝脏病患者慎用维生素 K。

(3)一般不用静脉注射,必要时速度不可超过 1mg/min。

(4)孕妇、哺乳期妇女避免大量服用维生素 K。

(5)广谱抗生素可抑制肠内细菌繁殖或功能降低,影响维生素 K 产生。

(6)注意药物配伍禁忌。与抗凝剂同用影响抗凝剂药性,产生反效果。

二、氨基己酸

氨基己酸(6－氨基己酸、氨己酸、抗血纤溶酸)为抗纤维蛋白溶解药。能定性阻止抑纤溶酶原与纤维蛋白结合,防止其激活,从而抑制纤维蛋白溶解,达到止血效果。本药在血中以游离状态存在,不与血浆蛋白结合。

(一)不良反应临床表现

(1)本药不良反应随剂量增大而增多,症状加重。但药效维持时间较短。

(2)常见的为腹部不适、恶心、呕吐和腹泻,其次为眩晕、头晕、耳鸣、全身不适、鼻塞、结膜充血、皮疹、红斑、不射精等。当每日剂量超过 16g 时尤易发生。

(3)快速静脉注射可出现低血压、心动过速、心律失常,甚至发生惊厥及心脏或肝脏损害。

(4)大剂量或疗程超过 4 周可产生肌痛、软弱、疲劳、肌红蛋白尿,甚至肾衰竭等,停药后可缓解恢复。

(5)有血栓形成倾向,可引起急性横纹肌溶解症。

(二)救治措施与注意事项

1. 救治措施

(1)一般不良反应停药后即可消失,多不需要特殊处理。

（2）用药过量较严重的反应是血栓形成和急性大面积肌肉坏死。

1）如发生血栓形成应权衡利弊，谨慎给予溶血栓药，如尿激酶先用负荷量 2000～4000 U/30min，继以维持量 2000～4000 U/h，连用 12 小时，成人总量达 156 万～312 万 U。

2）急性横纹肌溶解早期大量补液治疗，迅速将肌红蛋白清除出肾脏来预防病情恶化。

①及时利尿剂可能帮助快速清除肾中的肌红蛋白。同时予碳酸氢钠碱化尿液，这将有助于阻止肌红蛋白分裂成有毒化合物。

②如果出现高血钾或肾衰竭，应尽早给予血液透析治疗。

③及时应用皮质激素。

（3）对症处理

①及时纠正低血压和心律失常。

②惊厥者可给予小剂量镇静剂。

2. 注意事项

（1）本药从肾脏排泄，且能抑制尿激酶，可引起血凝块而形成尿路阻塞，故泌尿道手术后、血尿的患者，肾功能不全者慎用。

（2）有血栓形成倾向或过去有栓塞性血管病者慎用。

（3）不能阻止小动脉出血，术中如有活动性动脉出血，仍需结扎止血。

（4）泌尿道手术后血尿患者慎用。

（5）链激酶或尿激酶作用可被本药对抗，故前者过量时亦可使用本药对抗。

（6）注意药物配伍禁忌，如本药不宜与酚磺乙胺（止血敏）混合注射。

三、凝血酶

凝血酶（纤维蛋白酶）为速效局部止血药。其主要作用为促使血浆中纤维蛋白原转变为不溶性的纤维蛋白，使血液凝固。

（一）不良反应临床表现

（1）偶有过敏反应、低热。

（2）该药只能局部应用，严禁注射。否则可导致严重而广泛性血栓形成、局部坏死，常危及生命。

（二）救治措施与注意事项

1. 救治措施

（1）如出现过敏反应时应及时停药。

（2）一旦发生误用（血管内、肌内、皮下），应酌情迅速给予溶栓药物。

（3）对症处理。

2. 注意事项

（1）对本药过敏者禁用。

（2）孕妇只在具有明显指征，病情必需时才能使用。

（3）本药严禁作血管内、肌内或皮下注射，防止局部坏死、血栓形成，危及生命。

（4）本药必须新鲜配制，直接与创面接触才能起止血作用。加温，以及酸、碱或重金属盐类可使本药活力下降而失去作用。

（5）上消化道出血宜先服用制酸剂中和胃酸后口服本药，或同时给予抑酸剂。

（6）注意药物配伍禁忌。本药可用磷酸盐缓冲液（pH 7.6）或冷牛奶溶解（阿拉伯胶、明胶、果糖胶、蜂蜜等配制成乳胶状溶液），可提高凝血酶的止血效果，并可适当减少本药用量。

四、抑肽酶

抑肽酶（特斯乐、特血乐、屈来赛多、抑胰肽酶）为广谱蛋白酶抑制剂，能抑制胰蛋白酶及糜蛋白酶，阻止胰脏中其他活性蛋白酶原的激活及胰蛋白酶原的自身激活。临床用于预防和治疗急性胰腺炎、纤维蛋白溶解引起的出血及弥散性血管内凝血。还可用于抗休克治疗。

（一）不良反应临床表现

（1）过快注射可出现恶心、呕吐、发热、荨麻疹、瘙痒及血管痛等。

（2）多次注射可能产生血栓性静脉炎及脉搏加快、青色症、多汗、呼吸困难等。

（3）过敏反应可有皮疹、瘙痒、支气管痉挛、呼吸困难、胃肠道不适、恶心、心动过速、过敏性休克、循环衰竭导致死亡。

（4）少见治疗胰腺炎时可出现凝血机制障碍、过敏性休克等。

（5）治疗期间血清肌酐可一过性增高。

（二）救治措施与注意事项

1. 救治措施

（1）患者出现过敏反应应立即停药，并进行密切的临床观察。

（2）出现过敏反应（过敏性休克）应立即停止给药，进行急救处理（应用肾上腺素、肾上腺皮质激素和扩容治疗）。

（3）血栓性静脉炎可酌情适量使用尿激酶。

（4）对症处理。

2. 注意事项

（1）禁止与其他药物配伍用，尤其避免与β－内酰胺类抗生素合用。

（2）用药前 10 分钟先给予初剂量 1mg 进行观察，无反应时再给其余剂量。

（3）用药前先静脉给予 H_1 受体拮抗剂（抗组胺药）和 H_2 受体拮抗剂（西咪替丁）。

（4）本药加到肝素化血中可延长全血的凝血时间。

（5）本药有拮抗纤维蛋白溶酶（阿替普酶－tPA、阿尼普酶－前尿激酶、尿激酶、链激酶）的作用，可用于抑制这些药品所引起的出血。

五、巴曲酶

巴曲酶（立止血、凝血酶样酶、去纤维蛋白酶）为矛头蛇毒提取物，具有降低血液黏度、分解血纤维蛋白原、抑制血栓形成、溶解血栓的作用。缩短出血时间，减少出血。

（一）不良反应临床表现

（1）注射部位出血、创面出血、大便隐血，偶见消化道出血、血尿、紫斑等。

（2）有发热、头痛、头晕、头胀、耳鸣、胸痛等中枢、周围神经症状。

（3）可有恶心、呕吐等消化道反应。

（4）可见有皮疹等过敏反应。

（5）偶见患者 SGOT、SGPT 值上升。

（二）救治措施与注意事项

1. 救治措施

（1）一旦出现出血或可疑出血时应立即中止给药，必要的给予补充凝血因子，如输鲜血、冷沉淀等。

（2）疑有过敏或类似过敏反应应严密观察，确诊后应及时给予抗组胺药或糖皮质激素。

（3）钙离子络合剂（依地酸钠钙、托立龙、EDTA）会减弱本药药效。

（4）对症处理。

2. 注意事项

（1）对本药过敏者禁用。

（2）具有出血史或可能出血（有动脉或深部静脉损伤）、手术后不久者禁用。

（3）正在使用具有抗凝剂及血小板抑制剂（阿司匹林）者禁用。

（4）正在使用抗纤溶性药物者禁用。

（5）DIC 导致的出血时禁用。

（6）除急性大出血外，孕妇不宜用。

（7）重度肝或肾功能障碍及其他如乳头肌断裂、心室间隔穿孔、心源性休克、多脏器功能衰竭症者禁用。

（8）本品必须充分液体稀释，立即使用，静脉滴注速度不宜过快。

（9）用药前及用药期间应监测血纤维蛋白原和血小板凝集，并密切注意临床症状。

（10）注意药物配伍禁忌，避免引起或加重不良反应。

第二节　抗凝血药

一、枸橼酸钠

枸橼酸钠(柠檬酸钠)与血中钙离子形成难解离的络合物,从而使血液凝固受阻。一般用于供输血液的抗凝剂。

(一)不良反应临床表现

(1)在正常输血速度下本药不会出现不良反应,当输血速度太快或输血量太大(1000ml)以上时,因枸橼酸盐不能及时被氧化,可致低钙血症,引起手足抽搐、血压下降,可导致心肌收缩抑制,发生室颤和心搏骤停。

(2)过量输入含枸橼酸钠(超过4000ml)的血液时,可能出现出血倾向。

(二)救治措施与注意事项

1. 救治措施

(1)一旦发生不良反应应及时停止输血。

(2)立即给予10%葡萄糖酸钙或10%氯化钙10～20ml,静脉注射。

(3)对症处理。

2. 注意事项

(1)肝、肾功能不全者慎用。

(2)新生儿酶系统发育不全,不能充分代谢枸橼酸钠,即使缓慢输血也可能出现血钙过低现象,应特别注意。

(3)预防枸橼酸钠的不良反应,大量输血时可静脉注射适量葡萄糖酸钙或氯化钙。一般每输注1000ml含枸橼酸钠血,可静脉注射10%葡萄糖酸钙10ml或10%氯化钙10ml,以中和输入的枸橼酸钠,防止低钙血症发生。钙剂应单独注射,不能加入血液中,以免发生凝血。

(4)本药系体外抗凝药,少量输注含枸橼酸钠的血液,对孕妇及胎儿无毒副作用。

二、肝素类

肝素(速避凝、那屈肝素钙、法安明、克赛)为两种多糖交替连接而成的多聚体,在体内外都有抗凝血作用,是需要迅速达到抗凝作用的首选药物。低分子量肝素的活性/抗凝血活性的比值为 1.5~4.0,而普通的肝素为 1.0,保持了肝素的抗血栓作用,降低了出血的危险。

（一）不良反应临床表现

(1)可引起自发性出血,表现为各种黏膜出血、关节腔积血和伤口出血。

(2)诱导血小板减少症,是肝素的一种严重并发症。药物所致血小板减少症主要分为:骨髓被药物毒性作用抑制所致;药物通过免疫机制破坏血小板所致。

临床症状极不一致,血小板减少至$(1.0~80)\times10^9$/L 时,轻者无症状,重者可因颅内出血或因肝素导致内皮细胞的免疫损害,合并危及生命的肺栓塞与动脉血栓形成致死。诊断主要依据:①药物治疗期间血小板减少;②停药后血小板减少消除。

严重者血清中可检出药物依赖性血小板抗体,但敏感性不高。

（二）救治措施与注意事项

1. 救治措施

(1)治疗的关键是立即停药,本药引起作用短暂,一般在停药后即能控制出血倾向。

(2)出血严重者应立即给予。

①硫酸鱼精蛋白 50mg 加入 25％葡萄糖溶液 20~40ml 中,静脉缓慢注射,不得少于 15 分钟。

②甲苯胺蓝(氯托洛宁,托洛氯铵)5mg/kg,静脉注射。本药是一种常用的人工合成染料,能中和肝素的阳电荷,抑制其抗凝作用。

③严重病例可使用输注血小板、激素、丙种球蛋白甚或血浆置换。

(3)对症处理。

2. 注意事项

(1)溶血尿毒综合征(HUS)不提倡应用肝素,不典型 HUS 可适用血浆置换,有一定疗效。

(2)对本药过敏、有自发出血倾向者、血液凝固迟缓者(血友病、紫癜、血小板减少)、溃疡病、创伤、产后出血者及严重肝功能不全者禁用。

(3)注意药物配伍禁忌,避免引起或加重出血危险。

三、香豆素类

香豆素类,包括华法林、双香豆素、醋硝香豆素、双香豆素乙酯是一类含有4－羟基香豆素基本结构的物质,口服参与体内代谢才发挥抗凝作用,故称口服抗凝药。其化学结构均与维生素K相似,可能通过竞争性拮抗维生素K,妨碍维生素K的利用,影响肝脏合成凝血酶原,进而抑制凝血过程。

(一)不良反应临床表现

1. 出血倾向

(1)最常见的出血部位为皮肤、黏膜,出现瘀斑,甚至出血性皮肤坏死;鼻出血、牙龈出血。

(2)其次为胃肠道和泌尿生殖道,表现为呕血、便血、血尿或子宫出血等。

(3)出血症状在中毒后1～3日内达最高峰,维持4日左右。

2. 消化系统

(1)恶心、呕吐、腹部不适、腹泻及肝功能异常。

(2)明显过量者可能发生Reye综合征,即肝脂肪变性伴脑病。

3. 其他

(1)因周围血管扩张,患者有"寒冷感"。

(2)因肾小管内胆固醇栓塞,引起急性肾衰竭。

(3)妊娠初期用药可致畸;妊娠晚期用之则能引起胎儿出血、死胎等。

(二)救治措施与注意事项

1. 救治措施

(1)立即停药。

(2)维生素K对香豆素类过量引起的出血有特效。

①轻者给予维生素K_4 4～8mg/次,3次/天,口服。

②重者用维生素K_1 20～40mg,稀释后缓慢静脉注射,速度不超过5mg/min。或静脉滴注,2～3次/天,直至凝血酶原时间恢复。

③维生素C 200mg静脉滴注,2～3次/天。

④必要时可输新鲜血浆(冷沉淀)或全血,补充凝血因子。

(3)对症处理。

2. 注意事项

（1）有出血倾向者、胃肠道溃疡、严重肾功能不全者、分娩或手术后3天内患者禁用。

（2）妊娠期及哺乳期妇女禁用。

（3）下列情况应慎用：乙醇中毒、恶病质、结缔组织疾病、充血性心力衰竭、发热、病毒性肝炎、肝功能失代偿或肝硬化、高脂血症、甲状腺功能低下、重度营养不良、维生素C或K缺乏、胰腺疾病、口炎性腹泻、近期放射治疗后、严重糖尿病、高血压病、各种血液病、活动性消化性溃疡、溃疡性结肠炎、感染性心内膜炎、肾功能不全等。

（4）治疗期间应避免任何组织创伤，定期监测凝血酶原时间，以及大便潜血和尿隐血。

（5）注意药物配伍禁忌。体内维生素K含量降低、血小板抑制剂（阿司匹林）可使本类药物作用加强。

四、抗栓酶类

抗栓酶类是一组酶制剂，能激活体内纤维蛋白溶解系统，用作血栓溶解药。

（1）链激酶（SK，溶栓酶、链球菌激酶）是从C族β-溶血性链球菌培养液中制得的一种非酶性蛋白质。

（2）尿激酶（UK，尿活素、雅激酶）为从健康人尿中分离的，或从人肾组织培养中获得的一种酶蛋白。

（3）蝮蛇抗栓酶（抗栓酶、清栓酶）系从蝮蛇蛇毒中分离出的酶制剂。能降低血脂、降低血液中纤维蛋白原浓度，降低血液黏度，减少血小板数量，并抑制其功能。

（4）重组链激酶（思凯通）系采用基因工程方法在非致病性大肠杆菌中合成，是高度纯化的基因工程产品。重组链激酶与纤溶酶原以1∶1克分子比结合成复合物，然后把纤溶酶原激活成纤溶酶，催化纤维蛋白水解，从而使血栓溶解，血管再通。

（5）重组组织型纤溶酶原激活剂（艾通立、爱通立）是一种糖蛋白，可激活纤溶酶原成为纤溶酶。用于治疗深部静脉血栓，亦用于脑血栓、心肌梗死及周围动脉闭塞、大动脉炎、静脉系统血栓等症。

（一）不良反应临床表现

（1）发热、寒战、恶心、呕吐、肩背痛、过敏性皮疹。部分患者静脉滴注时可发生低血压，过敏性休克罕见。

（2）出血，多数穿刺部位出血，可出现血肿、皮肤瘀斑、胃肠道、泌尿道或呼吸道出血，严重可出现咯血、呕血、便血、血尿、颅内出血或肝脾自发性破裂等。剂量越大，越易出血。血浆纤维蛋白原含量降至 1g/L 以下者出血的可能性更大。肝功能不全者用之也易发生出血。

（3）急性心肌梗死溶栓治疗时可出现再灌注心律失常，偶见缓慢性心律失常、加速性室性自搏性心率、室性期前收缩或室颤等，以重组链激酶多见。

（4）偶可引起溶血性贫血、黄疸及 GPT 升高；溶栓后可发生继发性栓塞，如肺栓塞、脑栓塞或胆固醇栓塞等。

（5）注入速度过快可能引起过敏反应。

（二）救治措施与注意事项

1. 救治措施

（1）一般轻度过敏反应不必中断治疗，重度过敏反应需立即停止用药。

（2）过敏反应可予抗组胺药物或激素。如血压下降应减慢滴注速度。

（3）一旦发生出血现象应及时选用下列抗纤维蛋白溶解药。

①氨基己酸，静脉注射初用量为 4～6g，用 5％～10％葡萄糖或生理盐水 100ml 稀释，维持量为每小时 1g。

②氨甲苯酸（止血芳酸，PAMBA）0.1～0.3g 用 5％葡萄糖盐液 10～20ml 稀释后缓慢静脉注射。

③氨甲环酸（止血环酸）0.25g/次，稀释后静脉注射或滴注。

④新凝灵 200～400mg/次，稀释后静脉注射或静脉滴注。

⑤巴曲酶（血凝酶，立止血）1000 U/次，静脉或肌内注射。

（4）出血严重者可输新鲜血浆（冷沉淀）、新鲜全血或纤维蛋白原。

（5）蝮蛇抗栓酶所致出血倾向或过敏反应可用抗蝮蛇血清中和。

（6）少数患者有发热、寒战、头痛、不适等症状，可给以解热镇痛药对症处理。

（7）对症处理。

2. 注意事项

（1）对本类药物过敏及亚急性心内膜炎患者禁用。

（2）应尽量避免肌内注射及动脉穿刺，因可能引起血肿。

（3）2 周内有出血、手术、创伤史、心肺复苏或不能实施压迫止血的血管穿刺等患者禁用。

（4）新近外科手术者为相对禁忌，原则上 3 日内不得使用本药，但如产生急性栓塞必须紧急治疗时，亦可考虑应用高剂量的本药，严密注意手术部位的出血问题。

（5）妊娠期妇女禁用。

（6）凝血障碍及出血性疾病禁用。

（7）有慢性胃溃疡、新近空洞性肺结核、严重肝、肾功能障碍患者禁用。

（8）用过抗凝血药如肝素的患者，在用本药前，可用鱼精蛋白中和。如系双香豆素类抗凝血药，则须测定凝血状况，待正常后方可使用本药。

（9）未控制的高血压血压（＞180/110 mmHg 以上）或不能排除主动脉夹层动脉瘤的患者禁用。

（10）二尖瓣狭窄合并心房颤动伴左房血栓者、感染性心内膜炎患者禁用。

（11）急性心肌梗死溶栓治疗应尽早开始，争取发病 12 小时内开始治疗。

（12）注意药物配伍禁忌，避免引起或加重不良反应。本类药物为酶制剂，蛋白质沉淀剂、生物碱、消毒灭菌剂都会使其活力降低，故不宜配伍使用。

五、舒洛地特

舒洛地特（伟素）是从动物肝脏提取的高纯度低分子肝素类药物，对动、静脉系统都有显著的抗血栓活性。主要与剂量依赖性地抑制一些凝血因子，特别是抑制活化的第 Xa 因子有关。还通过抗血小板聚集，激活循环和血管壁的纤溶系统而发挥抗血栓作用。

（一）不良反应临床表现

（1）口服可引起恶心、呕吐和上腹部疼痛等胃肠道紊乱。

（2）注射处疼痛、烧灼感及血肿，注射位点或其他部位出现皮肤过敏。

（3）出血是剂量过度的唯一不良反应。

（二）救治措施与注意事项

1. 救治措施

（1）发生出血时即可给予硫酸鱼精蛋白 50mg 加入 25％葡萄糖溶液 20～40ml 中，静脉缓慢注射，时间不得少于 15 分钟。

（2）对症处理。

2. 注意事项

（1）对本药、肝素或肝素样药物过敏者禁用。

（2）患出血性疾病者禁用。

（3）孕妇和哺乳期妇女不建议使用该药。

（4）治疗期间最好定期监测凝血指标。

（5）本药具有肝素样特征，可增加肝素样作用及其他抗凝剂的抗凝作用。

（6）注意药物配伍禁忌，避免引起或加重不良反应。

六、噻氯匹定

噻氯匹定（天新利博）为一强效抗血小板药。对二磷酸腺苷（ADP）诱导的血小板聚集有较强的抑制作用。可有效地降低全血黏滞度，用于缺血性心脑血管病。

（一）不良反应临床表现

（1）常见有消化道症状，如胃肠功能紊乱、腹泻、胃痉挛、消化不良、恶心。

（2）药疹如红斑、皮疹较常见。

（3）偶有血肿、齿龈出血。

（4）白细胞或粒细胞减少；有时伴血小板减少症，严重者可发生再生障碍性贫血。

（5）胆汁阻塞性黄疸及转氨酶升高。

（二）救治措施与注意事项

1. 救治措施

（1）皮疹停药可恢复。

（2）白细胞、粒细胞、血小板减少及皮肤瘀点或瘀斑停药 1～2 周可恢复。

（3）本药为酶诱导剂，少数 ALT 升高停药可恢复。

（4）对症处理,抗酸药降低本药吸收,可适时选用氢氧化铝凝胶。

2. 注意事项

（1）对本药过敏者禁用。

（2）凝血障碍或活动性病理性出血患者禁用。

（3）血液病伴有出血时间延长者、白细胞减少症、血小板减少症、粒细胞减少者禁用。

（4）严重肝功能损害患者也禁用本药。

（5）妊娠期妇女禁用。

（6）注意药物配伍禁忌。避免同抗维生素 K、肝素、阿司匹林及其他非留体类抗炎药合用。

七、奥扎格雷

奥扎格雷（奥泽格瑞）为血栓素合成酶抑制剂,能抑制 TXA_2 生成,具有抗血小板聚积和扩张血管作用。主要用于蛛网膜下腔出血手术后血管痉挛及其并发脑缺血症状的改善。

（一）不良反应临床表现

（1）胃肠道反应和过敏反应,如上腹胀满、恶心、呕吐等。

（2）偶有皮肤过敏,如荨麻疹、皮疹等。

（3）少数可出现 GPT、BUN 升高。

（4）可出现出血倾向,如颅内、消化道、皮下出血及血小板减少等。

（5）血压下降、室性期外收缩、头痛等不良反应。

（二）救治措施与注意事项

1. 救治措施

（1）胃肠道及过敏反应经停药或适当处理后即可缓解。

（2）药物过量应立即停药,重点注意监测凝血功能,并及时适当处置。

（3）出血严重者可输新鲜血浆（冷沉淀）、新鲜全血或适量血小板。

（4）对症处理。

2. 注意事项

（1）对本药过敏者禁用。

（2）出血性脑梗死或大面积脑梗死深昏迷者禁用。

（3）有严重心、肺、肝、肾功能不全者禁用，如严重心律不齐、心肌梗死。

（4）血液病或有出血倾向者禁用。

（5）严重高血压，收缩压超过 200mmHg 以上者禁用。

（6）孕妇及哺乳期妇女慎用。

（7）注意药物配伍禁忌。与抗血小板聚集剂、血栓溶解剂及其他抗凝药合用可增加出血倾向。

八、氯吡格雷

氯吡格雷（波立维、泰嘉）是一种血小板聚集抑制剂，可用于防治心肌梗死、缺血性脑血栓、闭塞性脉管炎、血栓栓塞引起的并发症。

（一）不良反应临床表现

（1）过敏症状主要包括皮肤反应，如斑丘疹、红斑疹、荨麻疹或瘙痒。少数出现支气管痉挛、血管性水肿或类过敏性反应。

（2）消化系统症状有腹痛、恶心、腹泻、便秘、消化不良及肝胆疾病表现等。

（3）出血性反应常见有胃肠道出血、紫癜、淤血、血肿、鼻出血、血尿、眼出血（结膜出血）和颅内出血。

（4）血液系统可有严重中性粒细胞减少（中性白细胞 $<0.45 \times 10^9 /L$）、再生障碍性贫血和严重血小板减少（$<80 \times 10^9 /L$），但均较罕见。少数曾出现血栓性血小板减少性紫癜（TTP）。

（5）神经系统表现为头痛、眩晕、头昏和感觉异常。

（二）救治措施与注意事项

1. 救治措施

（1）本药无特效解毒药。

（2）胃肠道反应和过敏反应经停药或适当处理后即可缓解。

（3）药物过量需停药，重点注意监测凝血功能，并及时给予相应处理。

（4）严重骨髓抑制可给予细胞集落刺激因子，并选择合适的抗生素防治感染。

（5）输注血小板以拮抗本药的药理作用，以期迅速恢复正常出血时间。

（6）对症处理。

2. 注意事项

(1)对本药过敏者禁用。

(2)严重肝、肾损伤者禁用。

(3)活动性病理性出血，如消化性溃疡或颅内出血者禁用。

(4)急性心肌梗死最初几天不推荐进行氯吡格雷治疗。

(5)不稳定型心绞痛、PTCA(经皮冠脉成形术，即安放支架)、CABG(冠脉搭桥)、急性缺血性脑卒中(＜7天)者不主动推荐本药治疗。

(6)择期手术时术前1周停用本药。

(7)易出血的患者应慎用。

(8)孕妇、哺乳期妇女慎用。

(9)注意药物配伍禁忌。与其他抗血小板药同用时可引起出血。

第三节　血浆代用品

一、右旋糖酐

右旋糖酐(葡聚糖、葡聚精、多聚葡萄糖)是一种高分子葡萄糖聚合物。由于聚合的葡萄糖分子数目不同,而产生不同分子量的产品。为血容量扩充药,有提高血浆胶体渗透压、增加血浆容量和维持血压的作用,能阻止红细胞及血小板聚集,降低血液黏滞性,从而有改善微循环的作用。

(一)不良反应临床表现

(1)偶有荨麻疹、皮肤瘙痒、红色丘疹等过敏反应。也可引起哮喘发作。

(2)极少发生过敏性休克,多在首次输入本药数滴至数毫升时立即出现胸闷、面色苍白、恶心、呕吐、喘息、出血,以至血压下降而发生休克。

(3)偶有发热反应。多在用药 1～2 次见寒战、高热;另一类在多次用药或长期用药停药后出现周期性高热或持续性低热,少数尚可见淋巴结肿大、关节痛。

(4)用量过大可致出血,如鼻出血、牙龈出血、皮肤黏膜出血、创面渗血、血尿等。

(二)救治措施与注意事项

1. 救治措施

(1)过敏反应应及时停药观察,及时给予抗组胺药、皮质激素。

(2)血压下降者应及时给予输液扩容,必要时可给予升压药(多巴胺)静脉滴注。积极防治过敏性休克。多数经及时抢救可恢复。

(3)及时吸氧,必要时可行机械通气。

(4)对症处理。

①发热反应及时予以物理降温,另外可予醒脑静、热毒宁、柴胡注射液及皮质激素,迅速控制体温。

②过量出血可给予维生素 C 静脉滴注,另给予云南白药、三七粉口服或局部涂抹。

2. 注意事项

(1)充血性心力衰竭、严重血小板减少症、凝血障碍、出血性疾病等患者忌用。

(2)心、肝、肾功能不全,活动性肺结核,有过敏史等患者慎用。

(3)首次用药滴注速度宜慢,并严密观察 5～10 分钟,发现症状立即停药。

(4)用药速度视病情而定,低血容量性休克输注应快,必要时加压输注。中分子量制剂注入 20～40ml/min,低、小分子量制剂注入 5～15ml/min,血压上升后可酌情减量。小分子量制剂必要时可作动脉输注。

(5)本药不能代替全血的作用。

(6)输注过程应注意调节电解质的平衡。

(7)小分子量制剂尚有利尿作用,有利于预防休克后的急性肾衰竭,但不宜用于严重肾病患者。

(8)每次用量不宜超过 1500ml,用量过大易引起出血倾向和低蛋白血症。

(9)手术面渗血较多者及伴有急性炎症的脉管炎患者不宜使用低、小分子量制剂,以免增加渗血或使炎症扩展。

(10)注意药物配伍禁忌。不宜与全血混合输注,以免引起血细胞凝集和聚集。

二、高渗氯化钠羟乙基淀粉

高渗氯化钠羟乙基淀粉(霍姆)中的经乙基淀粉为羟乙基化支链淀粉的水解产物,平均分子量为 2.5 万～4.5 万。本药为血容量扩充药,可扩充失血性休克患者的血容量,升高患者血压。

(一)不良反应临床表现

(1)主要反应表现为凝血时间和凝血酶原时间延长,血浆纤维蛋白、血红蛋白、三酰甘油和白蛋白含量下降。中、高剂量组动物还出现排尿量增多,以及流涎、恶心、呕吐症状。

(2)少数患者可发生过敏反应,如皮肤潮红、红斑及荨麻疹等。

(3)药物过量可能引起严重的并发症。

①引起血压明显升高,在高速高压血流的冲击下容易发生血凝块脱落,从而造成继发性大出血。

②过度复苏又易引起患者受伤组织中的中、小血管出血及创面渗血。

③可造成某些组织及细胞的过度脱水,除了影响它们的功能外,并有引起颅内出血的可能。

④可造成血钠的明显升高。对慢性低血钠患者、慢性衰弱患者,如发生长时间的钠离子超过 175～180mmol/L,将发生脑桥脱髓鞘病变,甚至可能是致命的。

(二)救治措施与注意事项

1. 救治措施

(1)高血钠及高血氯。

①及时停药和控制给药总量,一般在停药 24 小时后可恢复。

②停药后应给予含钠量少的液体如林格液等。

③停药后应反复检查电解质,以便及时纠正电解质紊乱。如发生高血钠(＞175mmol/L),可给予适量的利尿剂,以加速钠的排出。

(2)发生过敏立即停用本药,改输其他液体,并静脉推注地塞米松 5～10mg,或用氢化可的松 100mg 加入液体中静脉滴注。

(3)对症处理。

2. 注意事项

(1)对本药过敏者禁用。

(2)有出血性疾病史者禁用。

(3)严重心脏病、高血压、严重神经系统疾病、严重肝肾功能不全、严重血液病者禁用。

(4)孕妇(宫外孕破裂者除外)、月经期妇女禁用。

(5)儿童禁用本药,老年人慎用本药。

(6)大出血者应及时止血,否则在使用该品后由于血压升高有可能继发大出血,反而降低抢救的成功率。大出血未止血者应慎用。

(7)用本药 10 分钟左右大部分患者的收缩压即可明显升高,如在治疗过程中血压持续下降者,提示有大出血未止住或有多发伤存在的可能,应及时手术或用其他方法止血。

(8)在治疗过程中血压逐步升高者,可继续给入本药,如连续两次收缩压达到 100mmHg 以上,即可停用本药。

(9)最大给药量不超过 750ml。

(10)给药的速度不可太快(每 250ml 应在 10～30 分钟给入,一般以 15～25

分钟为佳)。

(11)输入本药后由于有扩容作用,因此要注意凝血因子的变化,防止出血。

(12)注意药物配伍禁忌,本药中切不可加入其他药品。

第四节　治疗贫血药

一、叶酸

叶酸（维生素 M、维生素 BC、蝶酰谷氨酸）系由蝶啶、对氨基苯甲酸及谷氨酸的残基组成的水溶性 B 族维生素，为机体细胞生长和繁殖的必需物质。

（一）不良反应临床表现

1. 在肾功能正常的患者中很少发生中毒反应

（1）偶可见过敏反应，严重的过敏反应包括皮疹、瘙痒、肿胀、头晕、呼吸困难。

（2）长期大量服用叶酸可出现厌食、恶心、腹胀等胃肠道症状。大量服用可出现黄色尿。

（3）叶酸口服可很快改善巨幼红细胞性贫血，但不能阻止维生素 B_{12} 缺乏所致的神经损害的进展。若仍大剂量服用叶酸，可进一步降低血清中维生素 B_{12} 含量，反使神经损害向不可逆转方面发展。

2. 过量表现

叶酸是水溶性维生素，一般超出成人最低需要量 20 倍也不会引起中毒。凡超出血清与组织中和多肽结合的量均从尿中排出。超量服用可能产生的不良反应有：

（1）干扰抗惊厥药物的作用，诱发患者惊厥发作。

（2）口服叶酸 350mg 可影响锌吸收，导致锌缺乏，使胎儿发育迟缓，出生低体重儿增加。

（3）掩盖维生素 B_{12} 缺乏的早期表现，而导致神经系统受损害。

（二）救治措施与注意事项

1. 救治措施

（1）一般停药后可逐渐恢复，过量服用可催吐、洗胃。

（2）大量的维生素 C 会加速叶酸的排出，可给予维生素 C 2～4g/d，静脉滴注。

（3）本药碱性溶液容易被氧化，必要时可给予适量碱性药物。

（4）及时输液，并促进利尿。

（5）对症处理。

2. 注意事项

（1）维生素 B_{12} 缺乏引起的巨幼细胞贫血不能单用叶酸治疗。

（2）静脉注射较易致不良反应，故不宜采用；肌内注射时不宜与维生素 B_1、维生素 B_2、维生素 C 同管注射。

（3）营养性巨幼红细胞性贫血常合并缺铁，应同时补铁，并补充蛋白质及其他 B 族维生素。

（4）恶性贫血及疑有维生素 B_{12} 缺乏的患者不单独用叶酸，因会加重维生素 B_{12} 的负担和神经系统症状。

（5）注意药物配伍禁忌。大剂量叶酸能拮抗苯巴比妥、苯妥英钠和扑米酮的抗癫痫作用，可使癫痫发作的临界值明显降低，并使敏感患者的发作次数增多；还可影响锌元素吸收。

二、重组人红细胞生成素

重组人红细胞生成素（佳林豪、利血宝、罗可曼）是由肾脏分泌的一种活性糖蛋白，作用于骨髓中红系造血祖细胞，能促进其增殖、分化。本药能经由后期母红细胞祖细胞（CFU－E）引导出明显的刺激集落的生成效果。在高浓度下，本药亦可刺激早期母红细胞祖细胞（BFU－E）而引导出集落的形成。

（一）不良反应临床表现

（1）少数用药初期可出现头疼、低热、乏力等，个别患者可出现肌痛、关节痛等。

（2）极少数患者用药后可能出现皮疹或荨麻疹等过敏反应，包括过敏性休克。

（3）心脑血管系统表现为血压升高、原有的高血压恶化或因高血压脑病而有头痛、意识障碍、痉挛发生，甚至可引起脑出血。

（4）血细胞比容（HCT）增高，血液黏度明显增高，可引起各种致命的心血管系统并发症。

（5）偶有 GOT、GPT 的上升。

（6）胃肠有时会有恶心、呕吐、食欲缺乏、腹泻等情况发生。

(二)救治措施与注意事项

1. 救治措施

(1)首次或重新使用本药时应先使用少量,确定无异常反应后再注射全量,如发现异常,应立即停药。过敏反应可予抗组胺药物或皮质激素,对过敏休克者除补充血容量外,必要时给予升压药。

(2)绝大多数反应经对症处理后可以好转,不影响继续用药。若症状持续存在应考虑停药。

①治疗期间应注意血压变化,必要时应减量或停药,并给予调整降压药剂量或种类,使血压逐渐恢复。高血压脑病应迅速降低血压,可选用硝普钠、硫酸镁、酚妥拉明、氯甲苯噻嗪(低压唑)等;降低颅内压,消除脑水肿。

②血细胞比容增高、血液黏度增高一般可适当补充液体,稀释血液浓度,降低血液黏稠度,可给予丹参静脉滴注,以缓解症状和减少血栓形成等严重并发症。同时予以心脏监测,及时纠正心血管并发症。

(3)对症处理:肝功能异常、胃肠道症状可予保肝、输液维持水、电解质平衡等对症处理。

2. 注意事项

(1)未控制的重度高血压患者禁用。

(2)对本药及其他生物制剂过敏者。

(3)合并感染者宜控制感染后再使用本药。

(4)用药期间应定期检查血细胞比容,避免红细胞过度生成。如发现红细胞的过度生长,应予以暂停用药等适当处理。

(5)有时会引起血清钾轻度升高,应适当调整饮食。若发生血钾升高,应调整剂量。

(6)对有心肌梗死、肺梗死、脑梗死患者应慎重给药。

(7)治疗期间因出现有效造血,铁需求量增加,应适当补充铁剂。

(8)孕妇、哺乳期妇女、儿童禁用。

(9)注意药物配伍禁忌。

第五节　促进白细胞增生药

一、基因重组人粒细胞集落刺激因子

基因重组人粒细胞集落刺激因子(rh G－CSF)为一种结构与来源于人的粒细胞集落刺激因子基本无差异的糖蛋白造血因子,促进粒细胞集落的形成,促进造血干细胞向中性粒细胞增殖、分化。

(一)不良反应临床表现

(1)本药有引起休克的可能。

(2)本药有诱发或恶化间质性肺炎、ARDS、肺水肿、呼吸困难、低氧血症、胸水的可能。

(3)对骨髓中幼稚细胞没有充分减少的髓性白血病患者、在外周血中确认到有幼稚细胞的髓性白血病患者,有可能增加幼稚细胞。

(4)皮肤可出现皮疹、发疹、瘙痒感、荨麻疹。

(5)肝功能异常表现为 GOT、GPT 上升等。

(6)消化系统有恶心、呕吐、食欲缺乏、腹泻、腹痛。

(7)肌肉－骨骼系统可出现骨痛、腰痛、腰背部痛、胸部痛。

(8)血液系统表现为血小板减少。

(9)其他有 ALP、LDH、CRP、尿酸升高,发热,头痛,心悸,水肿,倦怠感。

(10)药物过量可出现尿隐血、尿蛋白、血清碱性磷酸酶活性明显提高。严重超量时会出现食欲减退、体重偏低、活动减弱等现象。出现尿隐血、尿蛋白阳性,肝脏明显病变。

(二)救治措施与注意事项

1. 救治措施

(1)因本药有引起休克的可能,使用中须严密观察,一旦发现异常,应中止给药并采取适当的处理措施。

(2)本药有诱发或恶化间质性肺炎的可能,故须严密观察,一旦出现临床症状,应中止给药并采取给予肾上腺皮质激素等适当的处理措施。

(3)本品可促使幼稚细胞增加,对骨髓增生异常综合征的患者须严密观察,一旦发现幼稚细胞增加,应中止给药。

(4)用药期间如出现急速的进展性呼吸困难、低氧血症、胸部 X 线透视出现双肺弥漫性浸润阴影等异常情况时,应警惕成人型呼吸窘迫综合征,迅速中止用药,并采取妥当的呼吸管理等处理措施。

(5)应用中注意避免使中性粒细胞数(白细胞数)增加到必要值以上。当发现中性粒细胞数(白细胞数)增加到必要值以上时,需采取减少用量或暂时停药等措施。

(6)一旦发生过敏反应应立即中止给药,并采取适当的处理措施。此外,为预防过敏反应的发生,在使用本制剂前应充分了解患者过敏史,用药前先应做皮试。

(7)定期进行血液及骨髓检查,当发现幼稚细胞增加时,中止给药。

(8)药物过量出现的不良反应及临床变化,5 周后各项指标可逐渐消除和减轻恢复正常。

(9)对症处理。

2. 注意事项

(1)对本制剂过敏者禁用。

(2)严重肝、肾、心、肺功能障碍者禁用。

(3)用药期间应定期检查血象。

(4)用药前应作细胞体外实验,以确认本制剂是否会导致细胞增殖。

(5)化疗引起的中性粒细胞减少症应避免在化疗前后 24 小时期间使用本产品。

(6)免疫抑制所引起的中性粒细胞减少症应充分调节给药量,使中性粒细胞数维持在 $2.5 \times 10^9 / L$(白细胞 $5 \times 10^9 / L$)以上。

(7)再生障碍性贫血(AA)及先天性中性粒细胞减少症(CN)使用本品有转化成骨髓增生异常综合征(MDS)或急性髓性白血病(AML)之可能。

(8)AA、MDS 及 CN 患者使用 G－CSF 后,可出现染色体异常。长期使用本药的安全有效性尚未建立,有报道可见脾脏增大。

(9)静脉给药时应尽量减慢给药速度。

(10)静脉滴注时可与 5% 葡萄糖注射液或生理盐水等混合使用。

(11)注意药物配伍禁忌,本制剂不得和其他药剂混合注射。

二、重组人粒细胞－巨噬细胞集落刺激因子

重组人粒细胞·巨噬细胞集落刺激因子(rh GM－CSF)为人体免疫系统产生白细胞过程中之重要天然蛋白质,能刺激粒细胞及巨噬细胞等白细胞的增殖、分化及活化作用,从而增强造血功能。

(一)不良反应临床表现

本药的安全性与剂量和给药途径有关。大部分不良反应多属轻到中度,严重的反应罕见。

(1)最常见的不良反应为发热、寒战、恶心、呼吸困难、腹泻等。

(2)有皮疹、胸痛、骨痛和腹泻等。

(3)首次给药时可出现低血压和低氧综合征,但以后给药则无此现象。

(4)不良反应发生多于静脉推注、快速滴注、剂量过大[$>32\mu g/(kg \cdot d)$]。

(5)本药剂量达 $30\mu g/kg$ 时,其不良反应的发生与常规用量相比,有明显增加。

(二)救治措施与注意事项

1. 救治措施

(1)一般不良反应经常规对症处理便可使之缓解。

(2)药物过量一般停药后可自行缓解。

(3)对症处理。

2. 注意事项

(1)对本制剂过敏者禁用。

(2)自身免疫性血小板减少性紫癜的患者禁用。

(3)用药期间应注意监测血象。

(4)本药不应与放、化疗药同时使用,应于放、化疗结束后 24～48 小时使用。

(5)注意药物配伍禁忌。本药可引起血浆白蛋白降低,因此,当与具有血浆白蛋白高结合力的药物合用时,应注意调整后者的剂量。不宜与化疗药物同时使用。

第八章　泌尿系统药物不良反应与防治

第一节　高效能利尿药

高效能利尿药主要作用于肾脏髓袢升支粗段髓质部和皮质部,抑制氯的主动重吸收,随之抑制钠的重吸收,利尿作用强大。常用药有依他尼酸、布美他尼、吡咯他尼、托拉塞米等。

高效能利尿药主要不良反应为水电解质和酸碱平衡紊乱、听力减退、高尿酸血症等,若剂量、用法不当或过度利尿,常出现血容量不足,低钠、低钾、低钙、低镁和低氯血症及代谢性碱中毒等,应根据患者病情,选择合适的利尿药及适当的剂量和用法。最好采用间歇疗法,避免过度利尿。特别是老年患者更应注意观察病情变化,及时调整剂量、用法或停药,防止出现不良反应。

一、依他尼酸

依他尼酸又名利尿酸,利尿酸钠。为白色结晶性粉末;味微苦涩,无臭。在乙醇或乙醚、冰醋酸中易溶,几乎不溶于水。本品为强效利尿药,利尿作用及机制、电解质丢失情况、作用特点等均与呋塞米类似。临床主要用于充血性心力衰竭、急性肺水肿、肾性水肿、肝硬化腹水、肝癌腹水、血吸虫病腹水、脑水肿及其他水肿。本品常用的给药方法:口服、静脉注射、静脉滴注。常用量:成人口服一次 25mg,一般一日剂量不宜超过 100mg;静脉注射将本品 25～50mg 溶于 20～40ml 生理盐水注射液中,在 10～20 分钟缓慢静脉注射或滴注,每次剂量不宜超过 100mg。本品不良反应与呋塞米基本相同,但胃肠道反应、水样腹泻和耳毒性较呋塞米多见,尚可引起血尿和消化道出血,对糖代谢的影响较呋塞米轻。注射给药可致血栓性静脉炎。因本品有较强的耳毒性,现已少用。

（一）不良反应

（1）心血管系统常见直立性低血压、心律失常。

（2）神经精神系统常见休克、乏力、口渴，少见头晕、头痛、感觉异常（指、趾）。

（3）代谢和内分泌系统常见低钾血症、低氯血症、低钠血症、低钙血症、低氯性碱中毒，少见高糖血症、高尿酸血症、原有糖尿病加重。本品对糖代谢的影响较呋塞米轻。

（4）肌肉骨骼系统常见肌肉酸痛，少见肌肉痉挛。

（5）泌尿生殖系统可见血尿，在高钙血症时可引起肾结石。

（6）肝脏少见肝功能损害

（7）胃肠道可见消化道出血、食欲减退，少见食欲缺乏、恶心、呕吐、腹痛、腹泻（水样腹泻，较呋塞米多见）、胰腺炎。

（8）血液少见骨髓抑制导致的粒细胞减少、血小板减少性紫癜、再生障碍性贫血。

（9）眼少见视物模糊、黄视症、对光敏感。

（10）耳本品具有较强的耳毒性。耳鸣、听力障碍多见于大剂量静脉快速注射时，多为暂时性，少数为不可逆性，尤其当与其他耳毒性药物合用时。

（11）过敏反应少数患者可发生过敏反应（表现为皮疹、间质性肾炎、甚至心脏停搏）。

（12）其他极少见发热。此外，有本品加重特发性水肿的报道。

（二）用药指导

（1）本品注射剂与下列药物或溶液存在配伍禁忌：酸性溶液或药液（本品与pH 值 5 以下的溶液混合可析出结晶）、乙氯维诺、肼屈嗪、奈西立肽、普鲁卡因胺、普鲁卡因青霉素、氯霉素、利舍平、妥拉唑林、三氟丙嗪、棉酚、拟交感神经药物及抗惊厥药物。

（2）注射用粉针剂配成溶液后不稳定，应在 24h 内用完。如为加碱制成的钠盐注射液，碱性较高，静脉注射时宜用氯化钠注射液稀释，而不宜用葡萄糖注射液稀释。

（3）本品利尿作用强而迅速，患者偶可因过度利尿造成脱水及严重电解质紊乱而突然死亡。因此，给药剂量应个体化，从最小有效剂量开始并间歇用药（隔日用药或用药 3～5 日后停药数日再用），然后根据具体情况调整剂量，以减少水、电解质紊乱等不良反应。

（4）患者存在低钾血症或低钾血症倾向时，应注意补钾。

（5）少尿或无尿患者使用最大剂量后 24h 无效时应停药。

（6）服用水合氯醛后静脉注射本品可致出汗、面色潮红和血压升高，其机制在于甲状腺素由结合状态转为游离状态增多，导致分解代谢加强。

（7）慎用：①严重肾功能损害者；②严重肝功能损害者；③无尿患者；④糖尿病患者；⑤高尿酸血症或有痛风病史者；⑥胰腺炎或有此病史者。

二、吡咯他尼

吡咯他尼又名苯氧吡酸，吡咯速尿。本品为浅黄色晶体。为强效髓袢利尿药，作用与呋塞米相似，其强度介于呋塞米和布美他尼之间。口服后不仅尿中的钠、氯离子排泄明显增加，而且钙和镁离子的排泄亦明显增加，但对钾离子的排出较少。本品除利尿作用外，尚能松弛血管平滑肌，有降血压作用，并有类似速尿的纤维蛋白溶解与抗血小板作用。临床主要用于治疗各种水肿和高血压。本品常用的给药方法：口服常用量，治疗水肿成人口服一次 6mg，4 小时后可根据利尿情况增加 3～6mg。治疗高血压成人口服开始可予 9mg，于早晨一次服下或分次给药，也可加量至一日 12mg。主要不良反应同呋塞米。

三、托拉塞米

托拉塞米又名托拉沙得，伊迈格，特苏尼。为一种新的髓袢利尿药，作用于肾小管髓袢升支粗段（髓质部和皮质部）及远曲小管，抑制 Na^+、K^+、Cr 的重吸收，使尿中钠、氯和水的排泄量增加，发挥利尿作用；同时抑制前列腺素分解酶活性，增加血浆中 PGE_2、PGI_2 浓度，竞争性拮抗 TXA_2、TXB_2 的缩血管作用，因而有扩张肾血管作用。临床主要用于各种原因引起的水肿、急/慢性心力衰竭、原发或继发性高血压、急/慢性肾衰、肝硬化腹水、急性毒物中毒或药物中毒。本品常用的给药方法：口服、静脉注射。成人口服或静脉注射，初始剂量一般为一次 5～10mg，一日 1 次，递增至一次 10～20mg，一日 1 次，但最多一日剂量不超过 40mg。用于急性或慢性肾衰竭时，口服开始 5mg，可增加至 20mg，均为一日 1 次。必要时静脉注射，剂量可用 100～200mg。用于肝硬化腹水口服及静脉注射剂量均不能超过 40mg/日。用于高血压口服开始每日 2.5mg 或 5mg，需要时可增至每日 10mg，单用或与降血压药合用。

1. 临床表现

类似呋塞米，但发生失钾程度较轻，对尿酸、血糖、血脂无影响。副作用小，大剂量口服时未出现严重不良反应，报道的主要副作用有疲劳、头晕、头痛、恶心等,均为轻度和暂时性症状,可自行消失。快速静脉注射可能发生听力短时障碍。

2. 观察与护理

(1)单次注射本品不宜超过 10mg,注射时间不短于 2 分钟。

(2)余同呋塞米。

第二节 中效能利尿药

中效能利尿药主要作用于髓袢升支的皮质部和远曲小管前段,抑制 Na^+、Cr 在该处的重吸收,从而起到排钠利尿作用,利尿效能中等。噻嗪类和潴钾利尿药可同时阻断髓袢升支厚壁段和远端小管对钠的重吸收,有时会产生明显的利尿效果。临床常用的有氢氯噻嗪、环戊噻嗪、氯噻酮、美托拉宗等。肾功能正常者利尿常以噻嗪类为主,此类药最常见的副作用为水、电解质紊乱,较易发生低钾血症,与噻嗪类利尿药排钾有关,应酌情补充钾盐,必要时加用潴钾利尿药。但应避免过度利尿和长期用药,以防止副作用的发生。

一、氢氯噻嗪

氢氯噻嗪又名双氢氯噻嗪、双氢克尿噻、双氢氯消疾、双氢氯散疾。为白色结晶性粉末,无臭,味微苦。利尿作用主要是抑制髓袢升支的皮质段和远端小管前段对钠、氯离子的重吸收,起排钠利尿作用。降压作用与增加钠从尿中排泄有关,也可能是增加了胃肠道对 Na^+ 的排泄。抗利尿作用机制尚不十分明确,其能减少肾原性尿崩症的尿量有时达 50%。本品主要用于治疗各型水肿,对心性和肾性水肿疗效较好;也可单独或与其他降压药联合应用于治疗原发性高血压;还可治疗中枢性或肾性尿崩症及预防含钙盐成分形成的结石等。本品为口服给药。常用量成人口服一般一日 25～100mg,分 1～3 次服用。氢氯噻嗪的大多不良反应与剂量和疗程有关。较常见的不良反应为:水、电解质平衡紊乱、高血糖、高尿酸血症、过敏反应等。

(一)水、电解质平衡紊乱

1. 临床表现

主要为低钾血症、低氯性碱中毒或低氯、低钾血症性碱血症、低钠血症、血容量减少等表现。低钾血症是本品最常见的不良反应。

2. 观察及护理

(1)用药前询问患者病史,明确本品的使用禁忌,并评估相关指标。监测患者血压、体重、肝肾功能及血电解质有无异常,观察患者水肿程度、部位。孕妇、哺乳期妇女及有黄疸的婴儿不应使用本品,因其可透过胎盘,可自乳汁分泌,有可能使胎儿、新生儿产生黄疸、血小板减少症等。本品慎用于:少尿或严重肾功能减退者(因本类药效果差,应用大剂量时可致药物蓄积,毒性增加)、严重肝功能损害者(水、电解质紊乱可诱发肝性脑病)、高钙血症、低钠血症、红斑狼疮(可加重病情或诱发活动)、胰腺炎、交感神经切除者(降压作用加强)。

(2)用药中注意给药剂量,合理安排给药时间。

如每日用药二次,第二次给药时间不得晚于下午 3 时;每日用药一次,宜早晨给药,以免夜尿而影响睡眠。为预防电解质紊乱及血容量骤减,给药宜从小剂量(12.5～25mg/d)用起,以后根据利尿情况逐步加量。或予间歇给药,即连续服药 3 天,停药 3～4 天,以减少不良反应。为避免突然停药可能引起 Na^+、Cl^- 及水潴留,应逐渐减量停药。与留钾利尿药合用,可增加本品的疗效并减少排钾的不良反应。

(3)用药后密切观察患者症状、体征变化。

1)监测体重、尿量、血压,注意患者有无皮肤干燥、弹性差、体重下降伴血压降低等低血容量表现,重视患者主诉,如出现恶心、呕吐、口渴、肌肉震颤、嗜睡等异常情况,及时报告医师处理。

2)用药期间定时监测血电解质,根据医嘱及时纠正水、电解质失衡。

3)对患者做好饮食宣教。如保持出入量平衡,每日摄入水量＝前一天尿量＋500ml。有低钾血症倾向的患者应酌情补钾,或与保钾利尿药合用,并嘱其进食香蕉、橙、海带、紫菜、红枣等含钾高的食物等。低氯、低钠血症不宜过分限盐,根据血电解质情况,适当增加盐的摄入。

4)对患者及家属做好安全知识宣教,嘱患者变换体位宜慢,以免引起直立性低血压出现晕厥甚至跌倒如由蹲、坐或卧位直立时,宜扶持,站立勿过久;男性排尿时,尤其在夜间,应取坐位或蹲位而不宜取立位。避免热水盆浴或长时间热水淋浴、日光浴。

(二)高尿酸血症

1. 临床表现

因氢氯噻嗪干扰肾小管排泄尿酸,少数可诱发痛风发作。由于通常无关节疼痛,故高尿酸血症易被忽视。检查血尿酸升高。

2. 观察及护理

(1)用药前评估患者有无痛风病史、血尿酸水平。本品慎用于有痛风病史及血尿酸升高者。

(2)用药中避免与抗痛风药同用,因本品能拮抗抗痛风药的降尿酸作用。

(3)用药后注意观察患者有无痛风的表现,并做好饮食宣教。用药期间注意监测血尿酸变化。如出现关节红肿、疼痛等及时报告医师给予处理。告知患者高尿酸血症是因本品干扰尿酸自远曲小管分泌而发生,对一般患者,此为可逆性,停药尿酸会恢复正常。减少患者的顾虑及担忧。嘱患者避免进食海鲜、坚果、浓汤、啤酒等含嘌呤高的食物,以免诱发痛风。

（三）高血糖

1. 临床表现

本药长期服用可使糖耐量降低,血糖升高,此可能与抑制胰岛素释放有关。可使糖尿病患者及糖耐量中度异常的患者血糖升高。

2. 观察及护理

(1)用药前询问患者是否有糖尿病及糖耐量减低病史,糖尿病及隐性糖尿病患者慎用此药。

(2)用药中注意避免与降糖药同用,因其与降糖药有拮抗作用。

(3)用药后注意观察有无血糖升高的临床表现,做好相关知识宣教。观察患者有无烦渴、多饮、多食、消瘦等血糖升高的表现,定期检查患者血糖,出现异常报告医师处理。告知患者血糖升高对一般患者影响不大,停药即可恢复,不必担忧。对患者做好饮食宣教,嘱其避免进食含糖高的食物如糖果、甜品等。

（四）过敏反应

1. 临床表现

如皮疹、荨麻疹、瘙痒症、光敏性皮炎等,但较为少见。本药与磺胺类药物、呋塞米、布美他尼、碳酸酐酶抑制剂有交叉反应。

2. 观察与护理

(1)用药前询问患者有无过敏史,对磺胺类药物、呋塞米、布美他尼、碳酸酐酶抑制剂过敏者不得使用本药。红斑狼疮患者慎用此药。

(2)用药中注意药品要遮光、密闭保存,防止受潮分解。

(3)用药后注意观察病情,做好皮肤护理指导。如患者出现皮疹、荨麻疹、瘙痒症、光敏性皮炎等过敏表现,及时报告医师予以对症处理,温水洗浴,并嘱患者勿抓挠皮肤,防止皮肤受损出现感染。避免日光暴晒及紫外线照射,外出戴遮阳帽或遮阳伞,防止光敏性皮炎。

（五）氮质血症、升高血氨、血脂异常

1. 临床表现

血尿素氮、肌酐高于正常或进一步升高，对于严重肾功能损害者可诱发肾衰竭，出现尿毒症症状。长期应用可引起血清胆固醇及甘油三酯中度升高，低密度脂蛋白及极低密度脂蛋白升高，高密度脂蛋白降低。因 H^+ 分泌减少，尿液呈碱性。在碱性环境中，肾小管腔内的 NH_3 不能转变为 NH_4^+ 排出体外，血氨随之升高。对肝功能严重损害者，有诱发肝性脑病的危险。

2. 观察与护理

（1）用药前了解患者肝肾功能、血氨、血脂水平。本品禁用于无尿及肝性脑病患者；慎用于严重肝、肾功能损害者；高脂血症者不宜用。

（2）用药中注意患者尿量，对少尿或有严重肾功能障碍者，一般在最大剂量用药后 24 小时内无利尿作用时应停药。

（3）用药后注意监测病情变化。定期监测肝肾功能、血氨、血脂水平。准确记录 24 小时尿量，如利尿效果不佳，及时报告医师调整用药。注意观察患者是否有恶心、呕吐、口臭、行为异常、神志改变等，发现病情变化及时报告医师处理。告知患者避免进食肥腻食物及动物内脏等脂肪、高胆固醇含量高的饮食。

二、环戊噻嗪

环戊噻嗪又名环戊甲噻嗪、环戊氯噻嗪。为白色粉末，无臭，几乎无味。作用同氢氯噻嗪，但利尿效价较其强 100 倍。临床主要用于各种类型的水肿，也用于治疗不同类型的高血压。如与其他降压药合用时，可产生协同作用，能减少降压药的用量及其不良反应。本品为口服给药，治疗水肿：成人口服，一次 0.25～0.5mg，一日 2 次。治疗高血压：口服一次 0.25mg，一日 2 次，维持量一次 0.25mg，一日 1 次。

1. 临床表现

同氢氯噻嗪。

2. 观察与护理

（1）用药前评估患者病情、询问患者病史，明确本品的使用禁忌。了解患者血压、神志、血脂、血糖、肝肾功能、血电解质情况有无异常。本品禁用于肝性昏迷或有肝性昏迷趋势者。肝肾功能减退、高脂血症、糖尿病、痛风病患者慎用。孕妇及哺乳期妇女不宜使用，老年患者使用本品较易发生低血压、电解质紊乱、肾功能损害,故慎用。

(2)用药中注意纠正体内电解质失衡。长期使用者要给予钾盐,但不必忌盐。

(3)余同氢氯噻嗪不良反应用药前、中、后的观察与护理。

三、氯噻酮

氯噻酮为白色或黄白色结晶性粉末,无臭或几乎无臭、无味。作用与噻嗪类利尿剂相似,作用机制可能由于增加肾脏对氯化钠排泄而利尿。主要作用在髓祥升支的皮质部分,但由于运输至远曲小管的钠增加,促进了钠钾交换,致使排钾增多。长期服用会引起低钾血症。本品除有利尿作用外,尚有降压作用,能增强其他降压药的降压作用。临床主要用于各种水肿和各种高血压症。本品为口服给药,治疗水肿,开始尽可能选择最小剂量,常用量为 $25\sim50$mg,一日一次;或一次 100mg,隔日 1 次,严重者每日或隔日 $150\sim200$mg,儿童为每次 2mg/kg,每周连用 3 次,视病情而定维持剂量。治疗高血压成人口服开始剂量为 $12.5\sim50$mg,一日一次;若效果不佳,可增加至 $50\sim100$mg,每日一次或隔日 1 次,但最多不超过每日 100mg。

(一)消化系统反应

1. 临床表现

偶见胃肠道反应,急性胰腺炎、重症肝病、粒细胞和血小板减少等,伴有轻度眩晕、疲劳。发生急性胰腺炎、重症肝病、粒细胞和血小板减少时患者会出现恶心、呕吐、腹痛、发热、黄疸、皮肤瘀斑等症状,肝功能、胰淀粉酶等出现异常。

2. 观察与护理

(1)用药前评估患者有无恶心、呕吐、腹痛、皮肤瘀斑等,了解患者肝功能及胰淀粉酶是否正常。有严重肝功能不全患者禁用本品。

(2)用药中告知患者餐后服用,以免出现胃肠道反应。

(3)用药后注意观察患者症状、体征及肝功能、胰淀粉酶等变化:

1)如患者出现恶心、呕吐、腹痛、皮疹、紫癜、黄疸等异常表现,及时报告医师处理。

2)定期检测肝功能、血常规及胰淀粉酶的变化。

3)嘱患者进食清淡易消化饮食,避免进食辛辣刺激性食物。

（二）其他不良反应

1. 临床表现

有时会引起高尿酸血症，加重痛风发作；出现高血糖和高尿糖，加重糖尿病；可致低钾血症；过敏反应少见，可出现皮疹、荨麻疹等。

2. 观察与护理

（1）用药前评估患者血糖、血尿酸、电解质，询问患者药物过敏史。

1）了解患者肾功能、血尿酸、血电解质等有无异常，询问患者有无冠状动脉、脑动脉严重硬化病史及对本品或其他含磺酰胺基类药物过敏史，患者是否处于怀孕及哺乳期。

2）本品禁用于对本品或其他含磺酰胺基类药物过敏、肾功能不全者及孕妇，慎用于哺乳期妇女。

（2）用药中注意掌握用药剂量，防止不良反应增加。

1）增加本品剂量可升高患者尿酸、降低血钾，因此，长期服用本品者应补钾。

2）本类药物应从小剂量开始用药，以减少反射性肾素和醛固酮分泌，并减少不良反应的发生。

（3）用药后密切监测病情变化，做好饮食宣教。

1）定期检测血电解质、血常规、血尿酸、血糖、血压、体重等。

2）肾衰竭患者应用本品时，应加强监护，准确记录 24 小时尿量，如利尿作用不明显，应警惕药物蓄积。肾功能发生严重减退时，则应停药观察。

3）用药过量时，应尽早洗胃，给予支持疗法和对症处理。

4）注意观察患者有无口干多饮、多食易饥、多尿、四肢关节红、肿、热、痛等高血糖、高尿酸血症临床表现，发现异常及时报告医师处理。

5）避免进食含糖及嘌呤高的饮食如过甜食品、海鲜、动物内脏、肉汤等，以免诱发血糖升高及高尿酸血症。

6）余同氢氯噻嗪不良反应的观察与护理。

四、美托拉宗

美托拉宗又名甲苯喹唑酮，甲苯喹噻酮。本品为无色结晶，多晶形。化学结构与噻嗪类不同，利尿作用与氢氯噻嗪相似，但无抑制碳酸酐酶作用。利尿作用介于噻嗪类药物与强效髓袢利尿药之间。本品不同于氢氯噻嗪，不会使肾血流量和肾小球滤过率降低,肾功能严重损害者尚可应用,特别是对中重度肾衰竭,美托拉宗比噻嗪类药物更有效,比降血压药苄氟噻嗪的降压作用更好。但肾小球滤过率<10ml/min 时则效果差。临床主要用于治疗水肿及高血压,用于治疗高血压时可单独使用或与其他降压药合用。本品为口服给药。常用量为 5～10mg,需要时每日可用 20mg 或更大剂量,但一日不宜超过 80mg。

美托拉宗的不良反应与氢氯噻嗪相似,个别出现心悸、胸痛、室颤等。

(一)心血管系统反应

1. 临床表现

个别患者会出现心悸、胸痛、心慌等,严重者可能出现心室颤动甚至心脏骤停。

2. 观察与护理

(1)用药前评估肝功能异常的患者有无行为异常、神志改变等肝性脑病前期或肝性脑病症状、体征,本品禁用于肝性脑病前期及肝性脑病患者。孕妇、哺乳妇女及儿童不宜应用。

(2)用药后注意观察患者有无不适症状,如出现心悸、胸闷症状,及时报告医师,必要时检查心电图,出现异常立即停药,给予对症处理。同时嘱患者卧床休息,避免情绪激动、用力大便等增加腹压的动作。

(二)其他不良反应

与氢氯噻嗪相似。

第三节　低效能利尿药

低效能利尿药主要作用于远曲小管和集合管,利尿作用较弱。本类药物包括潴钾利尿药如螺内酯、氨苯蝶啶、阿米洛利等以及作用于近曲小管的碳酸酐酶抑制药,如乙酰唑胺等。潴钾利尿药大剂量长期应用,易出现高钾血症,用药期间注意监测血钾浓度。

一、螺内酯

螺内酯又名安体舒通、螺旋内酯固醇。为白色或类白色的细微结晶性粉末,有轻微硫醇臭。本品化学结构与醛固酮类似,可与在远曲小管和集合管靶细胞的醛固酮受体结合,干扰醛固酮调节的 Na^+-K^+ 机制,抑制 Na^+-K^+ 交换,减少 Na^+ 的重吸收和 K^+ 的分泌,促进尿量增加,尿中 Na^+、Cl^- 的排出增多,而 K^+ 的排出减少,又称保钾利尿药。本品利尿作用较弱,且缓慢而持久,常与氢氯噻嗪合用。临床主要用于:①伴有醛固酮升高有关的顽固性水肿,如肝硬化、肾病综合征、慢性充血性心衰。②原发性或继发性高血压的辅助用药。③原发性醛固酮增多症的诊断与治疗。④低钾血症的预防。本品为口服给药,治疗水肿成人常用量为 20~40mg,每天 3 次。不良反应常见的有高钾血症、胃肠道反应;少见的有低钠血症、抗雄激素样作用或对其他内分泌系统的影响及中枢神经表现;罕见的有过敏反应、暂时性血肌酐、尿素氮升高、轻度高氯性酸中毒。

(一)高钾血症

1. 临床表现

最为常见,尤其单用药、进食高钾饮食、与钾剂或含钾高药物合用及肾功能损害、少尿、无尿时。及时与噻嗪类利尿药合用,高钾血症的发生率仍可达 8.6%~26%,且以心律失常为首发表现。

(1)高血钾对心脏有抑制作用,停跳在舒张期、心扩大、心音弱。还可能影响心脏电生理改变。因而出现心律失常,如房室阻滞、窦房传导阻滞、室性心动过速、心室颤动及室内阻滞等。心电图可发生变化:T 波高尖、QRS 波增宽、β—R 间期延长、P 波消失。

(2)高钾血症时对肌肉的影响可发生肌无力、酸痛,亦可有肌肉麻痹。对神经系统的影响可出现反应迟钝,嗜睡,神志模糊,四肢异常感觉。

(3)在高血钾时,则每 3 个 K^+ 进入细胞内,而有 2 个 Na^+ 及 1 个 H^+ 自细胞内转移到细胞外液中来,因此可引起细胞外液酸中毒,而细胞内液碱中毒。同时肾小管 Na^+-K^+ 交换大于 Na^+-H^+,故 H^+ 在血液中浓度增加而发生酸中毒。

2. 观察及护理

(1)用药前应评估患者病情、病史,明确患者是否适宜使用本品。了解患者血电解质浓度、肝肾功能、尿量,询问患者有无月经失调、乳房增大,是否处于怀孕、哺乳期,本品禁用于对本品过敏或对其他磺酰胺类药物过敏、肾衰竭及高钾血症患者,慎用于无尿、肾功能不全、肝功能不全、低钠血症、酸中毒、孕妇、哺乳期妇女、乳房增大、月经失调者。

(2)用药中注意药物之间的相互作用。禁止与保钾利尿药如氨苯蝶啶、血管紧张素转换酶抑制剂、他克莫司合用,尤其是肾功能不全患者,以免增加发生高钾血症的机会。用药过程中切不可盲目使用氯化钾,以免引起钾中毒。给药要个体化,从最小有效剂量开始使用,以减少电解质紊乱等副作用。

(3)用药后注意监测病情,做好患者饮食指导。

1)注意定期检测血清钾,准确记录尿量,观察水肿程度,尤其是老年人较易发生高钾血症及过度利尿,应注意密切监测血钾及尿量,保持出入量平衡,防止出现低血压、虚脱。

2)服药期间如发生高钾血症,应立即停药,并作相应处理:停止一切含钾食物、药物包括保钾利尿剂(如:氨苯蝶啶),禁止输入库存血。立即给予 10% 葡萄糖酸钙稀释后缓慢静脉注射。给予高浓度葡萄糖(50%)加入适量的胰岛素静脉注射后提高细胞外液渗透压,促使钾离子向细胞内转运。给予速尿 20～40mg 静脉注射以利尿,促进钾从尿液中排泄。伴酸中毒时应补充碳酸氢钠。必要时重复给以上药物对抗或采取透析疗法。

3)密切观察患者有无四肢麻木、头晕、胸闷、感觉异常、腿沉重感等高钾血症表现,必要时检查心电图,注意心电变化,严防心搏骤停。

4)服药期间嘱患者避免进食香蕉、橙、蘑菇、红枣、紫菜、海带等含钾高的食物。

（二）胃肠道反应

1. 临床表现

患者出现恶心、呕吐、胃痉挛和轻度腹泻等。

2. 观察及护理

（1）用药前给予患者用药指导，于进食时或餐后服药，以减少胃肠道反应，并可能提高本药的生物利用度。

（2）用药中为患者创造良好的进餐环境，减少不良刺激，分散患者注意力，减轻不良反应发生。

（3）用药后注意观察用药反应，及时给予对症处理。观察患者大便次数、性状，有无腹痛、恶心、呕吐等，出现异常报告医师，给予减量或停药。出现胃痉挛时注意保暖，必要时给予局部热敷、解痉处理，呕吐、腹泻时予以止泻、止吐等对症治疗。如有恶心、呕吐，及时予以漱口，保持口腔清洁，予清淡易消化饮食，腹泻时做好肛周护理，避免进食生、冷及含粗纤维、刺激性食物。

（三）低钠血症

1. 临床表现

以神经系统功能障碍为主要表现，因为细胞外液的渗透压低，水向细胞内转移，引起脑细胞水肿的结果。临床表现的严重程度不仅与血钠的高低有关，而且与血钠降低的速度有关。血钠高于时，临床症状轻微或无由低血钠引起的症状。血钠若低于 125mmol/L 时，患者可出现食欲缺乏，恶心、呕吐、疲乏无力。若血钠低于 120mmol/L 时，出现表情淡漠、嗜睡、意识模糊。血钠为 115～110mmol/L 时，表现为凝视，共济失调，惊厥、木僵。若血钠低于 110mmol/L 时，表现为昏睡、抽搐、昏迷。因脑细胞水肿，故有颅压增高的征象。并有肌无力、腱反射减退或消失，并可出现病理反射。

2. 观察及护理

（1）用药前评估患者血钠浓度，低钠血症患者慎用此药。

（2）用药中注意个体化给药，从最小有效剂量开始使用，以减少低钠血症的发生。

（3）用药后定期监测血、尿电解质情况，同时密切观察患者神志变化及有无胃肠道症状，如出现食欲缺乏，恶心、呕吐、疲乏无力、表情淡漠、嗜睡、意识模糊等应高度警惕低钠血症的发生，及时报告医师处理。

（四）抗雄激素样作用或对其他内分泌系统的影响

1. 临床表现

长期服用本品可致男性乳房发育、勃起障碍、性功能下降、阳痿,也可致女性乳房胀痛、声音变粗、毛发增多、月经不调、更年期后子宫出血、性功能下降。

2. 观察与护理

（1）用药前向患者说明本品服药后可能出现乳房增大、胀痛、月经紊乱、性欲减退、毛发增多等内分泌紊乱的征象,并告知患者停药后症状可自行消失,消除患者的紧张情绪。

（2）用药中无论长期大剂量服药还是短期小剂量用药,均应注意如有上述症状、体征发生,应立即减量或停药。

（3）用药后密切注意身体性征的变化,长期服药者必要时查乳腺红外线或乳腺彩超,便于早期发现、早期诊治。

（五）其他少见或罕见的不良反应

1. 临床表现

出现头晕、头痛、嗜睡、精神紊乱、运动失调等神经系统症状;过敏反应如皮疹甚至呼吸困难;因过度利尿,有效血容量不足,引起肾小球滤过率下降出现暂时性血肌酐、尿素氮升高;轻度高氯性酸中毒。

2. 观察与护理

（1）用药前评估患者病史、过敏史及病情,备好急救物品。询问患者过敏史、了解患者血电解质、肝、肾功能情况,对本品过敏或对其他磺酰胺类药物过敏者禁用。无尿、肝、肾功能不全、酸中毒者时慎用,因本品可引起电解质紊乱,加重酸中毒,诱发肝性脑病,加重神经系统症状。备齐急救物品,确保急救物品、药品处于备用状态,以备应急使用。

（2）用药中注意本品与其他药物的协同、拮抗作用。本品与氢氯噻嗪合用可取长补短,增强疗效,减轻不良反应,但剂量应减少。本品可增强抗高血压药物的作用,尤其是神经节阻滞降压药,如合用抗高血压药,后者剂量应减少一半以上。阿司匹林、吲哚美辛、水杨酸钠可拮抗本品的利尿作用,应避免与此类药物同时服用。

（3）用药后监测病情变化,妥善给予对症处理。长期用药者定期监测血电解质、肾功能、二氧化碳结合。注意监测尿量、血压变化,防止过度利尿出现头晕、低血压等。注意观察患者有无头晕、头痛、嗜睡、行为异常、皮疹。呼吸深大等表现,发现异常立即报告医师处理。如出现皮疹、呼吸困难应给予抗过敏治疗,保持呼吸道通畅,必要时给予有效的氧气吸入。

二、氨苯蝶啶

氨苯蝶啶又名三氨蝶啶。为黄色结晶性粉末,无臭或几无臭,无味。本品直接抑制肾脏远曲小管和集合管的 Na^+-K^+ 交换,从而使 Na^+ 、Cr、水排泄增多,而 K^+ 排泄减少。临床用于治疗水肿性疾病,包括充血性心力衰竭、肝硬化腹水、肾病综合征等,以及肾上腺糖皮质激素治疗过程中发生的水钠潴留。也可用于治疗特发性水肿。本品为口服给药。常用量为成人开始一次 25～50mg,一日 2 次,饭后服,最大剂量每日不宜超过 300mg。

氨苯蝶啶常见不良反应主要为高钾血症。少见不良反应有:胃肠道反应、低钠血症、头晕、头痛、光敏感。罕见不良反应有:过敏、血液系统损害、肾结石。

(一)高钾血症

1. 临床表现

同螺内酯之高钾血症的临床表现。

2. 观察及护理

同螺内酯之高钾血症的观察与护理。

(二)胃肠道反应

1. 临床表现

患者可出现恶心、呕吐、胃痉挛和轻度腹泻等。

2. 观察及护理

同螺内酯之胃肠道反应的观察与护理。

(三)低钠血症

1. 临床表现

同螺内酯之低钠血症的临床表现。

2. 观察及护理

同螺内酯之低钠血症的观察与护理。

(四)其他少见或罕见的不良反应

1. 临床表现

出现头晕、头痛、光敏感、皮疹、呼吸困难、肾结石、血液系统损害,如粒细胞减少症甚至粒细胞缺乏症、血小板减少性紫癜、巨红细胞性贫血(干扰叶酸代谢)。偶见肝损害。

2. 观察与护理

(1)用药前评估患者血电解质、肝肾功能、尿量,询问患者有无过敏史、糖尿病、痛风病史等。本品禁用于对本药过敏、哺乳期妇女、无尿、严重肝病、严重肾功能不良、高钾血症患者。慎用于肾功能不全、糖尿病、肝功能不全、酸中毒、低钠血症、肾结石或有此病史者、高尿酸血症或有痛风病史者。

(2)用药中告知患者服用本品后可出现尿液呈淡蓝色荧光,属正常现象,不必惊慌。

(3)用药后密切监测病情变化。做好个人防护。长期用药者定期监测血常规、肝、肾功能及肾脏 B 超。观察患者有无皮疹、头晕、头痛、皮肤瘀斑、血尿、腰痛等,发现异常及时报告医师处理。嘱患者外出应戴遮阳帽、穿长袖衣服,避免日光直晒皮肤,以免光过敏。

三、阿米洛利

阿米洛利又名氨氯吡咪,是最强的排钠保钾利尿药。为淡黄色或黄绿色粉末,无臭或几乎无臭,味苦。本品作用机制与氨苯蝶啶相似,在肾的远曲小管及集合管皮质段抑制 Na^+ 和 Cl^- 的重吸收,增加 Na^+ 和 Cl^- 的排出,起利尿作用;同时抑制 Na^+-K^+ 和 Na^+-H^+ 的交换,使 Na^+、H^+ 分泌减少,有保钾作用,但并非通过拮抗醛固酮而起作用。临床主要用于治疗水肿性疾病,亦可用于难治性低钾血症的辅助治疗。本品为口服给药,开始一次 2.5～5mg,一天 1 次,必要时可增加剂量,但每日不宜超过 20mg。本品单独使用时,较常见的不良反应为高钾血症,偶尔引起低钠血症,高钙血症,轻度代谢性酸中毒,胃肠道反应,头晕,头痛,性功能下降,过敏反应(皮疹,甚至呼吸困难)。也有关于发生直立性低血压的报道。

（一）高钾血症

1. 临床表现

同螺内酯之高钾血症的临床表现。

2. 观察与护理

同螺内酯之高钾血症的观察与护理。

（二）低钠血症

1. 临床表现

同螺内酯之低钠血症的临床表现。

2. 观察与护理

同螺内酯之低钠血症的观察与护理。

第四节 脱水药

脱水药也称渗透性利尿药,是一种能迅速提高血浆渗透压,使组织脱水的非电解质类物质。它们在体内不被代谢或代谢较慢,静脉注射后不易自毛细血管进入组织,但很容易从肾小球滤过,在肾小管内不被重吸收或吸收很少,能提高肾小管内渗透压。大剂量使用此类药,可使血浆渗透压、肾小球滤过率和肾小管内液量显著增加,产生利尿脱水作用。属于本类药物有甘露醇、山梨醇、甘油果糖、异山梨醇、甘油等。本节主要介绍甘露醇、山梨醇、甘油果糖的不良反应观察与护理。

一、甘露醇

甘露醇为白色结晶性粉末或颗粒,无臭,稍有甜味。组织脱水作用:静脉滴注本品后,不易由毛细血管渗入组织,能迅速提高血浆渗透压,使组织(包括眼、脑、脑脊液等)内水分向细胞外转运,呈现脱水作用。利尿作用:静脉给药后一是通过增加血容量及扩张肾血管而增加肾血流量和肾小球滤过率;二是本品自肾小球滤过后极少(<1%)由肾小管重吸收,提高肾小管内液渗透压,减少肾小管对水及其他溶质的重吸收,达到利尿作用。因肾小管液流量增加,有害物质在肾小管内被稀释浓度下降,保护肾小管。临床主要用于降低颅内压、眼压、预防急性肾小管坏死、促进毒物排泄、术前肠道准备等。

本品常用的给药途径为静脉滴注、口服。一般为 20% 溶液 250～500ml。本品的主要不良反应为水、电解质平衡紊乱、血管损伤、肾损害,偶尔可出现过敏反应等。

(一)水电解质平衡紊乱

1. 临床表现

快速大量静脉滴注本品,可因血容量突然增多,加重心脏负荷,导致心力衰竭(特别是伴有心功能损害时)、稀释性低钠血症,偶可致高钾血症。注射速度过快,可引起一过性头痛、眩晕、视物模糊、恶心、呕吐、寒战、发热、心动过速、胸痛、尿潴留、脱水等。

2. 观察与护理

(1)用药前评估患者心、肺、肾功能及血压、尿量。肺充血或肺水肿、活动性颅内出血(颅内手术过程中或危及生命时除外)、充血性心力衰竭及进行性肾衰竭的患者、严重失水者及孕妇、已确诊为急性肾小管坏死的无尿患者(包括对试用甘露醇无反应者)禁用本品。对有明显心肺功能损害者、高钾血症或低钠血症、低血容量者、严重肾功能不全及对甘露醇不能耐受者应慎用本品。

(2)用药中注意给药速度与量。静脉滴注过快会导致循环负荷过重、肺水肿、水中毒、眩晕、视物模糊等,但滴注过慢,血浆浓度低,不能迅速提高血浆渗透压,不能有效减轻脑水肿,则达不到降低颅压的作用。因此,应严格遵医嘱操作。滴注中,患者如出现一过性头痛、视物模糊、眩晕、寒战等症状,应调整滴速。一般成人 8～12ml/min,即 120～200 滴/分。小儿 5～7ml/min,即 80～120 滴/分。根据个体情况适量调整。在应用大剂量甘露醇而不出现利尿效果时,会使血浆渗透浓度显著升高,护士应高度警惕血高渗状态发生。

(3)用药后注意定期监测患者心率、血压、血电解质(尤其是 Na^+、K^+)、血渗透压变化,对年龄较大或有心脏病史的患者进行中心静脉压检测,及时了解血容量变化,减轻心脏负荷。密切观察患者有无头痛、胸痛、肢体麻木、肌肉痉挛或软弱、精神错乱等表现,出现异常应立即停药并给予对症处理。

(二)肾损害

1. 临床表现

甘露醇在体内蓄积,可使肾小管变性及堵塞,将出现少尿、无尿、血尿、肾衰竭,其中以血尿最为常见。甘露醇所致的肾损害尚与患者的年龄、基础疾病、肾功能状况以及合并用药等因素有关。应用时间及用药总量间差别也较大,个体差异在肾损害中占重要因素。如脑血管病患者在使用甘露醇治疗时,由于其高血压及全身动脉硬化的病理基础,本身已有潜在的肾功能损害,更易导致肾衰竭。

2. 观察与护理

(1)用药前评估患者年龄、基础疾病及肾功能,一旦发生明显肾功能损害,应改用甘油果糖及速尿。

(2)用药中注意根据病情调整用药。本品静滴后一般 0.5～1 小时开始发挥利尿作用,约维持 3 小时。应用甘露醇 4 小时后尿量可达 500～600ml,平均每小时 100ml 以上。如每小时尿量<60ml,说明降颅压效果不佳或患者有严重脱水。如应用 2～4 小时无尿排出,应考虑是否有尿潴留或肾衰竭。为更好地记录尿量,对不能合作的患者给予导尿,发现尿量减少或尿液颜色改变,应及时

通知医师,早期处理。根据病情选择合适的浓度,避免不必要的高浓度和大剂量。老年人应用本品,易出现肾损害,且随着年龄增长,发生肾损害的概率增加,故应适当控制用量。一般认为,甘露醇日剂量应<200g,年老及肾功能欠佳者,日剂量<150g 为宜,肾衰者甘露醇日剂量一般不得超过 50g。

(3)用药后注意监测尿色、尿量、肾功能、尿常规,发现异常及时报告医师处理。

(三)静脉血管损伤及注射渗漏后组织变性坏死

1. 临床表现

本品为高渗溶液,快速静滴时局部浓度较高,可造成血管壁细胞脱水、变性,从而影响细胞功能,导致血管变硬,甚至出现局部皮肤红、肿、痛等静脉炎症状;其放置时间过久或输注时温度较低,均会有纤细结晶析出,大量颗粒在短时间内进入静脉,引起血栓,造成局部堵塞和供血不足,组织缺氧产生静脉炎;本品是高渗性脱水药物,一旦渗入皮下组织可引起剧痛、水肿甚至坏死。

2. 观察与护理

(1)用药前应仔细检查,本品在气温较低时,常析出结晶,出现结晶可用热水加温并振摇,待其溶解后使用,不可使用带结晶的注射液。静脉滴注本品的温度一般以 25~35℃ 为宜,可以预防静脉炎和输液反应的发生。但温度过高,会引起血管内血液蛋白质变性,血细胞死亡。

(2)用药中宜选择较易固定、粗大、直且有弹性的血管进行静脉穿刺,由远心端向近心端选择穿刺,穿刺时避免同一部位、长时间、多次穿刺。提高一次性穿刺成功率,减少对血管壁的损伤。当使用浓度>15% 的本品静脉滴注时,应使用有终端过滤器的输液器。

(3)用药后密切关注注射部位,出现异常及时妥善处理。

1)观察注射部位有无沿血管走向出现红色条索状改变,一旦出现注射时静脉疼痛、发红等静脉炎症状,及时采用酒精湿敷或 50% 硫酸镁热敷。必要时更换部位,进行静脉穿刺。文献报道,局部采用 75% 酒精湿敷对预防甘露醇所致静脉炎有较好的效果。

2)加强工作责任心,经常巡视患者,尤其对意识障碍、感觉丧失、循环不良的患者更需密切观察注射部位有无渗漏。

3)注射部位如发生肿胀、渗漏,立即更换输液部位并进行药物外渗处理,避免组织坏死。药物外渗处理:一旦发现穿刺部位有外渗现象,应及时更换穿刺部位,即使有回血,也应重新穿刺。渗液处予 50％硫酸镁热敷,必要时可行 0.5％普鲁卡因局部封闭注射。如本品外渗处理不及时,超过 24 小时多不能恢复。对已发生局部组织缺血者,严禁使用热敷,因热敷可使局部组织温度升高,代谢加快,氧耗增加,加重组织坏死。

(四)过敏反应

1. 临床表现

本品本身无抗原性,但可与体内蛋白质结合成为抗原性物质,从而使人体产生抗体,抗原抗体结合后致过敏反应。过敏反应可表现为皮疹、荨麻疹、呼吸急促、双手颤抖、过敏性休克等。甘露醇所致过敏反应可能与患者体质有关,一般用药量不大即可产生过敏反应。

2. 观察与护理

(1)用药前询问过敏史,准备急救物品,对本品过敏者禁用。

(2)用药中不能与其他药物混合静滴,严禁做皮下及肌内注射。

(3)用药后应注意生命体征的变化及有无过敏症状表现,特别是初次应用甘露醇时,更应密切观察病变。如发生打喷嚏、流涕、舌肿、呼吸困难、烦躁不安、心率加快、血压下降、意识丧失等应及时报告医师,立即停止应用甘露醇,并及时给予对症处理。

二、山梨醇

山梨醇为白色结晶性粉末或颗粒,无臭,味微甜,有轻微引湿性。本品为甘露醇的同分异构体,其作用机制类似甘露醇。但由于山梨醇进入体内后有部分转化为糖原而失去高渗脱水作用,故其疗效不及甘露醇。临床主要用于脑水肿、青光眼、心肾功能正常的水肿少尿患者。本品常用给药途径为静脉滴注。常用量为成人 25％溶液 250～500ml。口服不吸收,可作为缓泻药或供糖尿病患者作为口服蔗糖的代用品。本品的不良反应同甘露醇,主要为水、电解质平衡紊乱、肾损害、过敏反应、血管损伤及注射渗漏后组织坏死等,但局部刺激比甘露醇大。可出现乳酸酸中毒。过量服用可出现胃肠道反应。

(一)胃肠道反应

1. 临床表现

可出现腹痛、胃肠胀气、腹泻。

2. 观察与护理

(1)用药前告知患者药物使用方法及服用不当可能出现的不适症状,取得患者的配合。

(2)用药中应分次口服,避免短时间内(如在几小时内)服用量超过 10g。

(3)用药后注意观察患者有无腹痛、腹泻、腹胀等胃肠道反应,发现异常,及时报告医师减量或停药,同时做好对症处理。

(二)其他不良反应

临床表现及观察与护理同甘露醇。糖尿病患者静滴本品时应慎重。

三、甘油果糖

甘油果糖又名固利压,布瑞得,甘果糖,甘瑞宁。无色透明液体。本品为含有甘油、果糖和氯化钠的注射液,渗透性脱水作用安全而有效。其作用机制:一是本品静脉注射后能提高血浆渗透压,导致组织内(包括眼、脑、脑脊液等)的水分进入血管,可减轻组织水肿,降低颅内压、眼压和脑脊液容量及其压力;二是通过促进各组织中含有的水分向血液中移动,稀释血液,降低了毛细血管周围的水肿,改善微循环,增加了缺血部位的供血量及供氧量;另外,本品在体内代谢成水和二氧化碳,产生热量,为脑代谢的一种能量,促进脑代谢,增强脑细胞活力。临床主要用于各种原因引起的急、慢性颅内压增高、脑水肿症;改善颅脑疾病引起的意识障碍和自觉症状;脑外科手术前缩小脑容积;脑外科手术后用药;必须降低眼内压时或眼科手术缩小眼容积。本品常用的给药途径为静脉滴注。常用量成人一般一次 250~500ml。主要不良反应为大量、快速输入时可产生乳酸酸中毒。偶见尿潜血反应、血红蛋白尿、血尿等。

(一)乳酸酸中毒

1. 临床表现

乳酸酸中毒时常有食欲缺乏、恶心、呕吐、有时有腹泻,严重时可诱发心律失常,由于血中 pH 明显降低,心肌收缩力也会受到严重影响,使心排血量减低,血管扩张,血压降低,甚至发生休克。在酸中毒时,呼吸中枢化学感受器受刺激而出现深大呼吸。严重酸中毒时使神经细胞内的酶功能障碍,而出现神经系统症状,如烦躁、精神萎靡、头痛、定向力障碍甚至昏迷。因为酸性物质进入脑脊液较慢,而 CO_2 排出较快,一旦出现神志障碍表明酸中毒已很严重。实验室检查:二氧化碳结合力下降,血乳酸增多。

2. 观察与护理

(1)用药前评估患者神志、血 pH、血乳酸,本品禁用于遗传性果糖不耐受、低渗性脱水症患者;慎用于循环系统疾病、尿崩症、肾功能障碍、糖尿病及高龄患者。

(2)用药中应注意静脉给药时的用量和滴速,防止大量、快速注射。

1)一般用于降低颅内压、脑水肿,成人每次 250~500ml,每 500ml 在 2~3 小时滴完;剂量可根据年龄、症状适当调整,每日总量 1000ml 为宜;缩小脑容积,每次 500ml,30 分钟滴完;降眼压、缩小眼容积,每次 250~500ml,45~90 分钟滴完;小儿剂量为 5~10mg/kg,每 500ml 需滴注 2~3 小时,250ml 滴注 1~1.5 小时,剂量可根据年龄、症状适当调整。

2)用药过程中,注意密切观察患者症状、体征变化,如患者出现深大呼吸、嗜睡等表现,警惕乳酸酸中毒,应立即停药、完善相关检查,给予对症处理。

(3)用药后注意监测血电解质、肾功能、血乳酸浓度等,发现异常及时减量或停药。

(二)其他不良反应

1. 临床表现

偶有瘙痒、皮疹、头痛、恶心、口渴,罕见疲劳感、溶血及肾损害,偶可见高钠血症、低钾血症。

2. 观察与护理

(1)用药前了解患者年龄、肾功能、血常规情况,肾功能障碍、高龄患者、溶血性贫血患者慎用本品。疑有急性硬膜下、硬膜外血肿者,应先处理出血,确认无再出血时方可使用本品。眼科手术中应用本品时应在术前先行排尿,因会引起尿意,影响手术进程。

(2)用药中防止注射时药物漏出血管,因本品 pH 低,应选择粗直的大血管进行穿刺,确定注射针头在血管内方可给药。

(3)用药后监测病情变化,避免出现电解质失衡。注意观察患者有无皮疹、乏力、血尿、恶心、头痛、口渴、嗜睡等异常表现,监测尿潜血试验、血常规、肾功能、电解质,出现异常及时报告医师减量或停药,并做好对症处理。本品含氯化钠,对需要限制钠盐的患者应严格限制钠盐的摄入,避免进食盐腌制食品如咸菜、腌肉类等,使用盐勺控制每日食盐摄入量,以免出现高钠血症。

第九章　内分泌系统药物不良反应与防治

第一节　下丘脑－垂体激素及相关药物

下丘脑激素包括由下丘脑的视上核和室旁核分泌的抗利尿激素(加压素)和催产素,以及位于丘脑下部促垂体区域分泌的促垂体激素或因子,后者根据其对垂体的促激素作用可分为兴奋性和抑制性两类,调节垂体各促激素的合成与释放。其中已弄清结构的激素有:①促肾上腺皮质激素释放激素(CRH);②促甲状腺激素释放激素(TRH);③生长激素释放激素(GHRH);④生长激素释放抑制激素(GHRIH),又称为生长抑素(SS);⑤促性腺激素释放激素(GnRH),可兴奋垂体释放卵泡刺激素(FSH)和黄体生成素(LH),但以后者为强,故亦称黄体生成素释放激素(LHRH)。目前有关催乳素释放因子和催乳素释放抑制因子的性质仍未清楚。加压素和催产素通过视上核－神经垂体束储存于垂体后叶,根据机体需要而释放到血液,直接作用于肾脏和子宫等靶器官,因此又称垂体后叶激素。

一、促肾上腺皮质激素和替可克肽

1. 药理作用与应用

促肾上腺皮质激素和替可克肽(24肽促皮质素,合成促皮质素)可刺激肾上腺皮质增生和分泌皮质激素,主要是皮质醇(氢化可的松),其次是盐皮质激素和雄激素,并具有一些盐皮质激素样活性,同时也促进雄激素的分泌。因此,其临床使用适应证与皮质激素相同,对严重的肾上腺皮质功能不全或萎缩者无效。ACTH是一种含有39个氨基酸的多肽,与治疗作用有关的前24个氨基酸在联结顺序上,人和动物体内的ACTH没有差别,而动物产生的其余15个序列不同的氨基酸可能会导致形成抗原,如果给人注射使用,会增加变态反应的发生。现在已用含有前24个氨基酸的合成的多肽(又称β－促肾上腺皮质激素),一般又称为替可克肽(二十四肽促皮质素,合成促皮质素),取代动物体内的 ACTH，它的抗原性弱于动物体内的 ACTH，多用于临床诊断。本药可被蛋白分解酶破坏，不能口服，肌内注射也部分被破坏，对其体内代谢了解很少，生物半衰期可由几分钟到几小时，ACTH 临床应用仅限于兴奋肾上腺皮质功能和进行促皮质素试验。

本品需注射给药，使用不便，多作为长期糖皮质激素治疗的辅助治疗，以防止肾上腺萎缩。用于继发性（垂体性）肾上腺皮质功能减退症（病变在肾上腺无效，不用作长期治疗）；需用糖皮质激素的抗炎、抑制免疫作用治疗的疾病如多发性硬化症、面神经麻痹（目前已较少应用）；用于肾上腺皮质疾病的诊断（肾上腺皮质功能减退、库欣综合征病因鉴别诊断）；适应于急性风湿性关节炎、风湿性心脏病、风湿热、哮喘、变态反应性皮肤疾病、红斑狼疮等；作为肾上腺皮质储备功能检查，以注射本品后，观察尿游离皮质醇或 17－羟皮质类固醇和 17－酮皮质类固醇的反应，用以评价皮质激素治疗期间、治疗后的肾上腺皮质功能，以及鉴别肾上腺皮质功能低下患者的病变部位。

2. 不良反应

和皮质激素相似。大量使用可引起水钠潴留和高血压、精神异常、糖耐量异常、蛋白质消耗、骨质疏松、低血钾、月经异常、色素沉着和痤疮等。部分患者对本品有过敏反应，严重者可发生过敏性休克。

（1）不良反应特点：由于 ACTH 可以刺激糖和盐皮质激素分泌，因此一般会出现盐和糖皮质激素的不良反应。此外，由于分子内含有黑色素细胞刺激激素的氨基酸序列，因此会使色素过度沉着，并且由于诱发分泌雄激素而导致男性化。

（2）内分泌与代谢反应：这是最为常见的不良反应。ACTH 的长期刺激可导致肾上腺细胞过度发育，肾上腺的大小和重量也明显增加，有数例 ACTH 导致的肾上腺出血的报告，ACTH 可使可的松、醛固酮、丙酸去氧皮质酮的清除率增加。一次剂量的 ACTH 就可以引起甲状腺激素分泌的抑制，甲状腺亢进者对 ACTH 的敏感性增加。ACTH 可以减低生长激素对低血糖的反应，并促进雄激素的分泌，已有数例妇女男性化的报告。

（3）过敏反应：这也是较为多见的不良反应。近年来用高纯度的动物 ACTH 或合成的 ACTH 大大地减少了变态反应的发生，但是少数患者还是有超敏反应出现，引起头昏、恶心、呕吐或皮肤反应，严重情况下可能出现循环衰竭和休克，虽然有的人对猪 ACTH 过敏，而对合成的 ACTH 不过敏，但是合成的 ACTH 对某些个体仍有诱发抗体形成的可能，用替可克肽时也有过敏反应发生,甚至有的出现死亡。用本药进行皮内试验时,会出现局部反应。有人认为,用合成的长效乙酰化的 ACTH,局部和一般不良反应的发生率可减少为1∶30000,而在目前认为反应已达50%,IgE 抗体明显高于正常人,而使 ACTH 的活性降低。可引起皮肤过敏反应,如荨麻疹等,尤其前 13 个氨基酸的序列与MSH 是一样的,因此 ACTH 可诱发色素过度沉着,可能诱发黑皮病。

(4)心血管反应:长期大剂量使用 ACTH,可能导致心脏肥大、左心室代偿性功能增强,因此,减少剂量或突然停药后,应监测心脏功能,并随时观察心肌的变化。

(5)停药反应:ACTH 治疗的患者会出现相对的肾上腺皮质激素不足,而且可能持续数月,因此停药后应有其他留体激素取代,如果使用尽量低剂量的ACTH,可以使这种反应大大减少。

(6)其他反应:由于 ACTH 促进肾上腺皮质分泌皮质醇和盐皮质激素,可产生糖皮质激素和盐皮质激素样作用,将影响矿物质和体液的平衡,导致医源性库欣综合征及明显的水钠潴留和相当程度的失钾;ACTH 或可的松用于慢性支气管哮喘的患者是否适宜已争论了多年,特别是对儿童,希望能避免出现影响发育的不良反应,但引起超敏反应或变态反应的危险是存在的;与口服糖皮质激素一样,可能导致消化性溃疡;由于 ACTH 刺激可的松分泌而引起明显的白细胞增多,但替可克肽却不存在这种影响;ACTH 可诱发失眠、欣快、精神失调、情绪不稳定、精神病倾向、人格改变及抑郁,这是由于 ACTH 刺激可的松分泌的结果,但也不能忽视 ACTH 本身对脑的作用;ACTH 刺激皮质激素分泌导致出现两侧囊下白内障,替可克肽可引起两侧斑退化;ACTH 对生长的抑制作用比糖皮质激素弱,但由于使生长激素对刺激的反应减弱,而且在使用 ACTH期间生长激素的分泌受损,因此用 ACTH 治疗患哮喘症的儿童必须慎重;ACTH 具有致糖尿病作用、胃肠道反应、骨质疏松、痤疮、多毛、血压升高、月经失调、头痛、精神失常或错乱。

3. 注意事项

(1)不宜用于结核病、高血压、糖尿病、血管硬化、溃疡病和孕妇。

(2)严重肾上腺皮质功能不全患者用药偶可诱发急性肾上腺功能不全,应予注意。

(3)长期应用可抑制垂体激素正常分泌,如突然停药可使下丘脑-垂体-肾上腺轴对应激反应降低,出现垂体功能低下症状,故应逐渐减量停药。

(4)本品与氯化钾、谷氨酸钠、氨茶碱等配伍可出现混浊。

二、加压素和去氧加压素

1. 药理作用与应用

加压素（抗利尿素，血管加压素）和去氨加压素（去氨基精加压素）为垂体后叶激素，作用于肾远曲小管和集合管，促进水的重吸收，达到抗利尿作用，尿渗透压升高。较大剂量的加压素可使血管以及胃肠道平滑肌收缩，因此有升高血压、增加肠蠕动作用。也可增加促肾上腺皮质激素、生长激素和卵泡刺激素的分泌。本品还有降低门静脉压，减低肝血流量作用。哺乳类的加压素大多为精氨酸加压素（AVP），但猪为赖氨酸加压素（LVP），AVP 的抗利尿和升压作用较赖氨酸加压素强，但后者较稳定。不同厂家生产的加压素的来源可有不同，包括从牛、猪或其他哺乳动物提取或人工合成。用于中枢性尿崩症、头部手术或外伤所致的暂时性尿崩症的治疗；用于中枢性尿崩症、肾性尿崩症和精神性烦渴的鉴别诊断。

2. 不良反应

（1）过敏反应，表现为发热、皮肤发红、荨麻疹、手、足、颜面、口唇肿胀，胸闷、支气管痉挛等。较少见。

（2）大剂量应用时，可出现血压升高、心律失常、心绞痛或心肌梗死，周围血管收缩引起血栓形成、坏疽。较为少见。

（3）水中毒，用药过量引起，儿童及老年人较易发生，但较少见。表现为神志模糊、持续性头痛、尿少、抽搐、体重增加，严重时昏迷。

（4）腹部或胃部绞痛、嗳气、腹泻、头晕、出汗增多、肠蠕动增加、恶心、呕吐、皮肤和口唇周围苍白以及肢体颤抖等，均少见，与剂量过大有关。

3. 注意事项

因本品可有部分催产素效应，妊娠、过敏者禁用，慎用于哮喘、癫痫、偏头痛、心功能不全、冠心病、高血压及慢性肾功能不全者。

4. 相互作用

与卡马西平、氯磺丙脲或安妥明合用时能增强本品抗利尿作用；与锂制剂、去甲肾上腺素或脱甲氯四环素合用时，可减弱本品抗利尿作用。

三、人生长激素

1. 药理作用与应用

人生长激素（生长激素）生长激素作用于长骨结缔组织，使身高增加，肌细胞数量增多,体积增大,使内脏增大,可兴奋红细胞生成素而使红细胞数量增加。生长激素对代谢有广泛影响,可促进蛋白质的合成,使氮潴留;有拮抗胰岛素的作用,影响糖代谢,使糖耐量减弱,甚而引起糖尿病;本品可促进脂质分解,体内脂肪贮存量减少,使血浆游离脂肪酸、胆固醇及甘油三酯增加;还可使体内钠、钾、磷潴留。本品促进蛋白同化等作用是通过生长介素介导,后者在生长激素刺激下,主要由肝脏产生。用于各种原因引起的生长激素缺乏性侏儒症,包括垂体病变及下丘脑病变所致者。

2. 不良反应

(1)较多见的不良反应有:鼻炎、发热、头痛、喉炎、咳嗽、中耳炎、支气管炎或其他感染等。

(2)甲状腺机能减退较少发生,但在原有轻度甲状腺机能减退者较易发生。

(3)少数患者可有注射部位疼痛、肿胀。

(4)偶有用药患者出现暂时性轻至中度水肿(面部及周围性水肿),大多出现在治疗早期。

(5)髋、膝关节疼痛,惊厥等均极为罕见。

(6)过敏反应,表现为皮疹、瘙痒,少见。

(7)个别病例可致急性白血病。

3. 注意事项

(1)禁用于对本品过敏者、颅内进行性病损者、恶性肿瘤患者;慎用于糖尿病患者及有糖尿病倾向者,并应定期复查血糖。

(2)本品可致甲状腺功能减退,对甲状腺功能减退者疗效差,患者需定期检查甲状腺功能,必要时加用甲状腺素治疗。

(3)治疗期间需监测以下实验室指标:①血糖、尿糖、糖耐量试验;②甲状腺功能测定,一旦出现血清 T_4 浓度下降,应密切观察,必要时加用甲状腺素以防甲状腺功能减退。

(4)生长激素有以下制剂:由人垂体提取而得,为 191 个氨基酸组成的单链多肽;由重组 DNA 技术合成的,较天然的人生长激素多一个位于 N 端的甲硫氨酸,其作用与人生长激素相同;重组 DNA 技术合成,与天然人生长激素相同。

(5)使用由人垂体提取的生长激素治疗的侏儒症患者中,有少数人在多年后发生 Creutzfeldt－Jacob 病,后者为慢性病毒引起的脑部损害,潜伏期长达 10 余年,多数发病后 1 年内死亡。因此,目前已不用人垂体提取的生长激素。

(6)用本品治疗后 3～6 个月或更久,可出现抗体,除少数病例外,并不明显影响疗效。

(7)正常成人及儿童夜间分泌生长激素量最多,故晚间注射更符合生理性,可望取得更佳疗效。

(8)对骨骺已闭合者,本品不能使身高增长。

(9)治疗 6 个月后身高增长未超过 2.5cm,应查找原因,了解患者是否按医嘱用药,是否出现了抗生长激素抗体,有无甲状腺功能减退及营养不良等情况。

4. 相互作用

本品与糖皮质激素合用,其促生长效能可被抑制;蛋白同化类固醇、雄激素、雌激素或甲状腺素与生长激素同用时,均有加速骨骺提前闭合的危险,应慎重考虑。

四、生长抑素和奥曲肽

奥曲肽为人工合成 8 肽生长抑制剂。生长抑素(施他宁)和奥曲肽(善得定)是通过内分泌、外分泌、神经性分泌和特别的旁分泌发挥其自身作用的。最终的作用方式是直接提供制造激素的 D-细胞和效应细胞之间的细胞间接触,这样确定了生长抑素作用的特异性。抑制胃酸和胃蛋白酶分泌的作用,至少有一部分是直接在边缘细胞和胃内主细胞处发生的。其药理作用如下:①抑制胃酸、胃泌素和胃蛋白酶的分泌。②减少内脏血流。③抑制胰、胆和小肠的分泌。④胰、肝和胃的细胞保护作用。适用于严重的急性胃溃疡出血、糜烂或出血性胃炎所致的严重急性出血、严重的急性食道静脉曲张出血、胰胆和胃肠瘘及急性胰腺炎的治疗以及胰腺术后并发症的预防。不良反应有短暂的恶心、面红、腹痛、腹泻和血糖轻微变化等。注意本品不适用于动脉出血;怀孕、产后及哺乳期禁用。在动物实验中,与环乙烯巴比妥和五唑类(五氮杂茂)有相互作用。

五、促甲状腺素和促甲状腺素释放激素

促甲状腺素(TSH)能促使甲状腺合成并分泌甲状腺激素,但如甲状腺已破坏,则不能产生此作用。促甲状腺素释放激素(TRH)结合垂体受体,刺激垂体合成并释放 TSH 而发挥作用,还具有促进催乳素(PRL)释放作用。临床用于:①评价下丘脑-垂体-甲状腺轴的功能。②TSH 试验:用来区别原发性或继发性甲状腺功能减退症,方法为:每日肌注 3 次,每次 $10\mu g$,共 3 日。注射前后测定甲状腺吸碘率或血浆蛋白结合碘。③提高甲状腺癌转移病灶吸碘-131:甲状腺全切除后,每日肌注 $10\mu g$,共 7 日,使转移病灶的吸碘-131 率提高后,

再给以治疗量碘。冠心病、老年人、垂体前叶功能减退、肾上腺皮质功能减退、哮喘患者忌用,少数患者出现过敏反应、恶心、呕吐、心律失常、心力衰竭、脸红、眩晕、尿急、腹部不适、异味感。

第二节 甲状腺激素与抗甲状腺药物

一、甲状腺素类药物

（一）常用甲状腺素类药物

左甲状腺素（T_4）和三碘甲状腺原氨酸（T_3）

1. 药理作用与应用

只有游离甲状腺激素才能进入靶细胞发挥生物效应。部分凡在肝、肾等脏器中转化为 T_3，其量约占 T_3 总量的 $70\%\sim90\%$。游离 T_3、T_4 进入靶细胞后，T_4 转化为 T_3，后者与其受体的亲和力较 T_4 高 20 倍，故 T_3 是主要的具活性的甲状腺激素，而 T_4 则被视为激素原。甲状腺激素对机体的作用广泛，具有促进分解代谢（生热作用）和合成代谢的作用，对人正常代谢及生长发育有重要影响，对婴、幼儿中枢神经的发育甚为重要。甲状腺激素的基本作用是诱导新生蛋白质包括特殊酶系的合成，调节蛋白质、碳水化合物和脂肪三大物质，以及水、盐和维生素的代谢。由于甲状腺激素诱导细胞膜 Na^+-K^+ 泵的合成并增强其活力，使能量代谢增强。甲状腺激素（主要是 T_3）与核内特异性受体相结合，后者发生构型变化，形成二聚体，激活的受体与 DNA 上特异的序列，甲状腺激素应答元件相结合，从而调控基因（甲状腺激素的靶基因）的转录和表达，促进新的蛋白质（主要为酶）的合成。左旋甲状腺素（$L-T_4$，四碘甲腺原氨酸）和左旋三碘甲状腺原氨酸（碘塞罗宁，三碘甲状腺氨酸，甲碘安，$L-T_3$）。适用于：①各种原因引起的甲状腺激素缺乏（甲状腺功能减退症或黏液性水肿）的替代治疗，不包括亚急性甲状腺炎恢复期出现的暂时性亚临床甲状腺功能减退；②非地方性单纯性甲状腺肿；③预防和治疗甲状腺结节；④促甲状腺激素（TSH）依赖性甲状腺癌的辅助治疗；⑤抗甲状腺治疗的辅助用药，防止甲减症状的发生和甲状腺进一步肿大；⑥防止颈部放疗患者甲状腺癌的发生；⑦防止某些药物如锂、水杨酸及磺胺类药物所致甲状腺肿作用；⑧甲状腺功能试验的抑制剂。此用途限于 T_3。

2. 不良反应

（1）甲状腺激素如用量适当无任何不良反应。一般不良反应大多是由于用量过大而引起，其反应的特点类似于甲状腺功能亢进。使用过量可引起心动过速、心悸、心绞痛、心律失常、头痛、神经质、兴奋、不安、失眠、骨骼肌痉挛、肌无力、震颤、出汗、潮红、怕热、发热、腹泻、呕吐、体重减轻等类似甲状腺功能亢进的症状。

(2)T_3过量时,不良反应的发生较T_4或甲状腺粉快。减量或停药可使所有症状消失。

(3)T_4过量所致者,症状消失较缓慢。不良反应的表现与甲状腺亢进类似,如食欲增加、神经质、各种类型的心动过速、心律失常和基础代谢增加等。甚至可能诱发心绞痛、心肌梗死、心搏骤停。

(4)1986年首次报道了纯的甲状腺制剂引起的过敏反应,甲状腺功能低下的患者出现发热、肝功异常、嗜酸性细胞增加,一般停药后症状即可消失。

(5)对于幼年的甲状腺功能低下者,T_4可能引起短期的假性脑病,如果连续使用T_4治疗,即便没有局部的神经性的缺损,也会有头痛和两侧视神经盘水肿出现。

(6)急性的甲状腺中毒可能导致临床甲状腺病综合征暴发以致死亡,但一般情况下过量服用仅会出现暂时的甲亢症状。已报道由于药剂师误将克量的T_4作为毫克的剂量给患者服用,而出现危险状况。

(7)T_4,特别是T_3,如果静脉给药,对心脏十分危险,因此除非在有生命危险的黏液样水肿的患者,并且具有良好的心脏监护的条件下才可考虑静脉给药,如果这类患者同时使用多巴胺类药物,危险性更大,应慎重使用。

(8)乳腺癌的发生似乎与甲状腺素治疗有关。长期应用可能导致骨质疏松或促进女性绝经期骨质疏松症的发展。对胎儿没有证据证实有不良反应(不能通过胎盘屏障)。

3. 注意事项

(1)老年患者对甲状腺激素较敏感,超过60岁者甲状腺激素替代需要量比年轻人约低25%。

(2)禁用于心绞痛、冠心病、心肌梗死、快速性心律失常;慎用于心功能不全、动脉硬化、高血压等患者;对病程长、病情重的甲状腺功能减退或黏液性水肿患者使用本类药应谨慎小心,开始用小剂量,以后缓慢增加直至生理替代剂量;半有垂体前叶功能减退或肾上腺皮质功能不全患者应先用皮质类固醇,俟肾上腺皮质功能恢复正常后再用本类药。

(3)对于心脏病患者和长期甲状腺功能低下者,使用甲状腺素替代治疗是比较危险的,而且肾上腺功能不足也常与甲状腺功能低下相联系,如果甲状腺素的替代治疗先于皮质激素治疗,有可能出现阿狄森氏危象,对于甲状腺肿的患者,甲状腺素的分泌始终维持在正常范围内,由于内源性甲状腺素的蓄积,相当少量的外源性的激素都会造成甲状腺素过量而引起甲亢。

(4)用药应高度个体化,正确掌握剂量,每日按时服药,甲状腺功能减退者一般要终身替代治疗;治疗期间应根据症状、体征及有关实验室检查,包括 T_3、T_4 或 FT_3(游离三碘甲状腺原氨酸)、FT_4(游离或未结合的甲状腺素)、超敏 TSH 的结果调整剂量,以维持 FT_3 或 FT_4 以及超敏 TSH 在正常范围时的剂量为最适剂量。

(5)避免与其他药物合用,因可能干扰甲状腺激素的作用。

(6)各种常用甲状腺激素制剂的等效剂量为:甲状腺粉 60mg,左旋甲状腺素钠 $50\sim60\mu g$,碘塞罗宁钠 $20\sim25\mu g$。甲状腺粉中的 T_3、T_4 含量不恒定,二者的比值也不定,其实际效应一般为其标定剂量的 $90\%\sim110\%$。甲状腺替代治疗一般用甲状腺粉或左旋甲状腺素钠(T_4),碘塞罗宁钠(T_3)因其血药浓度不稳定,仅用于甲状腺激素抵抗综合征或外周甲状腺激素代谢障碍者。替代治疗开始时应首选左旋甲状腺素钠。

(7)伴有心血管病的甲减患者,要注意心肌缺血或心律失常的出现。

(8)甲状腺激素不易透过胎盘,因此甲状腺功能减退患者在妊娠时无须停药,微量的甲状腺激素可从乳汁排出。T_4 用于治疗甲状腺功能低下,由于其半衰期长,口服后 $1\sim2w$ 才能达到最高疗效,停药后作用可持续 $1\sim3w$,每日只需服药一次,由于其吸收不规则,最好在空腹时服用。

4. 相互作用

(1)糖尿病患者服用甲状腺激素应适当增加胰岛素或降糖药剂量。

(2)甲状腺激素与抗凝剂如双香豆素合用时,后者的抗凝作用增强,可能引起出血;应根据凝血酶原时间调整抗凝药剂量。

(3)本类药与三环类抗抑郁药合用时,两类药的作用及毒副作用均有所增强,应注意调整剂量。

(4)服用雌激素或避孕药者,因血液中甲状腺素结合球蛋白水平增加,合用时甲状腺激素剂量度适当增加。

(5)考来烯胺或考来替泊可以减弱甲状腺激素的作用,两类药同用时,应间隔 $4\sim5h$ 服用,并定期测定甲状腺功能。

(6)β肾上腺素受体阻滞剂可减少外周组织 T_4 向 T_3 的转化,合用时应予注意。

(7)T_4可增加强心苷的毒性,增加香豆素类与抗凝血药、口服降糖药的作用。氯贝特(氯贝丁酯,安妥明,冠心平)可以增加T_4的作用。

右旋甲状腺素和右旋三碘甲状腺原氨酸:右旋甲状腺素的降脂作用远远大于左旋甲状腺素($L-T_4$),能够明显地降低血清胆固醇,但由于在$D-T_4$的制剂中常含有不等量的$L-T_4$,有时甚至可达10%,因此常出现严重的心脏毒性和心肌梗死。即使是含有极小量的$L-T_4$(一般低于0.2%),$D-T_4$的制剂仍有一些激素活性,如使血液中非蛋白结合的$L-T_4$增加,刺激TSH分泌等。在使用$D-T_4$治疗时,血清内碘的含量明显增加,出现明显的甲亢症状。糖尿病患者服用$D-T_4$时,仍需要严格控制血糖水平。$D-T_4$能够增加抗凝血药的作用。由于$D-T_4$可以增加血浆中游离的乃含量,对于有心肌梗死、心绞痛病史的患者,应慎用$D-T_4$,以免出现危险。右旋三碘甲状腺原氨酸与右旋甲状腺素一样,在临床上用作降脂药,但由于其具有(仍保留)一定的甲状腺素作用,可以影响葡萄糖耐量。

(二)甲状腺素类药物的合理应用

在甲低的治疗中,$L-T_4$片剂可提供更合乎生理的替代治疗,是甲减替代治疗的首选甲状腺激素制剂。而在黏液性水肿昏迷、新生儿克汀病时,则应首选$L-T_3$,因其半衰期短,作用快,药效强,可迅速产生治疗作用,黏液性水肿昏迷时最好用注射剂静脉给药。T_3抑制试验、甲状腺癌术后需定期扫描检查者也多用T_3,因其作用消失快。甲状腺片在肠道吸收不恒定,因而其生物学疗效并不可靠,且生物性T_3易引起医源性甲亢,因此近年渐被合成的制剂所替代,但在我国,由于其价廉易得,仍在广泛应用。

二、抗甲状腺类药物

甲状腺功能亢进(简称甲亢)可以由多种原因引起,最常见为Graves病,它们的共同特点是甲状腺合成甲状腺激素过多,从而形成甲亢的一系列临床表现。甲亢治疗根据病情可选用抗甲状腺药物、放射性碘(^{131}I)治疗或手术。抗甲状腺药物主要通过抑制甲状腺激素的合成、释放或其周围作用,从而纠正其所引起的代谢紊乱,可作为甲亢治疗的主要方法,或作为手术治疗前的准备,或放射性碘治疗的辅助用药。抗甲状腺药物种类较多,常用者为硫脲类衍生物,包括硫脲类和咪唑类,其他有碳酸锂、碘及碘化物和β受体阻断药等。

（一）咪唑类

甲巯咪唑和卡比马唑。

1. 药理作用与应用

甲巯咪唑（甲巯基咪哇，他巴哩）用于治疗甲充在同一剂量基础上，其抗甲状腺作用较丙基硫氧嘧啶强 10 倍以上。卡比马唑（甲亢平，新唛苄唑）是甲巯咪唑的前体（多一条侧链），进入体内迅速脱去侧链转化为甲巯咪唑而发挥作用。二者用于各种类型的甲状腺功能亢进症，包括 Graves 病（伴自身免疫功能紊乱、甲状腺弥漫性肿大、可有突眼），甲状腺腺瘤，结节性甲状腺肿及甲状腺癌所引起者。在 Graves 病中，尤其适用于：①病情较轻，甲状腺轻至中度肿大患者；②青少年及儿童、老年患者；③甲状腺手术后复发，又不适于用放射性碘（^{131}Ⅰ）治疗者；④手术前准备；⑤作为 ^{131}Ⅰ 放疗的辅助治疗。

2. 不良反应

（1）较多见的（发生率约 3%～5%）为皮疹或皮肤瘙痒，此时需根据情况停药或减量，并加用抗过敏药物，待过敏反应消失后再重新由小剂量开始，必要时换一种制剂。

（2）严重副作用为血液系统异常，轻度白细胞减少较多见，严重的粒细胞缺乏症较少见，后者可无先兆症状即发生，有时可出现发热、咽痛。再生障碍性贫血也可能发生。粒细胞缺乏症可逐渐或突然发生，故尤其首二月应定期检查血象（白细胞计数及分类）外，还应告诫患者当有粒细胞缺乏症的先兆如发热、咽痛、口腔溃疡、全身不适、皮疹等症状时应立即停药就诊。

（3）其他副作用包括味觉减退、恶心、呕吐、上腹部不适、关节痛、头晕、头痛、脉管炎（表现为患部红、肿、痛）、红斑狼疮样综合征（表现为发热、畏寒、全身不适、软弱无力）。

（4）罕见的副作用有肝炎（可发生黄疸、停药后黄疸可持续至 10w 始消退）、间质性肺炎（见于用丙硫氧嘧啶，伴咳嗽，气促）、肾炎和累及肾脏的血管炎（较多见于用丙硫氧嘧啶）、伴背痛、排尿增多或减少、下肢浮肿其他少见的血液并发症有血小板减少、凝血酶原减少或因子 7 减少。

（5）个别病例皮疹，瘙痒，药热，白细胞减少，再生障碍性贫血，胆汁淤积，黄疸，可引起肾损害。

3. 注意事项

（1）妊娠及哺乳期用药：甲巯咪唑、丙硫氧嘧啶等可透过胎盘并引起胎儿甲状腺功能减退及甲状腺肿大,甚而在分娩时造成难产、窒息。另一方面,有明显甲亢的孕妇如不加以控制,对母亲及胎儿皆有不利的影响。如果抗甲状腺药物的剂量较小(每天甲巯咪唑 15mg 以下或丙硫氧嘧啶 150mg 以下)则引起胎儿死亡,甲状腺肿和甲状腺功能减退的风险并不高,因此对患甲亢的孕妇宜采用最小有效剂量的抗甲状腺药物。在判断孕妇甲亢是否控制时,应考虑正常孕妇的心率偏快,代谢率较高,血清总 T_4 因甲状腺素结合球蛋白增多而偏高这些因素。甲亢孕妇在妊娠后期,病情可减轻,此时可减少抗甲状腺药物的用量。部分患者于分娩前 2~3w 可停药。分娩后不久甲亢的病情可重新明显起来。

(2)甲巯咪唑和丙硫氧嘧啶可由乳汁分泌,乳母服用较大剂量抗甲状腺药物时,可能引起婴儿甲状腺功能减退,故不宜哺乳。

(3)小儿和老年人用药:小儿用药应根据病情调节用量,甲亢控制后及时减量。用药过程中应加用甲状腺片,避免出现甲状腺功能减退。老年人尤其肾功能减退者,用药量应减少。如发生甲减,应及时减量或加用甲状腺片。

(4)下列情况应慎用:①外周血白细胞数偏低;②对硫脲类药物过敏;③肝功能异常。

(5)孕妇及哺乳妇女慎用(能通过胎盘屏障),结节性甲状腺肿合并甲状腺功能亢进,甲状腺癌患者忌用。

(6)用药剂量应个体化,根据病情、治疗反应及甲状腺功能检查结果随时调整。每日剂量分次口服,间隔时间尽可能平均。

(7)甲亢手术前 7~10d 应加用碘化物,以减轻甲状腺充血,便于手术。

(8)放射性碘治疗前 2~4d 应停用抗甲状腺药,以减少对放射性碘摄取的干扰。放射性碘治疗后 3~7d 可恢复用药,以促使甲状腺功能恢复正常。

(9)如出现甲减症状和体征,应减量或暂时停药,并辅以甲状腺激素制剂。

(10)如出现粒细胞缺乏或肝炎的症状和体征,应停止用药,并予以支持疗法。轻度白细胞减少不必停药,但应加强观察,复查血象。

(11)出现严重皮疹或颈淋巴结肿大时应停药观察。

(12)疗效观察及疗程:经适量抗甲状腺药物治疗约 2w,症状开始好转,经 8~12w 后,病情可得到控制。此时应减量,否则会出现甲状腺功能减退症。减量期可历时约 8w,先减至原用量的 2/3,然后减至 1/2,如病情稳定,可继续减至维持量。维持量应根据病情适当增减。疗程一般为 12~18 个月。达到此阶段后,如病情控制良好,所需维持量甚小,甲状腺肿大减轻,血管杂音减弱或消失,血中甲状腺自身抗体(甲状腺兴奋性抗体、甲状腺球蛋白抗体、甲状腺微粒体抗体)转为阴性,则停药后持续缓解的可能性较大,反之则停药后复发的可能性大,对于后一类患者宜延长抗甲状腺药物的疗程,或考虑改用甲状腺手术或放射性碘治疗。

4. 相互作用

与抗凝药合用,可增强抗凝作用;高碘食物或药物的摄入可使甲亢病情加重,使抗甲状腺药需要量增加或用药时间延长。

(二)硫脲类

甲基硫脲嘧啶和丙基硫脲嘧啶。

1. 药理作用与应用

甲基硫脲嘧啶(甲基硫氧嘧啶,甲硫氧嘧啶)和丙基硫脲嘧啶(丙基硫氧嘧啶)抗甲状腺药物。用于各种类型的甲状腺功能亢进症,包括 Graves 病(伴自身免疫功能紊乱、甲状腺弥漫性肿大、可有突眼),甲状腺腺瘤,结节性甲状腺肿及甲状腺癌所引起者。在 Graves 病中,尤其适用于:①病情较轻,甲状腺轻至中度肿大患者;②青少年及儿童、老年患者;③甲状腺手术后复发,又不适于用放射性碘—131 治疗者;④手术前准备;⑤作为碘—131 放疗的辅助治疗。

2. 不良反应

硫脲类抗甲状腺药物的副作用大多发生在用药的首 2 月。

(1)较多见的(发生率约 3%～5%)为皮疹或皮肤瘙痒,此时需根据情况停药或减量,并加用抗过敏药物,待过敏反应消失后再重新由小剂量开始,必要时换一种制剂。

(2)严重副作用为血液系统异常,轻度白细胞减少较多见,严重的粒细胞缺乏症较少见,后者可无先兆症状即发生,有时可出现发热、咽痛。再生障碍性贫血也可能发生。因此,在治疗过程中,尤其首二月应定期检查血象。

(3)其他副作用包括味觉减退、恶心、呕吐、上腹部不适、关节痛、头晕、头痛、脉管炎(表现为患部红、肿、痛)、红斑狼疮样综合征(表现为发热、畏寒、全身不适、软弱无力)。

(4)罕见的副作用有肝炎(可发生黄疸、停药后黄疸可持续至 10w 始消退)、间质性肺炎(见于用丙硫氧嘧啶,伴咳嗽,气促)、肾炎和累及肾脏的血管炎(较多见于用丙硫氧嘧啶,伴背痛、排尿增多或减少、下肢浮肿);其他少见的血液并发症有血小板减少、凝血酶原减少或因子 7 减少。

3. 注意事项

(1)妊娠及哺乳期用药:甲巯咪唑、丙硫氧嘧啶等可透过胎盘并引起胎儿甲状腺功能减退及甲状腺肿大,甚而在分娩时造成难产、窒息。另一方面,有明显甲亢的孕妇如不加以控制,对母亲及胎儿皆有不利的影响。如果抗甲状腺药物的剂量较小(每天甲巯咪唑 15mg 以下或丙硫氧嘧啶 150mg 以下)则引起胎儿死亡,甲状腺肿和甲状腺功能减退的风险并不高,因此对患甲亢的孕妇宜采用最小有效剂量的抗甲状腺药物。在判断孕妇甲亢是否控制时,应考虑正常孕妇的心率偏快,代谢率较高,血清总 T_4 因甲状腺素结合球蛋白增多而偏高这些因素。甲亢孕妇在妊娠后期,病情可减轻,此时可减少抗甲状腺药物的用量。部分患者于分娩前 2～3w 可停药。分娩后不久甲亢的病情可重新明显起来。

(2)甲巯咪唑和丙硫氧嘧啶可由乳汁分泌,乳母服用较大剂量抗甲状腺药物时,可能引起婴儿甲状腺功能减退,故不宜哺乳。

(3)小儿和老年人用药:小儿用药应根据病情调节用量,甲亢控制后及时减量。用药过程中应加用甲状腺片,避免出现甲状腺功能减退。老年人尤其肾功能减退者,用药量应减少。如发生甲减,应及时减量或加用甲状腺片。

(4)下列情况应慎用:①外周血白细胞数偏低;②对硫脲类药物过敏;③肝功能异常。

(5)用药剂量应个体化,根据病情、治疗反应及甲状腺功能检查结果随时调整。每日剂量分次口服,间隔时间尽可能平均。

(6)甲亢手术前 7～10d 应加用碘化物,以减轻甲状腺充血,便于手术。

(7)放射性碘治疗前 2～4d 应停用抗甲状腺药,以减少对放射性碘摄取的干扰。放射性碘治疗后 3～7d 可恢复用药,以促使甲状腺功能恢复正常。

(8)如出现甲减症状和体征,应减量或暂时停药,并辅以甲状腺激素制剂。

(9)如出现粒细胞缺乏或肝炎的症状和体征,应停止用药,并予以支持疗法。轻度白细胞减少不必停药,但应加强观察,复查血象。

(10)出现严重皮疹或颈淋巴结肿大时应停药观察。

(11)疗效观察及疗程:经适量抗甲状腺药物治疗约 2w,症状开始好转,经 8～12w 后,病情可得到控制。此时应减量,否则会出现甲状腺功能减退症。减量期可历时约 8w,先减至原用量的 2/3,然后减至 1/2,如病情稳定,可继续减至维持量。维持量应根据病情适当增减。疗程一般为 12～18 个月。达到此阶段后,如病情控制良好,所需维持量甚小,甲状腺肿大减轻,血管杂音减弱或消失,血中甲状腺自身抗体(甲状腺兴奋性抗体、甲状腺球蛋白抗体、甲状腺微粒体抗体)转为阴性,则停药后持续缓解的可能性较大,反之则停药后复发的可能性大,对于后一类患者宜延长抗甲状腺药物的疗程,或考虑改用甲状腺手术或放射性碘治疗。

4. 相互作用

硫脲类抗甲状腺药物之间存在交叉过敏反应;与抗凝药合用,可增强抗凝作用;高碘食物或药物的摄入可使甲亢病情加重,使抗甲状腺药需要量增加或用药时间延长。

(三)碘及碘化物

1. 药理作用与应用

碘和碘化物对甲亢的作用主要是通过抑制蛋白水解酶使甲状腺球蛋白水解作用受抑,从而减少甲状腺激素的释放。大剂量碘还能抑制 TSH 释放,并对抗 TSH 对甲状腺细胞的刺激作用,使腺体缩小变硬,血管网减少。同时碘可干扰碘化酪氨酸的氧化、碘化和缩合作用而抑制甲状腺激素的合成。上述作用仅能持续数周,长期用碘会产生脱逸作用,导致甲亢症状复发和加重。碘剂为非甲亢长期治疗用药,主要用于需快速取得治疗效果的情况;与硫脲类联合用于甲亢术前准备,可改善甲亢症状并使甲状腺缩小变硬、血管网减少,有利于手术分离和减少出血;配合硫脲类等用于甲状腺危象的抢救,可迅速改善症状。

2. 不良反应

不良反应较少见,部分可有药物热、皮疹等,较长期应用时,口内有铜腥味、喉头烧灼感或出现鼻炎、额窦炎等,停药后能消退。

(1)过敏反应:少数患者可出现过敏反应。可在服药后立即发生,表现为上呼吸道刺激症状甚至引起喉头水肿导致窒息。或数小时后出现血管水肿,表现为上肢、下肢、额面部、口唇、舌或喉部水肿,也可出现皮肤红斑或风团、发热、不适。

(2)对甲状腺功能的影响:过量的碘可造成甲状腺功能亢进或低下,甲状腺功能低下的状态、功能的抑制会导致 TSH 过度分泌而形成甲状腺肿。自 19 世纪起,在开始将碘剂用于碘缺乏的患者时,就已经发现治疗量的碘会引起甲亢,或称为"Iod-Base-dow",同时会伴有甲状腺轻度肿大,游离的 T_4 和 T_3 浓度增加,放射性碘摄入量下降,如停用过量的碘,上述症状会在几周或数月后自发性消失。

(3)碘剂可以透过胎盘,母亲摄入过量的碘会引起胎儿碘中毒,导致甲状腺功能低下,出现甲状腺肿,有时因甲状腺过于肿大而影响分娩。碘同样也可进入乳汁,故哺乳期妇女应慎用。

(4)长期服用可出现口腔和咽喉部烧灼感、流涎、金属味和齿龈疼痛、胃部不适、剧烈头痛等碘中毒症状;也可出现高钾血症,表现为神志模糊、心律失常、手足麻木及刺痛、下肢沉重无力。

(5)腹泻、恶心、呕吐和胃痛等消化道不良反应以及关节疼痛、嗜酸性粒细胞增多、淋巴结肿大不常见。罕见有动脉周围炎、类白血病样嗜酸性粒细胞增多。

3. 注意事项

(1)禁用于对碘化物过敏者、婴幼儿(易致皮疹,影响甲状腺功能)。慎用于口腔疾病患者(浓碘可致唾液腺肿胀、触痛,口腔、咽喉部烧灼感、金属味,齿和齿龈疼痛,唾液分泌增加)、急性支气管炎、肺结核、高钾血症、甲状腺功能亢进、肾功能受损害者。

(2)妊娠妇女不宜用碘剂作术前准备,一般术前准备用药时间不超过2~3w。

(3)应用本药能影响甲状腺功能,或影响甲状腺吸碘率的测定和甲状腺核素扫描显像的结果,这些检查均应安排在应用本药前进行。

(四)碳酸锂

参见抗抑郁药物。本品主要用于治疗躁狂症。其抗甲亢作用主要通过抑制甲状腺激素的释放而起作用,因长期用药并无碘化物的逸脱作用,可能尚有抑制甲状腺激素合成的作用。此外,本品还可促进骨髓粒细胞生成,升高周围血白细胞主要是中性粒细胞。因其毒性较大,抗甲亢作用又较硫脲类和咪唑类为弱,一般不作为抗甲亢治疗的首选用药。主要适应证为对硫脲类和咪唑类药物过敏而又不适宜其他方法治疗的甲亢患者,特别是伴有白细胞减少或粒细胞缺乏者更为适用。而用于放射性[131]I治疗前的辅助治疗,则可使同位素的投放量减少,降低甲状腺功能减退症的发生率。碳酸锂锤血药浓度与抗甲亢疗效浓度存在很大的个体差异,受肾功能、饮食、钠盐和利尿剂使用等因素影响,且其治疗浓度与中毒浓度接近,一般认为有效血药治疗浓度为 0.4~1.2mmol/l,超过 1.5mmol/l 就易出现毒性反应。因此用药期间有条件时应监测患者的血锂浓度。肾功能不良者锂盐排泄减少,血锂浓度可迅速升高,故用量应酌减,严重肾功能不全患者禁用。慢性肾上腺皮质功能不全患者也禁用。用法为每日

0.75～1.2g,分次服用,根据病情控制可适当调整剂量。

(五)β受体阻断药

参见β受体阻断药。β受体阻断药可明显减轻交感神经兴奋症状如心动过速、多汗、手震等。除此之外,本品还有一定程度的阻止外周血 T_4 转化为 T_3 作用,但对甲亢的代谢异常并无影响,故多作为甲亢治疗的辅助用药。常用药物是普萘洛尔,用量为 10～30mg,每日 3 次。可于常规抗甲状腺药物起效前迅速发挥作用,改善交感神经兴奋症状。甲状腺危象时的用量为 20～40mg,每 6h 一次,必要时用 1mg 缓慢静脉注射。严重心力衰竭和哮喘者不宜用普萘洛尔治疗。除普萘洛尔外,其他β受体阻断药也可应用。

(六)放射性碘(^{131} I)

1. 药理作用与应用

临床应用的放射性碘是 ^{131} I(Ⅱ,RAI),其 $t_{1/2}$ 为 8d。利用甲状腺高度摄碘能力, ^{131} I 可被甲状腺摄取,并可产生β射线(占 99%),在组织内的射程仅约 2mm,因此其辐射作用只限于甲状腺内,破坏甲状腺实质,同时可降低腺泡内淋巴细胞从而减少抗体产生。 ^{131} I 还产生γ射线(占 1%),在体外能测得,可用作甲状腺摄碘功能的测定。一般用药后一个月见效,3～4 个月后甲状腺功能恢复正常。用于甲状腺功能亢进(不宜手术或手术后复发及硫脲类无效或过敏者)和甲状腺功能检查(甲能亢摄碘率高,小量 ^{131} I 监测)。

2. 不良反应

(1)不良反应特点:最为常见不良反应是放射性甲状腺炎。放射性甲状腺炎一般很少伴有甲状腺肿胀和疼痛。甲亢急性恶化,部分患者会伴随心律失常和代偿失调。对于已用抗甲状腺药物治疗的甲亢患者不要使用 ^{131} I,否则会出现甲亢危象。也可以观察到血清中 T_3 和 T_4 的浓度暂时增高,但不伴有甲亢恶化症状。对于自身免疫性的甲状腺功能低下的患者, ^{131} I 的治疗可能增加危险性,在治疗开始的 1～2 年内,由于 ^{131} I 的蓄积,引起甲状腺细胞剂量相关的放射性坏死,如果减少剂量或缩短治疗时间,可使甲状腺功能低下的发生率降低。治疗剂量的计算可根据甲状腺的大小、碘的摄入量和生物半衰期,及甲状腺功能失调的类型,且需要长期的随访。

(2)诱发肿瘤: ^{131} I 能通过胎盘屏障,导致胎儿甲状腺蓄积(特别是妊娠 90d 后),甚至超过母体甲状腺含量,妊娠期间使用 ^{131} I,胎儿会出现甲状腺功能低下及染色体畸变,这是诱发甲状腺或其他组织肿瘤的一个危险因素;儿童应用[131]I要非常慎重,特别是应仔细选用剂量;青年人的甲状腺对放射活性物质是非常敏感的,有 66％的青年人会出现甲状腺出血,甲状腺结节的发生率明显增高,使用非常高剂量的[131]I治疗甲状腺癌是非常危险的,约有 20％的患者发生放射性甲状腺炎,并伴有唾液腺肿胀和疼痛、恶心、呕吐。白血病的发生率也增加,5000 例中有 15 例,比较安全的剂量是 500mCi;放射性物质与肿瘤之间的关系尚不清楚,自从 1941 年以来使用[131]I治疗的大约一百万的患者中,发现了 26 例甲状腺癌,其发生率相当低,最近报告了 1005 例妇女使用[131]I治疗,也没有发现甲状腺癌的发病率增加。

(3)其他反应:对于甲亢患者,不论用[131]I治疗或用手术治疗,白血病的发生率是类似的,但如使用高剂量的[131]I,则白血病的发生率明显增加;[131]I可引起甲状旁腺功能亢进或低下,但两者间的关系尚不清楚;甲状腺心脏病患者使用[131]I治疗,约有 20％的患者在 3w 之内出现甲状腺中毒症状(心脏病患者出现了代谢变化所致);少数患者可出现呼吸窘迫症(甲状腺炎引起甲状腺肿胀或瘢痕);从激素和精液的分析可看出,甲状腺癌症患者使用大剂量的[131]I会引起睾丸的损伤。

(七)抗甲状腺药物的合理应用

1. 抗甲状腺药物的作用原理

抗甲状腺类药物是抑制甲状腺激素的合成,其作用机制是抑制甲状腺内过氧化物酶,从而阻碍吸聚到甲状腺内碘化物的氧化及酪氨酸的偶联,阻碍甲状腺素(T_4)和三碘甲状腺原氨酸(T_3)的合成。另外,丙硫氧嘧啶在外周组织中抑制 T_4 转变为 T_3。硫脲类抗甲状腺药除阻碍甲状腺激素合成外,还有轻度的免疫抑制作用。可抑制 B 淋巴细胞合成抗体,降低血循环中甲状腺刺激性抗体的水平,使抑制性 T 细胞功能恢复正常。这些作用可能是促使 Graves 病中免疫紊乱得到缓解的原因。

2. 硫脲类药物的应用

临床应用的硫脲类衍生物主要有 4 种:硫脲类的丙基硫氧嘧啶、甲基硫氧嘧啶和咪唑类中的甲巯咪唑、卡比马唑。此类药物主要通过抑制过氧化物酶,阻止无机碘氧化为活性碘、酪氨酸碘化和碘化酪氨酸的偶联,从而抑制甲状腺激素的合成,但不抑制其释放,对已合成的甲状腺激素无拮抗作用,也不干扰外源性甲状腺激素的疗效,故应用此类药物治疗,需 1～2w 后,使体内甲状腺储备耗竭时才能显效。本组药物还可能有直接免疫抑制作用,减少甲状腺内淋巴细胞浸润,恢复失常的淋巴细胞功能,抑制自身抗体的形成,使血循环中促甲状腺激素受体抗体(TRAb)下降。此外,丙基硫氧嘧啶可抑制 5'－脱碘酶活性,使外周组织中 T_4 脱碘受抑制,T_3 生成减少。甲亢药物治疗分开始用药、减量、维持三阶段。开始用药时剂量较大,甲状腺功能正常(约需 1～3 个月)后开始减量,每 2～4w 减 1 次,至能维持甲状腺功能正常的最小剂量,维持 1～2 年以上。

3. 硫脲类和咪唑类药物的选用

硫脲类和咪唑类是最为常用和有效的抗甲状腺药,其中以甲巯咪唑和丙基硫氧嘧啶在临床的应用最广,由于对硫脲类和咪唑类抗甲状腺药物的作用强度和副作用的认识差异,不同国家具体选药有所不同,如英国多选卡比马唑,而在美国、日本和我国广泛使用的则是甲巯咪唑和丙基硫氧嘧啶。甲基硫氧嘧啶由于副作用较大,目前在世界上均已少用或已停用。甲巯咪唑作用相对较强,作用持续时间较长,使用的剂量较小(每日 15～30mg),因而副作用发生率不多,有推荐每日剂量 1 次顿服,服药方便,利于长期用药,故是较常用的抗甲亢药物。妊娠哺乳期妇女宜选用丙基硫氧嘧啶,因其通过胎盘和经乳汁分泌的量明显少于甲巯咪唑,对胎儿和新生儿的影响相对较少。由于丙基硫氧嘧啶能抑制 T_4 转化为 T_3,用药后可使 T_3 水平迅速下降 20%～30%,可作为甲状腺危象的首选用药。

4. 碘剂的应用

碘剂的药理作用也是抑制甲状腺激素的释放,但作用仅能持续数周,长期用碘会产生脱逸作用,导致甲亢症状复发和加重,故仅与硫脲类联合用于甲亢术前准备和甲状腺危象的抢救。

5. β受体阻断药的选用

β受体阻断药多作为甲亢治疗的辅助用药,在硫脲类和咪唑类治疗的初治阶段加用可迅速发挥作用,改善交感神经兴奋症状。

6. 甲亢复发的防治

甲亢药物治疗停药后复发率超过 50%,目前尚未有判断会否复发的可靠指标,患者能否停药可参考以下标准:①临床症状缓解。②甲状腺缩小、杂音消失。③血激素包括 T_3、T_4、rT_3、TSH(超敏测定)等水平正常。④每天用较小剂量如甲巯咪唑 2.5～5mg 可维持疗效。⑤T_3 抑制试验可受抑制。⑥TRH 兴奋试验可受兴奋。⑦血中 TRAb 下降至正常。尽管如此,仍然有部分患者会复发,故停药后应注意追踪观察,尤其停药后 2～3 年内。用药后不能达到上述标准者复发的可能更大,应延长抗甲状腺药物的疗程,或改用放射性[131]I 或手术治疗。停药后复发者可再用抗甲状腺药物治疗,或改用放射性[131]I 或手术治疗。

7. 甲减的防治

为防治上述治疗过程中药物性甲减的发生,可酌情合用甲状腺激素,可一开始就合用,也可于甲减发生后再加用。近年有人主张在甲亢症状控制后无论有无合并甲减均加用甲状腺激素治疗,认为可减少 TRAb 生成,减少甲亢复发。

8. 甲亢危象的药物治疗

甲状腺危象时,可用本组药物阻止新甲状腺激素合成以作辅助,丙基硫氧嘧啶尚可抑制外周组织中 T_4 转化为 T_3,故可作为首选用药。用量为一般治疗初始剂量的加倍,以后视病情渐减至一般治疗剂量。

9. 碳酸锂的选用

碳酸锂主要用于治疗躁狂症,此处仅介绍其抗甲亢作用。主要药理作用是抑制甲状腺激素的释放,可能尚有抑制甲状腺激素合成的作用,还可促进骨髓粒细胞生成,升高周围血白细胞。主要用于对硫脲类和咪唑类药物过敏而又不适宜其他方法治疗的甲亢患者,特别是伴有白细胞减少或粒细胞缺乏者。

第三节　肾上腺皮质激素类药物

肾上腺皮质激素是肾上腺皮质所分泌的甾体类化合物。有三类：①盐皮质激素，由球状带分泌，有醛固酮和去氧皮质酮等。②糖皮质激素，由束状带合成和分泌，有氢化可的松和可的松等，其分泌和生成受促皮质素（ACTH）调节。③性激素，由网状带所分泌。临床常用的皮质激素是指糖皮质激素。

肾上腺皮质激素是一组由肾上腺皮质产生或人工合成的类固醇激素。糖皮质激素主要的药理作用为：促进糖原异生、肝糖原增加、蛋白分解、升高血糖、抑制垂体促肾上腺皮质激素分泌；免疫抑制和非特异性抗炎作用。其代表激素是可的松和氢化可的松。盐皮质激素在体内主要是影响水和电解质代谢，促进肾小管对钠的重吸收，因此具有水、钠潴留和排钾作用。其代表药是去氧皮质酮和醛固酮。可的松和氢化可的松也有轻度的理盐作用。其他人工合成糖皮质激素的理盐作用则较弱。性皮质激素，又称氮皮质素，主要是雄激素和少量雌激素。糖皮质激素和性皮质激素受垂体促肾上腺皮质激素（ACTH）和促性激素调节，醛固酮分泌主要受肾素－血管紧张素调节。此外，血钾、血钠水平和 ACTH 对醛固酮也有作用。临床上除替代治疗外，大多数使用的是糖皮质激素。

肾上腺皮质激素口服能迅速吸收（去氧皮质酮除外），水溶性肾上腺皮质激素（磷酸钠盐或琥珀酸钠盐）静脉注射能迅速起作用，肌肉注射剂为混悬液，吸收较缓慢。血中的肾上腺皮质激素大部分与血浆球蛋白结合，部分与白蛋白结合，在体内起药理作用和参与代谢的仅是游离的肾上腺皮质激素。肾上腺皮质激素代谢主要在肝脏和肾脏进行，代谢产物经肾排出。与天然的肾上腺皮质激素比较，人工合成的肾上腺皮质激素与血浆蛋白的结合率较低，代谢亦较慢，因此比天然的肾上腺皮质激素有较强的药理作用。可的松和强的松（泼尼松，去氢氢化可的松，强的松龙，氢化泼尼松，泼尼松龙）需经肝转变为活性的氢化可的松和强的松龙（强的松）才起作用，因此紧急情况下或有肝疾病者，宜选用后者。

一、糖皮质激素

（一）药理作用

1. 抗炎作用

糖皮质激素（GCS）能对物理、化学、生理、免疫等各种原因引起的炎症均有强大的抗炎作用。炎症早期可减轻渗出、水肿、毛细血管扩张、白细胞浸润及吞噬反应，从而改善炎症症状；后期可抑制毛细血管和纤维母细胞增生，抑制肉芽组织生长，防止粘连及瘢痕形成，减少后遗症。应注意，炎症反应是机体的一种防御功能，特别是炎症后期的反应更是组织修复的重要过程。因此，其在抑制炎症、减轻症状的同时，也降低机体抵抗力，使感染扩散、延缓创口愈合。

(1)对炎性细胞因子的影响：在慢性炎症起到重要作用。它们能促进血管内皮细胞黏附白细胞，进而使其从血液渗出到炎性部位，并能使内皮细胞、嗜中性白细胞及巨噬细胞活化，还能使血管通透性增加、刺激成纤维细胞增生以及刺激淋巴细胞增殖与分化。GCS 通过与 G－R 结合－nGRE 的相互作用而抑制了一些与慢性炎症有关的细胞因子，如 IL$-_{1,3,4,5,6,8}$，TNFα，巨噬细胞集落刺激因子(GM－CSF)等的转录，而强烈地抑制细胞因子介导的炎症。另有研究表明 GCS 可增加 mRNA 的断裂而使 IL$-_{1,3}$ 及 GM－CSF 减少。GCS 也可通过抑制 IL－2 受体的合成，或通过将活化转录因子活化蛋白－1(Activator Protein－1，Aβ－1)等的活化调节逆转录，或通过直接与 Aβ－1 相互作用，而对抗细胞因子的效应。

(2)对炎症介质及与炎症介质有关的酶的影响：炎症介质白三烯(LT)有较强的白细胞趋化作用和增加血管通透性的作用，前列腺素(PG)可引起红、肿、热、痛等炎症反应。GCS 抑制炎症介质的机制是：①抑制磷脂酶 A$_2$(PLA$_2$)。因脂皮素(Lipocortin－1，37kDa)可抑制脂质生成所必需的 PLA$_2$，GCS 可通过增加脂皮素合成及释放而抑制脂质介质 LT、PG 及血小板活化因子(PAF)生成。②诱导 ACE 活性而加速缓激肽降解，减轻血管舒张和致痛而抗炎。③抑制巨噬细胞中一氧化氮合酶(NO Synthase，NOS)和环氧化酶(COX$_2$)的表达而阻断炎症介质的产生，发挥抗炎作用。因各种细胞因子均可诱导 NOS、COX$_2$ 的活性而增加炎性部位的血浆渗出，水肿形成及组织损伤，加重炎症症状。

(3)对黏附分子的影响：GCS 在转录水平上直接抑制黏附分子的表达和效应的发挥。如 E－选择素及 ICAM－1。

(4)对炎性细胞凋亡的影响：GCS 诱导炎性细胞凋亡可分为三期，即初始期、决定期和执行期。首先由 GR 介导基因转录变化，最终激活 Caspase 和特异性核酸内切酶而导致细胞凋亡。

2. 抑制免疫作用

GCS 对免疫过程的许多环节均有抑制作用。①抑制巨噬细胞对抗原的吞噬和处理；②对加速动物淋巴细胞的破坏和解体，迅速减少血中淋巴细胞；③小剂量能抑制细胞免疫。GCS对人虽不能溶解淋巴细胞,但能暂时性移行淋巴细胞至血液以外组织;④大剂量能抑制体液免疫。GCS能阻止B细胞转化成浆细胞,减少抗体生成而干扰体液免疫。原因可能与其选择性地作用于T细胞亚群,特别是增强了T、抑制B细胞的作用有关。但在人体迄今未证实GCS在治疗剂量时能抑制抗体产生。

3. 抗休克作用

超大剂量的GCS已广泛用于各种严重休克,特别是中毒性休克的治疗。其作用可能是:①扩张痉挛收缩血管和加强心脏收缩;②降低血管对某些缩血管活性物质的敏感性,恢复微循环;③稳定溶酶体膜,减少心肌抑制因子(MDF)形成;④提高机体对细菌内毒素的耐受力。

4. 其他作用

①血液与造血系统:GCS能刺激骨髓造血机能,增加红细胞和血红蛋白含量;大剂量可增多血小板并提高纤维蛋白原浓度,缩短凝血时间;促使中性白细胞数增多,但却降低其游走、吞噬、消化及糖酵解等功能,因而减弱对炎症区的浸润与吞噬活动;抑制淋巴细胞增殖,使淋巴组织萎缩。②中枢神经系统:能提高中枢神经系统兴奋性,出现欣快、激动、失眠等,偶可诱发精神失常。大剂量对儿童能致惊厥。③消化系统:GCS能增加胃酸和胃蛋白酶分泌,提高食欲,促进消化,大剂量应用可诱发或加重溃疡病。④代谢:前面已述。

一般将泼尼松龙作为标准的糖皮质激素,而泼尼松本身是无生理活性的,在体内经肝脏首过效应之后转变成具有活性的泼尼松龙。

(二)临床应用

1. 替代疗法

用于急、慢性肾上腺皮质功能减退症(包括肾上腺危象)、脑垂体前叶功能减退及肾上腺次全切除术后作替代疗法。

2. 严重感染或炎症

(1)严重急性感染:如中毒性菌痢、暴发型流行性脑膜炎、中毒性肺炎、重症伤寒、急性粟粒性肺结核、猩红热及败血症等,在有效抗菌药治疗感染的同时,可用GCS辅助治疗。病毒性感染一般不用GCS,否则降低机体免疫力加重或扩散感染。但对严重传染性肝炎、流行性腮腺炎、麻疹和乙型脑炎等,也可用其缓解症状。

(2)防止某些炎症后遗症:如结核性脑膜炎、脑炎、心包炎、风湿性心瓣膜炎、损伤性关节炎、睾丸炎、烧伤后疤痕挛缩、腹部手术肠粘连、颜面部损伤或手术瘢痕等,早期应用 GCS 可防止后遗症发生;对虹膜炎、角膜炎、视网膜炎和视神经炎等非特异性眼炎,可迅速消炎止痛、防止角膜混浊和疤痕粘连。

3. 自身免疫性疾病及过敏性疾病

(1)自身免疫性疾病:风湿热、风湿性心肌炎、风湿性及类风湿性关节炎、全身性红斑狼疮、结节性动脉周围炎、皮肌炎、自身免疫性贫血和肾病综合征等应用 GCS 后可缓解症状。一般采用综合疗法,不宜单用,以免引起不良反应。异体器官移植手术后所产生的排异反应也可应用 GCS。

(2)过敏性疾病:荨麻疹、花粉症、血清热、血管神经性水肿、过敏性鼻炎、支气管哮喘和过敏性休克等病情严重,或用肾上腺受体激动药和抗组胺药治疗无效时,辅以 GCS 治疗,能抑制原-抗体反应反致的组织损害和炎症过程。

4. 抗休克

感染中毒性休克时,在有效抗菌药治疗下,可及早、短时间突击应用大剂量GCS,见效后即停药;过敏性休克,可作次选药合用肾上腺素;心源性休克,须结合病因治疗;低血容量性休克,在补液补电解质或输血后效果不佳者,可合用超大剂量 GCS。

5. 血液病

可用于急性淋巴细胞性白血病、再生障碍性贫血、粒细胞减少症、血小板减少症和过敏性紫癜等的治疗,但停药后易复发。

6. 局部应用

接触性皮炎、湿疹、肛门瘙痒、牛皮癣等宜用氢化可的松、泼尼松龙或氟轻松;天疱疮及剥脱性皮炎等严重病例需全身用药。

7. 其他应用

糖皮质激素还可用于抑制异体器官移植术后排异反应。还用于颅内高压和急性脑水肿等。

(二)不良反应

糖皮质激素的不良反应取决于使用的剂量和治疗时间,在抢救休克时,在短时间内使用极大的剂量也不会出现严重的不良反应,由于治疗时使用的剂量远远高于生理的剂量,而长期使用这类药品,则出现一系列的不良反应。

1. 常见不良反应

(1)不良反应的特点:一般短期小量应用不良反应很轻,或者没有,长期的糖皮质激素治疗会引起肾上腺抑制,诱发 Cushing 样的改变。长期服用抗感染治疗的剂量,会出现葡萄糖耐量改变、骨质疏松、痤疮、或重或轻的盐皮质激素引起的变化。儿童可能出现生长发育迟缓,成年人服用高剂量将会出现精神方面的改变,对消化性溃疡患者存在一定的危险性,而且也会引起感染和腹部危象。

(2)水电解质平衡失调:糖皮质激素的盐和水潴留作用很弱,其发生率取决于使用的药物品种、剂量和用药时间。其中以可的松、氢化可的松、去氧皮质酮较易发生,而人工合成的盐皮质激素的活性较弱衍生物,发生率较低。长期大量应用可导致水、钠潴留,高血压,低血钾(取决于摄入的钠的量),还可能出现钙、磷排泄增加,大剂量、长时间使用本药出现由于低血钙引起的强直状态。大剂量长期服用皮质激素类可能导致心排出量减少综合征,这可能是由于血清中锌的含量可逆性的下降,从而导致组织修复功能的损伤。

(3)内分泌与代谢紊乱:长期大量应用可能导致垂体-肾上腺轴功能改变(Cushing 综合征)、女性月经周期紊乱、糖代谢异常、甲状腺功能异常、男性睾丸功能异常、脂质代谢紊乱。其中以外源性的皮质激素过高而引起药源性皮质醇增多症(Cushing 综合征)最为典型,出现柯兴氏(库欣氏)面容和体征,如满月脸、向心性肥胖、女性多毛症、痤疮、瘀斑、性功能紊乱、高脂血症等。

1)Cushing 综合征:糖皮质激素诱发的 Cushing 综合征则主要表现为颅内高血压、青光眼、囊下白内障、胰腺炎、骨骼无菌性坏死、脂膜炎,而肥胖、满月脸、精神综合征、水肿、外伤愈合延迟,是一般的 Cushing 综合征不常见的,一般较少出现 Cushing 综合征的剂量为 20mg 氢化可的松或等效的其他品种的相适的剂量。而垂体-肾上腺轴自发性 Cushing 或 ACTH 诱导的症状主要为高血压、痤疮、性功能异常、女性多毛症和男性化。不仅口服或注射使用糖皮质激素可诱发 Cushing 综合征,局部外用甚至吸入都有出现 Cushing 综合征的报道。现已发现每两日早晨服用一次大剂量的糖皮质激素,可以避免 ACTH 分泌的完全抑制,而对大多数的患者有相当好的治疗作用,最近观察到长期用大剂量的这类药品治疗会使哮喘儿童的 ACTH 分泌完全抑制,患有肝炎疾病者,用低剂量的可的松类激素就会出现肾上腺的抑制。

2)月经周期紊乱:闭经是糖皮质激素导致 Cushing 综合征的一种症状,育龄妇女服用大剂量的皮质激素会导致月经周期紊乱,对于月经正常的妇女,血浆中可的松的水平呈现周期性的改变,有时可达 200% 以上,血中浓度的峰值一般出现在月经周期的中期和末期。

3)糖代谢的影响:所有的糖皮质激素都增加糖异生,增加葡萄糖的逆转,使葡萄糖更多的转化成脂肪。糖皮质激素增加糖原异生作用主要发生在肝脏,对有肝脏疾病的患者,由于此类药品可以干扰糖代谢,出现的高血糖昏迷一般都是属于高渗非酮体化型。糖皮质激素可使血糖大约增加 $10\% \sim 20\%$,葡萄糖耐量和对胰岛素的敏感性下降。约有 2% 使用大剂量糖皮质激素的患者出现所谓甾体性糖尿病,即没有出现酮体病的趋势,但对胰岛素的敏感性下降,肾脏对糖耐受的阈值下降,这是由于糖皮质激素抑制生长激素的分泌具有对抗酮体的活性。

4)脂类代谢的影响:大剂量的可的松可导致明显的高甘油三酯血症,使血浆呈现乳状,这是由于脂肪不正常的蓄积、肝脏的脂肪分解作用下降和葡萄糖耐受性的降低而引起。

5)其他内分泌影响:可能导致睾丸功能异常,已有报告指出,糖皮质激素可以减少精子数目、活动能力和抑制睾丸的分泌功能,但需更进一步的证实;可能导致甲状腺功能异常,糖皮质激素可能抑制放射性碘的排出,但很难确定是否具有临床意义,很少有报告指出糖皮质激素诱发甲状腺功能出现有生理意义的变化。

(4)肌肉骨骼和结缔组织的影响:糖皮质激素可导致肌肉萎缩、骨骼非细菌性坏死、骨质疏松和自发性骨折。

1)肌肉萎缩:体内需要一定的生理量的可的松类以维持肌肉的正常功能,但如果含量过高,则会造成蛋白的分解代谢和低血钾,增加了肌肉萎缩和纤维化的可能,50%的 Cushing 综合征的患者有肌肉的改变,这种肌肉的变化是缓慢的,而且没有疼痛和其他全身性的症状出现,主要的表现为肌肉无力、髋部肌肉萎缩,大约一半的病例出现肩部肌肉萎缩,这对儿童是相当危险的,停药后数月这些症状可得到逐步改善。

2)缺血性无感染坏死(非细菌性坏死):糖皮质激素引起的骨的缺血性无感染坏死,常发生于股骨头和肋骨头,发病早期常局限于软骨下的局部小范围,用X线诊断很容易发现。年轻患者常常发现有股骨头无感染坏死。关节腔内注射糖皮质激素是否易引起骨坏死始终没有定论,但也有引起软组织广泛坏死的报告,如果仔细观察关节的状况,而且两次注射间隔不短于 4w,引起坏死的可能性就会变得极小了。

3)骨质疏松和自发性骨折:患者骨质内的矿物质含量是因人而异的。在服用抗炎剂量的糖皮质激素时,生理调节可以维持体内钙含量相对稳定,但有些疾病状态,这种内环境的稳定可能被打破,加上糖皮质激素干扰维生素 D 的代谢。以上原因,增加了体内钙、磷的排泄,使钙大量排入肠内,而且抑制其再吸收,同时也抑制钙从肾小管内再吸收及在蛋白代谢过程中的分解作用,引起骨质减少,骨质疏松,这种综合作用即所谓的可的松类导致的骨质疏松,包括椎骨压迫性骨折、脊柱侧凸造成呼吸窘迫症、长骨骨折等。

(5)抑制免疫,加重感染:糖皮质激素类抑制抗体生成,也同样抑制免疫反应,抑制抗原-抗体反应和激肽的释放。小剂量的皮质激素对免疫反应的作用很小,但它本身的抗炎活性对白细胞的移行和吞噬作用有一定程度的抑制,因此,在有感染的情况下导致细菌增殖,增加了细菌性中毒的可能性。加重细菌感染包括败血症,可能加重真菌和念珠菌的感染,病毒感染也有恶化的可能,增加感染机会或使原来的感染难于控制,影响外伤的愈合。

(6)停药反应:长期大量应用糖皮质激素可抑制垂体促肾上腺皮质激素分泌,引起肾上腺萎缩,产生皮质激素依赖性。突然停药会出现头痛、恶心、头昏、畏食、无力、思维异常、嗜睡,甚至发烧,对患关节炎的患者,这种停药反应也称为甾体性假风湿病。再次用药后症状会消失,但在停药后数日,这些症状也会自发性消失。对于某些肾病综合征的患者,虽可能治愈,但停药后会复发,特别是儿童,这种可能性更高。在一些急性肾上腺功能不全的患者中,突然停用糖皮质激素是很危险的,甚至能致死,因此,应逐渐停药,以使肾上腺功能慢慢恢复。

(7)血液造血系统的影响:糖皮质激素增加糖的异生,抑制糖的分解,减少外周对糖的利用,使得血糖升高;糖皮质激素对凝血功能的影响相对较小,仅在长期用药后观察到有血栓形成,约 60% 的患者在服用皮质激素期间毛细血管脆性增加,并有紫癜出现;糖皮质激素对白细胞的影响是多方面的,白细胞计数增加,而淋巴细胞和嗜酸性粒细胞计数下降,单核细胞数及吞噬能力下降,血小板计数增加。红细胞增多是 Cushing 综合征的一种表现,而贫血是与 Addison 病有关,后二者可能与糖皮质激素的治疗无关。

(8)对消化系统的影响。

1)诱发或加重消化性溃疡、胃肠穿孔:糖皮质激素可增加胃酸和胃蛋白酶的分泌,增强胃黏膜攻击因子;减少胃黏液分泌,减弱胃保护屏障;同时,免疫抑制作用,降低胃黏膜抵抗力,从而诱发或加重消化性溃疡病导致出血和穿孔,少数可能导致胰腺炎或脂肪肝。对于消化性溃疡,虽然理论上有加重的趋势,而且在使用糖皮质激素过程中溃疡的某些症状有恶化的趋势,但始终没有充分的证据表明糖皮质激素有增加消化性溃疡的危险。Messer 评价了来自 71 个临床研究的 3064 例病例,发现用留体激素治疗的患者溃疡发生率为 1.8%,明显高于对照组(0.8%),胃肠道出血也明显增多,0.5%出现了严重的胃肠道出血,甚至需要手术治疗,2.8%有中度的出血,大多数仅为大便潜血,因此有人认为,大剂量的可的松类治疗剂实际上是一种致溃疡剂,甚至有引起胃穿孔的报告。可的松可引起回肠穿孔、淋巴结肿大,因此,可的松类对局部回肠炎可能没什么好处。溃疡性结肠炎的患者用可的松治疗,会导致中毒性的巨结肠症,并可能引起结肠穿孔。

2)可能加重肝硬化:长期使用糖皮质激素类治疗的患者血清中促胃液素的浓度增加,这对于肝硬化或肾病综合征的患者是比较危险的,因此,对于这类患者应定期检查大便潜血,每年应进行胃部的 X 光检查。糖皮质激素的糖原异生作用主要发生在肝脏,肝脏的糖酵解酶被活化,RNA 和与蛋白分解有关的酶的合成增加。而蛋白分解是发生在肌肉组织,有实验证明糖皮质激素可导致肝脏脂质的合成增加,对肝功能的影响尚未见报告。皮质激素对治疗肝炎的利弊始终在争论之中。

3)可能诱发胰腺炎:胰腺炎患者在长期服用可的松的任何时候,都可能出现胰腺炎和胰腺分泌紊乱,如果上腹部突然出现疼痛,应考虑胰腺炎的可能性,此外,也有胰腺坏死而导致死亡的报告。

(9)神经系统的影响:糖皮质激素可能促发或加重精神异常,如欣快感、激动、谵妄或抑制、定向障碍。

1)中枢神经器质性病变:长期使用可的松类药物治疗,会导致神经乳头水肿、颅内压增高。在手术过程中,可的松类激素可以防止脑水肿的发生,但如果采用脑膜内给药,可能引起脑脊液蛋白含量增加,出现蛛网膜炎的危险。长期使用可的松类药物可能导致脑萎缩,表现为神志不清、共济失调、淡漠、语无伦次、思维减慢等。

2)中枢神经功能性病变:糖皮质激素类药物对精神方面的作用随着剂量、用药时间和个体差异有很大差别,使用大剂量可能会出现行为和人格的改变,如神经质、失眠、欣快、精神病样发作,包括狂躁、抑郁、妄想和急性中毒性精神病、运动性震颤等,有精神病史的患者或存在精神不稳定、精神病倾向的患者最好不要用糖皮质激素类药物,不仅口服高剂量,甚至使用气雾剂都有可能使病情加重,如果必须使用时,应严密观察精神变化的迹象及睡眠状态的变化。

(10)对生长发育的影响:影响儿童生长发育、生长发育迟缓。由于糖皮质激素的蛋白分解作用使长期治疗的儿童发育迟缓,这不仅是抑制了垂体生长激素(STH),也增加了外周组织的敏感性,不但可以直接抑制软骨和骨组织的代谢,而且使血浆中维生素 D_3 的代谢物浓度下降,值得庆幸的是,一旦糖皮质激素的治疗中止,儿童的生长发育还是可以恢复的。

(三)注意事项

1. 肝功能不良者注意

对于急、慢性肝炎患者,糖皮质激素与血浆蛋白的结合下降,血浆中游离的可的松增加,半衰期延长,因此肝病患者的肾上腺抑制更明显,病态的肝脏很难将泼尼松转化成有活性的泼尼松龙。

2. 给药途径注意

对于长期口服可的松类药物的手术患者,应暂时改用非胃肠途径治疗。

3. 儿童应用注意

对于儿童患者,应特别注意本药引起的颅内压力增高和对生长发育的干扰。

4. 密切接触者注意

对于合成皮质激素的操作工人,发现有面部多血症,其中一些人对合成的ACTH－替可克肽有异常反应,对这些工人应改换其他生产岗位。

5. 谨慎用药

禁用于对本药及其他甾体激素过敏者;慎用于心脏病或急性心力衰竭、糖尿病、憩室炎、情绪不稳定和有精神病倾向、全身性真菌感染、青光眼、肝功能损害、眼单纯性疱疹、高脂蛋白血症、高血压、甲减(此时糖皮质激素作用增强)、重症肌无力、骨质疏松、胃炎或食管炎、肾功能损害或结石、结核病等;严重的精神病(过去或现在)和癫痫、活动性消化性溃疡病、新近胃肠吻合手术、骨折、创伤修复期、角膜溃疡、肾上腺皮质功能亢进症、高血压、糖尿病、孕妇、抗菌药物不能控制的感染(如水痘、麻疹、真菌感染)、较重的骨质疏松症等特殊情况应权衡利弊使用。

6. 注意防止诱发感染

在激素作用下,原来已被控制的感染可能活动起来,最常见者为结核感染复发。在某些感染时应用激素可减轻组织的破坏,减少渗出,减轻感染中毒症状,但必须同时用有效的抗生素治疗,密切观察病情变化,在短期用药后,应迅速减量、停药。

7. 随访检查

长期应用糖皮质激素者,应定期检查血糖、尿糖或糖耐量试验(尤其是糖尿病或有糖尿病倾向者);小儿应定期检测生长和发育情况;眼科检查,注意白内障、青光眼或眼部感染的发生;血清电解质和大便隐血;高血压和骨质疏松的检查,尤其是老年人。

(四)对实验室诊断的干扰

糖皮质激素可使血糖、血胆固醇和血脂肪酸、血钠水平升高,使血钙、血钾下降;对外周血象的影响为淋巴细胞、真核细胞及嗜酸性粒细胞、嗜碱性粒细胞数下降,多核白细胞和血小板增加,后者也可下降;糖皮质激素还可使甲状腺[131]I摄取率下降,减弱促甲状腺激素(TSH)对 TST 释放素(TRH)刺激的反应,使 TRH 兴奋试验结果呈假阳性,干扰促性腺素释放素(LHRH)兴奋试验的结果;糖皮质激素使同位素脑和骨显像减弱或稀疏;长期大剂量服用糖皮质激素可使皮肤试验结果呈假阴性,如结核菌素试验、组织胞浆菌素试验和过敏反应皮试等。

(五)药物相互作用

糖皮质激素如果与非钾类利尿药同时服用时,会加重钾的流失;糖皮质激素可以减少水杨酸类药物的血浆浓度,对防止胃壁损伤有益;苯妥英和苯巴比妥类药物,可以增加糖皮质激素的代谢,使其半衰期缩短约50%,其他诱发肝脏药物代谢酶的药物,如灰黄霉素等,也有类似的作用;对于胃出血的患者,如果同时服用糖皮质激素和凝血剂,必须加大凝血剂的用量,否则治疗将至失败。

(六)常见药物的不良反应

氢化可的松:氢化可的松(氢可的松,可的索,皮质醇)是人工合成也是天然存在的糖皮质激素,抗炎作用为可的松的 1.25 倍,也具有免疫抑制作用、抗毒作用、抗休克及一定的盐皮质激素活性等,并有留水、留钠及排钾作用,血浆半衰期为 8~12h。氢化可的松可以引起变态反应,有 2 例静脉注射后出现了包括呼吸系统损伤的致死性的过敏性休克反应。支气管哮喘的患者经鼻内吸入或静脉注射氢化可的松醋酸酯,也可能引起过敏性休克。服用剂量每日大于50mg,则会引起 Cushing 样反应,如颅内高血压、青光眼、囊下白内障、胰腺炎、骨骼无菌性坏死、腹膜炎、肥胖、满月脸、精神综合征、水肿等。

泼尼松：泼尼松（强的松，去氯可的松）本身无生理活性，在肝内经生物转化为有活性的泼尼松龙（氢化泼尼松）。的糖皮质激素活性为氢化可的松的 4～5 倍，而盐皮质激素活性很低，几乎不引起盐和水的潴留。具有抗炎及抗过敏作用，抑制结缔组织增生，降低毛细血管和细胞膜的通透性，减少炎症渗出，抑制组胺和其他毒性物质的形成和释放，与大剂量抗菌药物合用对严重的中毒性感染有良好的治疗作用，可降温、抗毒、抗炎、抗休克。临床上广泛用于急性严重细菌感染、过敏性疾病、红斑狼疮、结节性动脉周围炎、风湿病、肾病综合征、严重的支气管哮喘、血小板减少性紫癜、粒细胞减少症、急性淋巴性白血病、各种肾上腺皮质功能不足、剥脱性皮炎、无疱疹、神经性皮炎及湿疹等。

泼尼松抑制抗原－抗体反应，抑制白细胞移行和吞噬作用，减弱机体对外部感染的防御功能。有报告，34 例应用泼尼松（呼吸道和皮肤给药，30～60mg/d，疗程 2～1 年）及免疫抑制剂后引起败血症，致病菌为铜绿假单胞菌、表皮葡萄球菌、肺炎杆菌、大肠杆菌和金色葡萄球菌，患者并发感染后预后极差，死亡率达 82.3%，特别对于原发为血液病和重症肝炎者，23 例全部死亡。

不同患者对泼尼松的耐受个体差异很大，1 例患者长期每日服用 30mg，没引起 Cushing 症状的出现，而另一患者每日仅服用 7.5mg 就有明显的症状，也有的患者每日 3 次，每次 5mg，服用本药仅 1w，就出现了继发性的肾上腺功能不足症，而且在停药后仍持续数日，如果服用此剂量连续 20w，则会出现肾上腺皮质的极度萎缩，甚至可持续数月，这种抑制作用是与时间、剂量相关的。有报告，服用泼尼松并间断服用氟米松、氢化可的松等（30～60mg）服药时间为 7 个月～4 年的 8 例患者均出现了股骨头缺血性坏死，表现为髋关节疼痛，不同程度的屈曲畸形，X 线检查结果表现为髋股骨头塌陷碎裂。本药广泛作为免疫抑制剂使用，其他不良反应见有关章节。

地塞米松：地塞米松（氟美松，氟甲去氢氢化可的松）的抗炎作用、增高血糖和 ACTH 抑制作用最强，但几乎完全没有钠潴留作用，地塞米松的皮质激素诱导的代谢性碱血症的程度也最低。地塞米松的抗炎作用及控制皮肤过敏的作用比泼尼松强，而对水钠潴留和促进排钾作用较轻微，对垂体－肾上腺皮质的抑制作用较强。但可引起精神病复发，使精神不稳定或有精神病倾向的患者病情恶化，其发生率比其他同类药品高很多，大剂量的地塞米松能诱发癫痫发作及过敏性休克，地塞米松的生理活性较强，长期用等效低剂量，即会出现垂体－前列腺轴的抑制。在癌症患者化疗时，静脉给予大剂量的地塞米松以治疗剧烈呕吐，会阴部会出现突然发作的严重瘙痒、灼热感和痉挛性疼痛。血浆蛋白结合率低，半衰期约 190min，组织半衰期约为 3d。肌注地塞米松磷酸钠或地塞米松醋酸酯分别于 1h 或 8h 达到血药高峰浓度。

倍他米松：倍他米松（β－美松，倍氟美松，倍他米松）是地塞米松的差向异构体，C_{16} 是 β－甲基，抗炎作用较地塞米松、曲安西龙等强，多用于治疗活动性风湿病、类风湿性关节炎、红斑狼疮、严重的支气管哮喘、严重皮炎和急性白血病，也用于某些感染的综合治疗。倍他米松可能导致儿童患者出现白血病样的改变，因此，在对儿童长期使用倍他米松或其他皮质激素类药物治疗前后都应注意白血病的迹象。倍他米松可引起一系列神经综合征、神经乳头水肿和增加颅内压，特别是对儿童，危险性更大。1 例 7 个月大小的婴儿局部用 1% 的倍他米松软膏，停药后出现了前颅内压增高，这种综合征甚至可能刺激脑内肿瘤的发生。

泼尼松龙：泼尼松龙（氢化泼尼松，强的松龙）的作用与泼尼松相同，其抗炎作用较强，盐皮质激素活性很弱，水盐代谢作用较弱。泼尼松龙能增加糖异生作用，干扰糖代谢，诱发高血糖。不适用于原发性肾上腺皮质功能不全症。口服可从胃肠道吸收，半衰期约 200min。在健康受试者中，每天服用泼尼松龙 40mg，共 4d，空腹血糖增加，对老年冠状动脉供血不全的患者，泼尼松龙有诱发心肌梗死的可能，局部注射泼尼松龙可引起并发感染。

可的松：可的松（考的松，皮质素）与泼尼松类似，但疗效较差，主要用于肾上腺皮质功能减退的替代治疗。可的松虽不增加胃酸和胃蛋白酶原的分泌，但影响对胃黏膜有保护作用的胃黏液的生成，可能会导致溃疡的恶化。可的松可引起心肌损伤和 ECG 的变化。本药也有引起颅内压增高的危险。有报告，1 例 7 岁的男孩局部外用大剂量的本药软膏出现了前颅内压增高，这种症状有可能刺激脑内肿瘤的发生。

（七）糖皮质激素的合理应用

为了避免和减少长期应用肾上腺糖皮质激素的上述不良反应，应该合理应用糖皮质激素。

1. 细查病史

用药前应了解患者的垂体－肾上腺轴功能；血糖水平和有无糖尿病家族史；有无骨质疏松，绝经期妇女、老年患者必要时应作脊椎 X 线检查；有溃疡病史者应作胃肠检查了解溃疡是否活动；是否有结核病或慢性感染；了解高血压、心血管病和精神病病史。用药前应充分考虑使用肾上腺糖皮质激素的得失，在确实需要使用时,应作相应处理,给予高钙饮食,补充维生素 D 减轻骨质疏松。

2. 间歇给药

某些需要较长期应用糖皮质激素维持治疗的疾病,隔日用药可避免长期应用肾上腺皮质激素对肾上腺皮质功能的抑制。当治疗的疾病得到控制后,逐渐把 2d 用量集中到 1d 的早上 1 次给药,1d 完全停药,这可减轻对下丘脑—垂体—肾上腺轴的抑制作用。多选用作用半衰期中等的中效人工合成的肾上腺皮质激素类药,如泼尼松、泼尼松龙等作隔日疗法。

3. 逐渐减量

长期应用肾上腺皮质激素不能突然减量或停药,否则会诱发急性肾上腺皮质功能不全,出现乏力、肌肉和关节疼痛、厌食、恶心、呕吐、发热、低血压、低血糖,严重者会致死。因此长期应用肾上腺皮质激素患者减量应逐步进行,强的松龙和强的松可每周减 2.5~5mg,根据患者的反应调整,少数患者只能每月减 1mg。逐步减量的过程,患者肾上腺功能的恢复也仅能维持正常需要,完全恢复肾上腺功能可能要 1~2 年,因此在应激反应时,如严重感染,手术或外伤等情况应补充皮质激素。不超过 7d 的短期应用可以立即停药。

4. 积极预防

密切监测患者的血糖、血压,有溃疡病史者合并使用抗酸药。限制钠盐摄入和补充钾盐。孕妇应严格掌握用药指征,因可能会影响胎儿发育或畸胎。肾上腺皮质激素可经乳汁排泄,乳母应停止哺乳,以避免对婴儿造成不良影响。

5. 正确选药

肾上腺糖皮质激素的使用应有明确的用药指征,并根据患者和疾病的具体情况以及不同激素类别的作用特点选用,并采用适当的给药方法和疗程。

(1)原发性或继发性(垂体性)肾上腺皮质功能不全或先天性肾上腺增生症的长期替代治疗,应选用生理剂量的氢化可的松或可的松,必要时可加用小量盐皮质激素。治疗期间,发生应激反应时应把剂量加倍,发生严重应激时,可在治疗原发病同时,每日给予静脉滴注氢化可的松 300mg。

(2)当应用肾上腺糖皮质激素作抗炎、抗风湿、免疫抑制时,使用应为药理剂量,选用水、钠潴留较少的人工合成的肾上腺糖皮质激素,如泼尼松、泼尼松龙、地塞米松等。

(3)在严重过敏性休克、感染性休克、严重哮喘持续状态,常需静脉应用较大剂量的肾上腺皮质激素,如氢化可的松可用至每日 1000mg(或相当剂量的其他制剂)。用于这些情况疗程一般以 3~5d 为宜,并应对原发病采取有效治疗措施,如过敏性休克的肾上腺素、抗过敏药,感染性休克的有效抗生素等。

(4)治疗肾病综合征、狼疮性肾炎、各类型淋巴瘤、淋巴细胞性白血病、结缔组织病等,应选用人工合成的理盐作用小的糖皮质激素,如泼尼松每日 40～60mg(或相应剂量的其他皮质激素),当产生疗效后,应逐渐减至最少维持量予以维持,疗程需根据病情而定,一般可持续数月。

二、盐皮质激素

盐皮质激素作为药物用于临床者主要有醋酸去氧皮质酮(去氧皮质酮,去氧皮留酮,21-醋氧孕酮)和氟氢可的松(氟可的松,氟可的索,9-氟可的松),它们的主要作用是促进肾远曲小管对 Na^+ 的重吸收、K^+ 和 H^+ 的排泄。临床上常与糖皮质激素联合使用于慢性肾上腺皮质功能不全的治疗,以纠正单独应用糖皮质激素未能恢复的水、电解质紊乱。醛固酮是典型的引起盐潴留的可的松类,但其易失活而无药用价值。去氧皮质酮(DCA,DOCA)已在临床上长期使用,但为避免其被肝脏代谢失活,必须要舌下给药或皮下植入或注射给药,大剂量的 DOCA 可导致高血压性脑病和持续性的脑损伤。

三、肾上腺皮质激素拮抗药和抑制肾上腺皮质激素合成药

肾上腺皮质激素拮抗药是指拮抗肾上腺皮质激素外周作用的药物,这类药一般不影响肾上腺皮质激素的合成,如安体舒通(螺内酯)拮抗醛固酮受体。肾上腺皮质激素合成抑制药主要是通过抑制激素合成过程中某些酶,从而使该激素合成降低,达到治疗目的。如利尿药美替拉酮(甲双吡丙酮)、抗惊厥药物氨鲁米特(氨基导眠能,氨格鲁米特,氨苯哌酮)以及抗肿瘤药物米托坦(邻对滴滴滴,邻氯苯对氯苯二氯乙烷)等抑制肾上腺皮质激素合成。由于拮抗药和合成抑制药一般都不会影响分泌激素的腺体或肿瘤(双氯苯二氯乙烷,$P'-DDD$ 除外,它可引起肾上腺萎缩),因此多用于不能手术或暂时不适宜手术的患者。应用肾上腺皮质激素合成抑制药要监测患者的肾上腺皮质功能,用药期间如出现发热、创伤、腹泻等应激症状时,肾上腺不能作出恰当的反应,应根据情况,补充氢化可的松。

皮质醇增多症主要采取手术和放射治疗。酶抑制剂氨鲁米特、美替拉酮、曲洛斯坦等可抑制皮质醇的合成,但并不影响疾病过程,因此停药后可复发。由于该类药可降低皮质醇对垂体的负反馈作用,使 ACTH 大量分泌从而抵消皮质醇合成被阻断作用,故使用一段时间后会出现疗效降低,尤其在柯兴氏病

者,因而酶抑制药多作为短期的辅助治疗,如柯兴氏病垂体放射治疗出现疗效前的治疗,高危患者肾上腺手术前的术前准备等。酶抑制药最常用于异位ACTH综合征或其他不能手术的肾上腺皮质腺瘤或癌。由于氨鲁米特和美替拉酮抑制皮质醇合成过程中的酶不同,因此联合应用有协同作用。

曲洛斯坦疗效较弱,但副作用较小,可用于对上述药物不耐受者。酮康唑能抑制皮质醇的合成,一般用药 4～6w 可见疗效,因本药不引起 ACTH 分泌增多,故长期用药不出现逸脱现象。酮康唑对肝有毒性,偶可致命,用药期间应密切监测肝功能。米托坦小剂量时抑制皮质醇合成,可减少柯兴氏病的皮质醇分泌,因此可作为垂体照射的辅助治疗。较大剂量的米托坦有破坏肾上腺皮质细胞作用,可使肿瘤缩小,因此可作为不能手术或手术不彻底的肾上腺皮质肿瘤的姑息治疗。

氨鲁米特:氨鲁米特(氨基导眠能,氨基苯哌啶酮,氨苯哌酮,氨苯乙哌酮)是抗惊厥药导眠能的衍生物,但其抗惊厥作用很弱。在肾上腺皮质,本品主要是抑制胆固醇向孕烷醇酮的转变,使醛固酮、皮质醇、雄激素和雌激素生成减少。适用于不能手术或手术不彻底的肾上腺皮质癌所引起的皮质醇增多症和异位 ACTH 综合征;双侧肾上腺皮质增生(柯兴氏病)的放射治疗未发生疗效前,用本品做辅助治疗,以控制高皮质醇血症;绝经期后或卵巢切除术后的转移性乳腺癌和前列腺癌;不宜手术的原发性醛固酮增多症。不良反应包括嗜睡、发热、皮疹、共济失调和胃肠道反应,大多数用药 6～8w 会逐步减轻,少数患者可有骨髓抑制、甲状腺功能低下、女性男性化和直立性低血压。注意治疗期间应监测患者的电解质、甲状腺功能和血象。因抑制肾上腺皮质激素的合成可影响对应激的反应,当有应激时应补充氢化可的松。本品可加速抗凝药和口服降糖药以及地塞米松的代谢,因此需同时使用抗凝药、降糖药时可能需增加剂量,如出现皮质功能低下时,不要使用地塞米松。本品是肾上腺皮质激素合成的全面抑制药物,因此,对不同的使用目的,应注意及时补充同时受抑制的其他激素,如治疗转移的乳腺癌、前列腺癌,应同时口服氢化可的松(40mg/d)。用于原发性醛固酮增多症时,出现皮质醇低下时,要补充氢化可的松。应用于皮质醇增多症时,有醛固酮低下者应予以补充氟氢可的松。

米托坦:米托坦(邻对滴滴涕)选择性地作用肾上腺皮质细胞,使正常细胞和肿瘤细胞坏死,肾上腺萎缩,同时亦对皮质醇合成过程中的一些酶起抑制作用,使皮质醇(氢化可的松)、脱氢异雄酮合成减少。由于肾上腺皮质球状带对本品的敏感性较差,因此一般不影响醛固酮分泌。主要用于不能手术或手术不彻底的肾上腺皮质肿瘤所致皮质醇增多症,也有联合垂体放疗用于双侧肾上腺皮质增生。主要是胃肠道副作用,包括恶心、呕吐、厌食、腹泻。部分患者有嗜睡、眩晕、中枢抑制等神经系统副作用。长期用药可引起永久性脑损害。注意可能会出现肾上腺皮质功能不全,用药期间应监测肾上腺皮质功能,必要时应补充氢化可的松。休克、外伤等严重应激时应停药,在治疗原发病的同时应给予糖皮质激素治疗。长期用药应定期进行神经学检查,以避免脑损害出现。

美替拉酮:美替拉酮(甲吡酮)抑制肾上腺皮质激素合成过程中的前体 11-β 羟化酶,使皮质醇和醛固酮生成减少,由于它们的前体 11-脱氧皮质醇和去氧皮质酮增加,因此用药后没有醛固酮不足出现。应用本品后血皮质醇水平降低,反馈减弱,垂体分泌促肾上腺皮质激素增加,使皮质激素合成的前体增加,从而尿 17-羟皮质类固醇(17-OHCS)和 17-酮类固醇(17-KS)增多,因此可用于了解下丘脑-垂体功能。可作为诊断用药(美替拉酮试验),了解下丘脑-垂体功能;用于治疗皮质醇增多症,但临床上多应用本品与手术或垂体放射治疗联合,用于肾上腺皮质腺癌或增生的治疗。主要的不良反应有恶心、呕吐、上腹部疼痛、头痛、眩晕和过敏性皮疹,个别会发生脱发。注意如有垂体前叶功能低下或肾上腺皮质功能低下,可诱发急性肾上腺皮质功能不全;用于皮质醇增多症时,应监测肾上腺皮质功能,以免肾上腺皮质功能过低;孕妇与哺乳期妇女慎用。

此外,还有曲洛斯坦、酮康唑、螺旋内酯(螺内酯)等。

第十章　抗肿瘤药物不良反应与防治

第一节　烷化剂

　　烷化剂是临床上较常用的一类抗肿瘤药物,能将小的烃基转移到其他分子上的化学物质。烷化剂的药物机制是有一个或多个高度活跃的烷化基团,在体内能和细胞的蛋白质和核酸相结合,抑制癌细胞分裂。分裂旺盛的肿瘤细胞对它们特别敏感,但缺点是选择性差。因对骨髓、胃肠道上皮和生殖系统等生长旺盛的正常细胞有较大的毒性,对体液或细胞免疫功能的抑制也较明显,所以在临床应用方面受到一定的限制,又被称为细胞毒类药物。烷化剂为细胞周期非特异性药物,小剂量时可抑制细胞由 S 期进入 M 期;增大剂量时可杀伤各期的增殖细胞和非增殖细胞,具有广谱抗癌作用。本节介绍主要药物有:环磷酰胺、异环磷酰胺、白消安、亚胺醌、甘磷酰芥、美法仑、卡莫司汀、尼莫司汀等。

一、环磷酰胺

　　环磷酰胺又称安道生、癌得星、环磷氮芥、CYP、CPA、CTX,为白色结晶或结晶性粉末,本品要求避光,32℃以下保存。环磷酰胺为目前临床应用最广的氮芥类烷化剂,临床用于恶性淋巴瘤、急性或慢性淋巴细胞白血病、肺癌、头颈部鳞癌、横纹肌肉瘤及骨肉瘤;乳腺癌、卵巢癌、胸腺及睾丸肿瘤等;也用于宫颈癌、头颈部癌、结肠癌、前列腺癌及肉瘤的术后化疗。口服成人 2～4mg/(kg·d),连用 10～14d,休息 1～2 周重复;儿童 2～6mg/(kg·d),连用 10～14d,休息 1～2 周重复;静脉注射成人每次 200mg(4mg/kg),每日或隔日 1 次。或每次 600～1200mg,每 1 次/(7～10 天)。一疗程总量 8～10g;儿童每次 10～15mg/kg,加生理盐水 20ml 稀释后缓慢注射,每周 1 次,连用 2 次,休息 1～2 周重复;本品也可肌内注射。环磷酰胺的不良反应多为骨髓抑制、过敏反应、胃肠道反应、泌尿道反应和毒性反应等。

（一）骨髓抑制

1.临床表现

骨髓抑制是化疗最常见的主要限制性毒性反应，骨髓抑制常最先表现为白细胞下降，血小板下降出现较晚较轻。白细胞减少较血小板减少为常见，一般在给药后 7～14 天白细胞最低，多在第 14～21 天左右恢复正常，对肝功有影响。

2.观察与护理

（1）育龄男女、妊娠及哺乳期妇女禁用。

（2）环磷酰胺与注射用盐酸多柔比星、氯霉素等配伍可降低环磷酰胺活性，降低抗肿瘤作用，并加重骨髓抑制，吗啡、派替啶可使其毒性增强。丹参与小剂量环磷酰胺联用有一定增效作用，但可能促进恶性肿瘤转移。

（3）为监测骨髓抑制的发生，化疗期间应定期查血常规，特别是白细胞计数，每周 1～2 次，如明显减少则应隔日查一次，直至恢复正常。对于白细胞下降达 $1\times10^9/L$ 以下患者应及时采取保护性隔离，包括让患者独处一间病房，定时紫外线消毒，定时通风，有条件者可运用空气净化器，减少探视次数。保持患者体表、床褥、衣裤干净整洁。陪护家属应注意更换干净衣、裤、鞋并佩戴口罩，若存在呼吸道感染则应避免与患者接触。

（二）过敏反应

1.临床表现

（1）出现过敏性休克可表现为面色苍白、血压下降、脉搏增快、烦躁不安、四肢湿冷、呼吸困难、发绀、暂时性低血压等。

（2）皮疹通常为荨麻疹，大小不一、红痒、界限分明，伴全身皮肤瘙痒、指甲色素沉着等。

（3）由于过敏性休克未得到有效控制，机体持续缺氧、缺血，细胞可发生变性坏死，导致内脏多脏器功能衰竭或功能障碍，也可因大剂量应用引起肝损害，患者多表现为肝功能异常、乏力、食欲缺乏、恶心、胃痛、腹痛及食欲减退等。

2.观察与护理

（1）用药前须详细询问用药史，过敏史及家族史，对具有过敏体质的患者更应注意，本品过敏者禁用。

（2）用药期间应密切观察患者颜面及生命体征情况，经常询问患者有无不适,发现异常及早报告医师处理。

(3)如患者出现任何不良症状,都应立即停药并予抗过敏治疗,使因过敏反应可能造成的机体损害减少到最小程度。并严密观察药物延缓过敏反应。一旦确诊,应争分夺秒进行抢救,提高抢救成功率。

(三)胃肠道反应

1.临床表现

药物刺激引起胃平滑肌痉挛,患者表现为恶心、呕吐、头痛等反应。

2.观察与护理

不良反应多为药物刺激引起,宜饭后服用,可较少胃肠道不适。一般停药1~3天即可消失。静注前应用枢复宁等可减轻此类反应。

(四)泌尿道反应

1.临床表现

许多抗癌药及其代谢物从肾脏排出,因而肾脏极易受损害,从肾小球到肾小管都可能受影响,表现为血肌酐升高、膀胱刺激症、少尿、血尿及轻度蛋白尿等。

2.观察与护理

(1)用药前评估患者。询问过去有无肾脏系统病史,以免再次造成伤害。用药前应进行详细的全身体检,避免有用药禁忌的情况存在。对于有痛风病史、泌尿系结石史或肾功损害者,应慎用。本品的代谢产物对尿路有刺激性,应用时应鼓励患者多饮水,大剂量应用时应水化、利尿,同时给予尿路保护剂。

(2)用药中应定期或根据情况随时检查尿常规、肾功能,如有异常应及时换药或停药。并针对可能出现的不良反应用药预防。

(五)毒性反应

1.临床表现

出现头晕、不安、幻视、口腔炎、脱发、肝脏损伤、肺纤维化、月经紊乱、精子减少、畸胎等表现。

2.观察与护理

用药前评估患者。对肝功不全者,一方面使其疗效降低,另一方面还增加了其毒性,故应慎用,化疗前后应检测肝功能,出现肝损害时应减量或停药,给予保肝药物及能量合剂治疗。常规剂量应用不产生心脏毒性,但当高剂量时可产生心肌炎、中毒性肝炎及肺纤维化,应用时需密切观察。

出现心脏毒性反应停药、卧床休息、利尿和使用心血管活性药物、抗心律失常药物。本品为免疫抑制剂,可抑制淋巴细胞生成,并可干扰创面正常愈合。尽可能减少与镇静药、镇痛药、抗组胺药及麻醉药同用,减少中枢神经系统毒性。

二、异环磷酰胺

异环磷酰胺又称异磷酰胺、和乐生、IFO,为白色结晶或结晶性粉末,注射用盐酸头孢吡肟、注射用甲氨蝶呤钠与本品配伍,本品水溶液不稳定,须现配现用,要求遮光,冷处(2~10℃)保存。异环磷酰胺作用机制可能为与DNA发生交叉联结,抑制DNA的合成,也可干扰RNA的功能,属细胞周期非特异性药物。异环磷酰胺对多种肿瘤有抑制作用,适用于恶性淋巴瘤、乳腺癌、卵巢癌;软组织肿瘤、睾丸肿瘤、肺癌等。单药治疗静脉注射,剂量每次 $1.2～2.5g/m^2$,连续5天为一疗程;联合用药静脉注射,剂量每次 $1.2～2.0g/m^2$,连续5天为一疗程,3～4周重复下一疗程。异环磷酰胺的不良反应多为骨髓抑制、过敏反应、胃肠道反应、泌尿道反应、毒性反应等。

(一)骨髓抑制

1.临床表现

骨髓抑制是化疗最常见的主要限制性毒性反应。骨髓抑制常最先表现为白细胞下降,血小板下降出现较晚较轻。

2.观察与护理

育龄男女、妊娠及哺乳期妇女禁用。白细胞减少较血小板减少为常见,一般在给药后7~14天白细胞最低,多在第14~21天左右恢复正常,对肝功有影响。为监测骨髓抑制的发生,化疗期间应定期查血常规,特别是白细胞计数,每周1~2次,如明显减少则应隔日查一次,直至恢复正常。对于白细胞下降达 $1×10^9/L$ 以下患者应及时采取保护性隔离,包括让患者独处一间病房,定时紫外线消毒,定时通风,有条件者可运用空气净化器,减少探视次数。保持患者体表、床褥、衣裤干净整洁。陪护家属应注意更换干净衣、裤、鞋,并佩戴口罩,若存在呼吸道感染则应避免与患者接触。

（二）过敏反应

同环磷酰胺。

（三）胃肠道反应

同环磷酰胺。

（四）泌尿道反应

同环磷酰胺。

（五）毒性反应

1.临床表现

出现意识模糊、幻觉、健忘、小脑症状、意识障碍及癫痫发作等表现。

2.观察与护理

对肝功不全者，一方面使其疗效降低，另一方面还增加了其毒性，故应慎用，化疗前后应检测肝功能，出现肝损害时应减量或停药，给予保肝药物及能量合剂治疗。中枢神经系统毒性反应，停药后可在 3 天之内自行消失。低白蛋白血症、肝肾功能不全、骨髓抑制及育龄期妇女慎用。忌与中枢神经抑制药（镇静药、镇痛药、抗组胺药、麻醉药）并用。长期用药可产生免疫抑制、垂体功能低下、不育症和继发性肿瘤。尽可能减少与镇静药、镇痛药、抗组胺药及麻醉药同用，减少中枢神经系统毒性。

三、白消安

白消安又称马利兰、白血福恩、二甲磺酸丁酯、BUS，为糖衣片，除去糖衣后，显白色，宜避光密闭，室温保存。白消安对骨髓粒细胞有明显选择性抑制作用，对红细胞和血小板系列有一定抑制作用，对淋巴细胞抑制作用很弱。白消安用于慢性粒细胞性内血病、真性红细胞增多症，慢性淋巴细胞性白血病、淋巴瘤。口服成人 2～8mg/d，分 3 次服。维持量，每次 0.5～2mg，1 次/天；儿童 0.05mg/(kg·d)。白消安的不良反应多为骨髓抑制、过敏反应、胃肠道反应、毒性反应等。

（一）骨髓抑制

1.临床表现

骨髓抑制是化疗最常见的主要限制性毒性反应，骨髓抑制常最先表现为白细胞下降，血小板下降出现较晚较轻。

2.观察与护理

育龄男女、妊娠及哺乳期妇女禁用。白细胞减少较血小板减少为常见，一般在给药后 7～14 天白细胞最低，多在第 14～21 天左右恢复正常。为监测骨髓抑制的发生，化疗期间应定期查血常规和肝肾功能测定，特别是白细胞计数，每周 1～2 次，如明显减少则应隔日查一次，直至恢复正营。对于白细胞下降达 $1×10^9/L$ 以下患者应及时采取保护性隔离，包括让患者独处一间病房，定时紫外线消毒，定时通风，有条件者可运用空气净化器，减少探视次数。保持患者体表、床褥、衣裤干净整洁。陪护家属应注意更换干净衣、裤、鞋，并佩戴口罩，若存在呼吸道感染则应避免与患者接触。

（二）过敏反应

同环磷酰胺。

（三）胃肠道反应

同环磷酰胺。

（四）毒性反应

1.临床表现

出现意识模糊、意识障碍等表现。

2.观察与护理

急性白血病和再生障碍性贫血或其他出血性疾病患者禁用。严重肝脏疾病、水痘或疱疹感染、孕妇（特别是妊娠三个月内）、哺乳期妇女禁用。肾上腺皮质功能不全者慎用。长期用药或用量过大可出现肺纤维化、及肾上腺皮质功能低下。毒副作用反应明显以及有出血倾向者应立即停药观察处理。慢性粒细胞性白血病有急性变时应停用。

四、氮芥

氮芥又称 HN_2、氮芥盐酸盐、双氯乙基甲胺、甲氯乙胺、甲氯乙胺盐酸盐、盐酸氮芥，为几乎无色或淡黄棕色的澄清黏稠溶液。应避光、密闭保存。氮芥是一高度活泼的化合物，进入体内后，在中性或弱碱条件下迅速与多种有机物质的亲核基团结合，进行烷基化作用。氮芥最重要的反应是与鸟嘌呤第 7 位氮共价结合，产生 DNA 的双链内的交叉联结或 DNA 的同链内不同碱基的交叉联结。氮芥主要用于恶性淋巴瘤，尤其是霍奇金病的治疗；胸、腹及心包腔内的恶性积液；肿瘤所致急症，如压迫腔静脉、呼吸道、脊髓及脑转移的肿瘤所产生的严重症状。氮芥静脉注射，每次 5～10mg，每周 1～2 次，总量 30～60mg，疗程间隔为 2～4 周；动脉注射，每次 5～10mg，每日或隔日 1 次，用生理盐水溶解；腔内注射：每次 10～20mg，溶于 20～40ml 生理盐水中，在抽液后注入胸腔或腹腔内，注入后 5 分钟内应多次变换体位，使药液在腔内分布均匀，每 5～7 天 1 次，4～5 次为 1 个疗程。氮芥的不良反应多为骨髓抑制、局部反应、胃肠道反应等。

(一)骨髓抑制

1.临床表现

骨髓抑制是化疗最常见的主要限制性毒性反应，骨髓抑制常最先表现为白细胞下降，血小板下降出现较晚较轻。

2.观察与护理

(1)育龄男女、妊娠及哺乳期妇女禁用。孕期及哺乳期妇女禁用。对肝、肾功能不全者应慎用。本品与氯霉素、磺胺药、保泰松等可能影响骨髓造血功能的药物联用，可加重骨髓损害。

(2)白细胞减少较血小板减少为常见，一般在给药后 7～14 天白细胞最低，多在第 14～21 天左右恢复正常，对肝功有影响。

(3)为监测骨髓抑制的发生，化疗期间应定期查血常规，特别是白细胞计数，每周 1～2 次，如明显减少则应隔日查一次，直至恢复正常。对于白细胞下降达 $1 \times 10^9/L$ 以下患者应及时采取保护性隔离，包括让患者独处一间病房，定时紫外线消毒，定时通风，有条件者可运用空气净化器，减少探视次数。保持患者体表、床褥、衣裤干净整洁。陪护家属应注意更换干净衣、裤、鞋，并佩戴口罩，若存在呼吸道感染则应避免与患者接触。

（4）用药过量时，应采取保护骨髓措施。

（二）局部反应

1.临床表现

刺激性较强的化疗药物静脉注射时可引起局部反应，表现为静脉部位疼痛、发红，有时可见静脉栓塞和沿静脉皮肤色素沉着，严重者出现局部组织坏死，当刺激性强的药物漏入皮下时可造成局部组织化学性炎症，红肿疼痛甚至组织坏死和溃疡，经久不愈。

2.观察与护理

（1）因本品局部刺激作用明显，易引起组织坏死，故不能口服、肌注或皮下注射，用氯化钠注射液稀释后应立即使用。注射这些药物之前，静脉穿刺一定要准确，不要来回穿刺找血管，这样常易穿破血管。腹主动脉下半身阻断给药方法：用腹带加上纱布团及血压计气囊加压阻断腹主动脉后，由上肢静脉快速注入药物，10～15分钟后解除腹带。

（2）在用药中，一定要观察推注药液进液是否顺利，证实针头确在静脉内。氮芥水溶液极易分解，故药物开封后应在10分钟注入体内。本药注射勿漏于血管外，一旦漏出血管外应立即局部皮下注射0.25％硫代硫酸钠或生理盐水及冷敷6～12小时。因致局部组织坏死，故严禁口服、皮下及肌内注射。

（3）注入后应继续输液一定时间，以减轻对静脉的刺激。

（三）胃肠道反应

1.临床表现

药物刺激引起胃平滑肌痉挛，患者表现为恶心、呕吐等反应。

2.观察与护理

用药前给予止吐剂，可减轻上述副作用。如反应严重应立即停药，按医嘱解痉、止吐等对症处理。

五、美法仑

美法仑又称癌克安、爱克兰、米尔法兰、马尔法兰、L－溶血瘤素等，为白色至浅黄色粉末，难溶于水，对光、热及在潮湿情况下不稳定，要求密闭、避光，2～8℃保存。美法仑为双功能烷化剂及细胞周期非特异性药物，有细胞毒作用并抑制蛋白质的合成。美法仑适用于多发性骨髓瘤、乳腺癌、卵巢癌、慢性淋巴细胞和粒细胞白血病、恶性淋巴瘤、Waldenstrom 病（骨软骨病）、动脉灌注治疗肢体恶性黑色素瘤、软组织肉瘤及骨肉瘤。动脉灌注一般每次 20～40mg，视情况而定。美法仑的不良反应多为骨髓抑制、尿酸增高、毒性反应、胃肠道反应等。

（一）骨髓抑制

同环磷酰胺。

（二）尿酸增高

1.临床表现

化疗时可因大量白细胞被破坏、分解，使血尿酸增高，有时引起尿路被尿酸结石所梗阻。

2.观察与护理

（1）肾功能损害者，有痛风史者，泌尿道结石者慎用。近期患水痘或带状疱疹者禁用。

（2）用药期间应定期检查血尿素氮、肌酐、尿酸浓度，在治疗上除鼓励患者多饮水外，要给予嘌呤醇 10mg/（kg·d），分三次口服，连续 5～6 天，当血尿酸时需要大量输液和碱化尿液。

（三）毒性反应

1.临床表现

出现皮炎、口炎、肺纤维化、肠出血等表现。

2.观察与护理

儿童用大剂量本品与萘啶酸合用，会引起致命的出血性小肠结肠炎。避免持续大剂量应用。

（四）胃肠道反应

同环磷酰胺。

六、卡莫司汀

卡莫司汀又称卡氮芥、氯乙亚硝胺、双氯乙亚硝脲，为淡黄色的澄明液体，遮光，密闭，在 5℃ 以下冷冻处保存。卡莫司汀为亚硝脲类烷化剂，细胞周期非特异性药物，抗瘤谱广、起效快、脂溶性高、解离度小、能透过血－脑屏障。卡莫司汀对霍奇金病和急性白血病有较好疗效,对治疗脑瘤及脑转移癌有效,与长春新碱并用,对恶性黑色素瘤有效,对肺癌、乳腺癌、头颈部癌、睾丸肿瘤、多发性骨髓瘤、前列腺癌也有一定疗效。常用剂量为每日每平方米体表面积100mg,连用2～3天,6～8周后如血象正常可重复使用。本品有局部刺激作用,应稀释后静滴小时。卡莫司汀的不良反应多为过敏反应、骨髓抑制、胃肠道反应、毒性反应等。

（一）过敏反应

同环磷酰胺。

（二）骨髓抑制

1.临床表现

骨髓抑制是化疗最常见的主要限制性毒性反应,骨髓抑制常最先表现为白细胞下降,血小板下降出现较晚较轻。

2.观察与护理

(1)骨髓抑制、感染、肝肾功能异常、接受过放射治疗或抗癌药治疗的患者慎用。骨髓抑制经常发生在用药后4～6周,白细胞最低值见于5～6周,在6～7周逐渐恢复。但多次用药,可延迟至10～12周恢复。一次静脉注射后,血小板最低值见于4～5周,在6～7周内恢复,血小板下降常比白细胞严重。

(2)用药期间应注意检查血常规、血小板、肝肾功能、肺功能。本品可抑制身体免疫机制,使疫苗接种不能激发身体抗体产生。化疗结束后三个月内不直接种活疫苗。有感染的患者应先治疗感染。本品有延迟骨髓抑制作用,两次给药间歇不宜短于6周。

(3)对于白细胞下降达$1×10^9$/L以下患者应及时采取保护性隔离,包括让患者独处一间病房,定时紫外线消毒,定时通风,有条件者可运用空气净化器,减少探视次数。保持患者体表、床褥、衣裤干净整洁。陪护家属应注意更换干净衣、裤、鞋,并佩戴口罩,若存在呼吸道感染则应避免与患者接触。

（三）胃肠道反应

同环磷酰胺。

（四）毒性反应

1.临床表现

出现闭经或精子缺乏、畸胎等表现。

2.观察与护理

（1）大剂量可产生脑脊髓病。老年人易有肾功能减退，可影响排泄，应慎用。静脉注射部位可产生血栓性静脉炎，在用药之前，一定要观察静脉点滴是否通畅，进液是否顺利，证实针头确在静脉内。长期治疗可产生肺间质或肺纤维化。有时甚至1～2个疗程后即出现肺并发症，部分患者不能恢复。

（2）本品可引起肝肾功能异常。注意不要使此药与皮肤接触，以免引起发炎及色素沉着。预防感染，注意口腔卫生。以本品组成联合化疗方案时，应避免合用有严重降低白细胞血小板作用或产生严重胃肠反应的抗癌药。

（3）没有药物可以对抗药物过量，如出现严重骨髓抑制可输注成分血或使用粒细胞集落刺激因子。

七、洛莫司汀

洛莫司汀又称环己亚硝脲、罗氮芥、氯乙环亚硝脲、CCNU，为胶囊剂，要求遮光，密封，在冷处（指2～10℃）保存。洛莫司汀作用于G_1期、G_2/s转换期及M期，对G_2期也有一定作用，为细胞周期非特异性药物，与一般烷化剂无交叉耐药性。洛莫司汀主要用于脑瘤、恶性淋巴瘤、肺癌及恶性黑色素瘤。口服，成人和小儿均按体表面积一次100～130mg/m²，顿服，每6～8周一次，3次为一疗程。洛莫司汀的不良反应多为胃肠道反应、骨髓抑制、毒性反应等。

（一）胃肠道反应

1.临床表现

药物刺激引起胃平滑肌痉挛，患者表现为恶心、呕吐等反应。

2.观察与护理

口服后6小时内可发生恶心、呕吐，可持续2～3天，预先用镇静药或甲氧氯普胺并空腹服药可减轻。胃肠道出血应及时通知医生。患者宜睡前与止吐药、安眠药共服，用药当天不能饮酒。

（二）骨髓抑制

同环磷酰胺。

（三）毒性反应

1.临床表现

出现闭经或精子缺乏、畸变等表现。可对诊断有干扰,本品可引起肝功能一时性异常。

2.观察与护理

因可引起突变和畸变,孕妇及哺乳期妇女应禁用。用药期间应注意随访检查血常规及血小板、血尿素氮、血尿酸、肌酐清除率、血胆红素、丙氨酸氨基转移酶等。治疗前和治疗中应检查肺功能。

八、塞替派

塞替派又称三亚胺硫磷、三乙烯硫代磷酰胺、息安的宾,为无色或几乎无色的黏稠澄明液体,避光、干燥、低温(12℃以下)保存。塞替派为细胞周期非特异性药物,在生理条件下,形成不稳定的亚乙基亚胺基,具有较强的细胞毒作用。塞替派是多功能烷化剂,能抑制核酸的合成,与 DNA 发生交叉联结,故也可引起突变。塞替派适应于卵巢癌、膀胱癌、胃肠道腺癌、恶性淋巴瘤、恶性黑色素瘤、胰腺癌、肺癌等。静脉或肌内注射:一次 10mg(0.2mg/kg)每日一次,连续 5日后改为每周 3 次,一疗程总量 300mg;胸腹腔或心包腔内注射一次 10～30mg,每周 1～2 次;局部注射因本品对组织的刺激性小,可行肿瘤局部注射,病灶内注入每次 5～10mg;膀胱腔内灌注每次排空尿液后将导尿管插入膀胱内向腔内注入 60mg,溶于生理盐水 60ml,每周 1～2 次,10 次为一疗程;动脉注射每次 10～20mg 用法同静脉;鞘内注射每次 1～10mg/(kg·m^2),每周 1～2 次。塞替派的不良反应多为骨髓抑制、过敏样反应、毒性反应、胃肠道反应等。

（一）骨髓抑制

同环磷酰胺。

（二）过敏样表现

同环磷酰胺。

（三）毒性反应

1.临床表现

出现恶心、呕吐、脱发、膀胱炎、体重减轻等表现。

2.观察与护理

（1）因本品有致突变、致畸作用，孕妇禁用。有严重肝背功能损害禁用。在白血病、淋巴瘤患者化疗时，应给予大量补液、碱化尿液，防止尿酸性肾病或高尿酸血症，可给予别嘌呤醇。个别报道用此药后再接受手术麻醉时，用琥珀酰胆碱后出现呼吸暂停。本品易发生聚合作用，使其溶解度降低而失败，稀释后若发现混浊，即不得使用。

（2）有少量报告有出血性膀胱炎，注射部位疼痛，头痛、头晕、闭经、影响精子形成。有痛风史、骨髓抑制、肝肾功能损害、感染、泌尿系统结石史患者慎用。不宜局部用药与全身用药同时并举，否则毒副作用加重。肝肾功能低下者应减量。

（3）接受本品治疗的患者用琥珀胆碱前必须测定血中假胆碱酯酶水平，二者合用可增加神经肌肉阻滞作用，引起呼吸困难。

（四）胃肠道反应

1.临床表现药物刺激引起胃平滑肌痉挛，患者表现为恶心、呕吐等反应。

2.观察与护理用药前给予止吐剂，可减轻上述副作用。如反应严重应立即停药，按医嘱解痉、止吐等对症处理。

第二节　抗代谢药

抗代谢药物干扰细胞内关键生物分子形成，作用机制是阻断酶（enzymes）的激活。这类药物常阻断 DNA 正常复制（replication）和所导致的细胞分裂。有些抗代谢药物可干扰核糖核酸（RNA）合成或细胞其他活动。同时还能选择性地提高肿瘤局部的药物浓度，增强放、化疗等非手术疗法的治疗效果。本节主要药物有：甲氨蝶呤、氟尿嘧啶、阿糖胞苷、羟基脲、巯嘌呤、替加氟、优福定、卡培他滨、环胞苷、吉西他滨等。

一、甲氨蝶呤

甲氨蝶呤又称氨甲蝶呤、氨甲叶酸、美素生、密都锭、MTX，片剂为淡橙黄色片，注射剂为黄色或棕黄色疏松块状物或粉末。本品与阿糖胞苷、氟尿嘧啶、泼尼松龙有配伍禁忌。要求避光密闭保存。甲氨蝶呤对二氢叶酸还原酶有高度亲和力，以竞争方式与其结合，阻止 DNA 合成、干扰 RNA、蛋白质合成。属细胞周期特异性药。甲氨蝶呤用于急性白血病特别是急性淋巴细胞白血病、绒毛甚至组织坏死和溃疡，经久不愈。

2.观察与护理

（1）注射这些药物之前，静脉穿刺一定要准确，不要来回穿刺找血管，这样常易穿破血管。在用药之前，一定要观察静脉点滴是否通畅，进液是否顺利，证实针头确在静脉内。

（2）一旦患者发现疼痛、局部肿胀或滴液很慢时，要警惕药液外漏，必要时拔掉重新做静脉穿刺点滴。出现外渗应抬高患肢、避免受压。50％硫酸镁湿敷24 小时以上，也可用中药外敷。严重皮肤破溃给予清创。

三、阿糖胞苷

阿糖胞苷又称胞嘧啶阿拉伯糖苷、赛得萨、爱力生，注射液为无色澄明溶液，密封避光保存。阿糖胞苷主要作用于细胞 S 增殖期的嘧啶类抗代谢药物，通过抑制细胞 DNA 的合成，干扰细胞的增殖。阿糖胞苷进入人体后经激酶磷酸化后转为阿糖胞苷三磷酸肌阿糖胞苷二磷酸，前者能强有力地抑制 DNA 聚合酶的合成，后者能抑制二磷酸胞苷转变为二磷酸脱氧胞苷，从而抑制细胞 DNA 聚合及合成。阿糖胞苷用于白血病、恶性淋巴瘤、消化道癌、肺癌、头颈部癌、病毒性眼病如树枝状角膜炎、角膜虹膜炎、流行性角膜、结膜炎等。阿糖胞苷的不良反应多为骨髓抑制、胃肠道反应、毒性反应等。

（一）骨髓抑制

同环磷酰胺。

（二）胃肠道反应

1.临床表现

药物刺激引起胃平滑肌痉挛，患者表现为恶心、呕吐等反应。

2.观察与护理

（1）用药前给予止吐剂，可减轻上述副作用。

（2）输液速度不宜过快。本品静注时，药物浓度应稀释至 0.5mg/ml。过去接受过门冬酰胺酶治疗的患者再用阿糖胞苷时可能发生急性胰腺炎。如反应严重应立即停药，按医嘱解痉、止吐等对症处理。

（三）毒性反应

1.临床表现

出现发热、脱发、皮疹、口腔溃疡、血栓静脉炎和肝功能受损等表现。

2.观察与护理

（1）孕妇、哺乳期妇女禁用。肝肾功能异常、婴儿、年老体弱者慎用。胆道疾病患者、有痛风病史、尿酸盐肾结石病史、近期接受过细胞毒药物或放射治疗患者慎用。本品与呋塞米、更昔洛韦钠、盐酸吉西他滨、胰岛素、苯唑西林钠、青霉素配伍禁忌。

（2）大剂量用药可出现眼结膜疼痛、畏光，用可的松眼药水滴眼能减轻症状。使用本品时，应加用尿碱化药，必要时合用别嘌醇等，以防止出现高尿酸血症及尿酸盐性肾结石。同时嘱患者多饮水，至少 2000ml/d，并定期检查 BUA 及 UUA。

四、替加氟

替加氟片剂为白色片，注射剂为无色澄明液体，注射用替加氟若遇冷析出结晶，温热可使溶解并摇匀后使用，要求避光、密闭保存。替加氟为氟尿嘧啶的衍生物，在体内经肝脏活化转换为氟尿嘧啶而发挥其抗肿瘤活性，干扰 DNA 与

RNA 合成，主要作用于 S 期，为细胞周期特异性药物。化疗指数为氟尿嘧啶的 2 倍，毒性仅为氟尿嘧啶的 1/7～1/4。替加氟主要用于治疗消化道肿瘤，如胃癌、直肠癌、肝癌，亦可用于乳腺癌及头颈部癌。口服成人剂量每日 800～1200mg；小儿剂量按体重每日 16～24mg/kg；直肠用药一次 500mg(l 粒)/日。替加氟的不良反应多为骨髓抑制、胃肠道反应、毒性反应、局部反应等。

（一）骨髓抑制

同环磷酰胺。

（二）胃肠道反应

1.临床表现

出现食欲减退、恶心、呕吐、腹泻和腹痛等消化道症状。

2.观察与护理

停药后可消失，用药前给予止吐剂，可减轻上述副作用。轻度胃肠道反应可不必停药，给予对症处理，严重者需减量或停药，餐后服用可以减轻胃肠道反应。

（三）毒性反应

1.临床表现

出现头痛、眩晕、共济失调、精神状态改变等表现。

2.观察与护理

妊娠初期 3 个月以内妇女禁用。针对可能出现的不良反应用药预防。密切观察，及时通知医生对症处理。替加氟的注射液禁与酸性药物配伍。

（四）局部反应

1.临床表现

刺激性较强的化疗药物静脉注射时可引起局部反应，表现为静脉部位疼痛、发红，有时可见静脉栓塞和沿静脉皮肤色素沉着，严重者出现局部组织坏死，当刺激性强的药物漏人皮下时可造成局部组织化学性炎症，红肿疼痛甚至组织坏死和溃疡，经久不愈。

2.观察与护理

(1)注射这些药物之前，静脉穿刺一定要准确，不要来回穿刺找血管，这样常易穿破血管。在用药之前，一定要观察静脉点滴是否通畅，进液是否顺利，证实针头确在静脉内。

（2）一旦患者发现疼痛、局部肿胀或滴液很慢时，要警惕药液外漏，必要时拔掉重新做静脉穿刺点滴。出现外渗应抬高患肢、避免受压。

五、卡培他滨

卡培他滨又称希罗达、氟尿嘧啶氨基甲酸酯，药品要求避光、密闭储存。卡培他滨是一种对肿瘤细胞有选择活性的口服细胞毒性制剂。卡培他滨本身无细胞毒性，但可转化为具有细胞毒性的 5－氟尿嘧啶，其结构通过肿瘤相关性血管因子胸苷磷酸化酶在肿瘤所在部位转化而成，从而最大程度地降低 5－氟尿嘧啶对正常人体细胞的损害。卡培他滨用于紫杉醇和包括有蒽环类抗生素化疗方案治疗无效的晚期原发性或转移性乳腺癌，也用于结、直肠癌。卡培他滨推荐剂量，单药 $2500mg/(m^2 \cdot d)$，分早、晚两次饭后 30 分钟口服，连用 2 周，休息 1 周为一周期，如病情继续恶化或产生不能耐受的毒性时应停止治疗。卡培他滨的不良反应多为胃肠道反应、过敏反应、毒性反应等。

（一）胃肠道反应

1.临床表现

药物刺激引起胃平滑肌痉挛，患者表现为恶心、呕吐等反应。

2.观察与护理

近半数接受本品治疗者会诱发腹泻，对发生脱水的严重腹泻者应严密监测并给予补液治疗。如反应严重应立即停药，按医嘱解痉、止吐等对症处理。

（二）过敏反应

同环磷酰胺。

（三）毒性反应

1.临床表现

出现手足综合征、头痛、感觉异常、味觉障碍、眩晕、失眠、虚弱、嗜睡、皮炎、脱发、下肢水肿等表现。

2.观察与护理

（1）哺乳期妇女建议停止哺乳。

（2）老年人（65岁以上）无需作剂量调整，但老年人比年轻人更容易对卡培他滨产生毒性，故应对其进行密切监测。

（3）发生手足综合征，但多为1～2级，3级综合征者不多见。多数副作用可以消失，但需要暂时停止用药或减少用量，无须长期停止治疗。

（4）针对可能出现的不良反应药预防。

六、吉西他滨

吉西他滨又称双氟胞苷、泽菲、健择，为白色疏松块状物，密封、干燥处保存。吉西他滨是去氧胞苷的水溶性类似物，可破坏细胞复制的二氟核苷类抗代谢物抗癌药。吉西他滨用于晚期或已转移的非小细胞肺癌，如：乳腺癌、小细胞肺癌、卵巢癌、子宫颈癌、头颈部癌、睾丸肿瘤等。吉西他滨推荐剂量$1000mg/m^2$，加入生理盐水中静滴30分钟，1次/周，连用3周休1周，每4周重复；或1次/周，连用2周休1周，每3周重复。使用中应依据患者毒性反应调整剂量。吉西他滨的不良反应多为骨髓抑制、胃肠道反应、过敏反应、毒性反应等。

（一）骨髓抑制

同环磷酰胺。

（二）胃肠道反应

1.临床表现
出现食欲减退、恶心、呕吐、腹泻、口腔炎、口腔溃疡等。

2.观察与护理
用药前给予止吐剂，可减轻上述副作用。如反应严重应立即停药，按医嘱解痉、止吐等对症处理。

（三）过敏反应

同环磷酰胺。

（四）毒性反应

1.临床表现
出现肝脏转氨酶、蛋白尿、血尿、心肌梗死、充血性心力衰竭、心律失常、气喘、流感样症状等表现。

2.观察与护理

（1）孕妇及哺乳期妇女禁用。观察肝功能变化,肝脏转氨酶的升高,多为轻度、一过性损害,仅有极少数需要终止化疗。常见轻度蛋白尿及血尿,偶见类似溶血尿毒综合征的临床表现。

（2）滴注过程中可发生支气管痉挛。少数情况下可出现肺水肿、间质性肺炎或成人呼吸窘迫综合征。其发生原因尚不清楚。若有发生应立即停止用药,早期给予支持治疗,有助于纠正不良反应。若有微血管病性溶血性贫血的表现,如血红蛋白及血小板迅速下降,血清胆红素、肌酐、尿素氮、乳酸脱氢酶上升,应立即停药,肾功能仍不好转则应给予透析治疗。

（3）老年患者由于肾功能储备较差,应适当降低剂量。吉西他滨与放射治疗连续给予,由于严重辐射敏化的可能性,吉西他滨化疗与放射治疗的间隔至少4周,如果患者情况允许可缩短间隔时间。因可引起轻至中度的困倦,患者用药期间禁止驾驶和操纵机器,直到经鉴定已不再倦怠。

（4）定期检查肝、肾功能,包括氨基转移酶和血清肌酐,应根据血液学毒性、肝肾功能调整用药剂量。

第三节 抗肿瘤维生素

一、平阳霉素

平阳霉素又称博莱霉素 A_5、争光霉素 A_5、PYM，为白色疏松块状物或无定形固体，几乎无臭，引湿性强，要求密封，在凉暗干燥处保存。平阳霉素由平阳链霉菌产生的博莱霉素类抗肿瘤抗生素，能抑制癌细胞 DNA 的合成和切断 DNA 链，影响癌细胞代谢功能，促进癌细胞变性，坏死。平阳霉素适用于头颈鳞癌、恶性淋巴瘤、乳腺癌、食管癌、宫颈癌、恶性坏死性肉芽肿、银屑病、白癜风、尖锐湿疣、翼状胬肉。静脉注射：用 $5\sim20ml$ 注射液溶解本品 $4\sim8mg$ 缓慢静脉内注射；肌内注射：用 $<5ml$ 的生理盐水溶解本品 $4\sim8mg$ 肌内注射。平阳霉素的不良反应多为胃肠道反应、过敏反应、毒性反应等。

（一）胃肠道反应

1.临床表现

药物刺激引起胃平滑肌痉挛，患者表现为恶心、呕吐等反应。

2.观察与护理

（1）用药前给予止吐剂，可减轻上述副作用。如反应严重应立即停药，按医嘱解痉、止吐等对症处理。本品与青霉素、萘夫西林、羧苄西林、头孢噻吩、头孢唑啉等的钠盐、甲氨蝶呤、丝裂霉素、氨茶碱、琥珀酸氢化可的松钠、维生素 C 等有配伍禁忌。

（2）肿瘤患者用药中护理。

1）恶性淋巴肿瘤患者，在初次和第二次给予本品时，应以 4mg 以下剂量给药，以观察和增强患者耐受能力，当患者无急性反应时，方可增至正常剂量；肿瘤消失后，应适当追加给药。

2）瘤体内注射本品治疗淋巴管瘤，每次 $4\sim8mg$，溶入注射用水 $2\sim4ml$，有囊者尽可能抽净囊内液后注药，间歇期 $20\sim30$ 天，5 次为一疗程。

3）治疗血管瘤，每次注射本品 $4\sim8mg$，用生理盐水 $3\sim5ml$ 稀释，注入瘤体内。注射一次未愈者，间歇 $7\sim10$ 天重复注射，药物总量一般不超过 70mg；治疗鼻息肉，取本品 8mg，用生理盐水 4ml 溶解，用 6 号细长针头行息肉内注射，每个息肉注射 $2\sim4ml$，即一次注射 $1\sim2$ 个息肉。观察 $15\sim30$ 分钟有无过敏反应。每周一次,五次为一疗程,一般1～2个疗程。

4)治疗尖锐湿疣,取本品8mg,用生理盐水2ml溶解,随配随用,放在冰箱中保存,最多保留3天。2次/天将药液用小毛刷涂于疣体表面,一般12～18天疣体全部消退,局部遗留色素沉着斑、无其他毒副反应发生。

5)治疗银屑病本品5mg肌注,隔日一次,10次为一疗程,一般进行二个疗程。对红皮病型银屑病增加剂量至每次8～10mg。对患者使用本品前先肌注5mg(成人)地塞米松能有效控制患者的发热反应。

6)小儿用法:静注、深部肌注,每次0.3～0.6mg/kg,每天或隔天1次,最大疗程总量小于300mg。1个月以下新生儿暂不使用或减量使用。

（二）过敏反应

1.临床表现

同环磷酰胺。

2.观察与护理

(1)博莱霉素类抗生素有过敏史的患者禁用。应用时须先接受试验剂量,一般可以小剂量2mg以下开始。

(2)用药期间应密切观察患者颜面及生命体征情况,经常询问患者有无不适,发现异常及早报告医师处理。

(3)给药后如患者出现发热现象,可给予退热药。对出现高热的患者,在以后的治疗中应减少剂量,缩短给药时间,并在给药前后给予解热药或抗过敏剂。出现皮疹等过敏症状、高热、间质性肺炎、气急、呼吸困难、过敏性休克时应停止给药。如患者出现任何不良症状,都应立即停药并予抗过敏治疗,使因过敏反应可能造成的机体损害减少到最小程度。并严密观察药物延缓过敏反应。一旦确诊,应争分夺秒进行抢救,提高抢救成功率。

（三）毒性反应

1.临床表现

出现脱发、肢端麻痛、口腔炎症、肺炎样病变或肺纤维化等表现。

2.观察与护理

孕妇、哺乳期妇女、肺、肝、肾功能障碍的患者慎用。一般不宜超过300mg,对60岁以上伴有肺部疾患者慎用。同时应用地塞米松、消炎痛、泼尼松、阿胶浆等,可减轻症状。

二、柔红霉素

柔红霉素又称柔毛霉素、红比霉素、正定霉素、DNR、DRB、DM，为橙红色疏松状粉末，易溶于葡萄糖盐水，要求避光、密闭室温保存。柔红霉素为周期非特异性抗肿瘤药，其作用机制在于细胞的核酸合成过程，能直接与 DNA 结合，阻碍 DNA 合成和依赖 DNA 的 RNA 合成反应。柔红霉素用于急性淋巴细胞白血病、急性粒细胞白血病、神经母细胞瘤及慢性粒细胞白血病急性变者。柔红霉素的不良反应多为骨髓抑制、胃肠道反应、心脏毒性、过敏反应、局部反应等。

(一)骨髓抑制

1.临床表现

骨髓抑制是化疗最常见的主要限制性毒性反应，骨髓抑制常最先表现为白细胞下降，血小板下降出现较晚较轻。

2.观察与护理

(1)妊娠、哺乳期妇女、骨髓抑制者禁用。

(2)白细胞减少较血小板减少为常见，一般在给药后 7～14 天白细胞最低，多在第 14～21 天左右恢复正常，对肝功有影响。

(3)为监测骨髓抑制的发生，化疗期间应定期查血常规，特别是白细胞计数，每周 1～2 次，如明显减少则应隔日查一次，直至恢复正常。对于白细胞下降达 1×10^9/L 以下患者应及时采取保护性隔离，包括让患者独处一间病房，定时紫外线消毒，定时通风，有条件者可运用空气净化器，减少探视次数。保持患者体表、床褥、衣裤干净整洁。陪护家属应注意更换干净衣、裤、鞋、并佩戴口罩，若存在呼吸道感染则应避免与患者接触。

(4)治疗中应严密观察，如出现口腔溃疡(此反应多在骨髓毒性之前出现)，应即停药。

(二)胃肠道反应

1.临床表现

药物刺激引起胃平滑肌痉挛，患者表现为恶心、呕吐等反应。

2.观察与护理

用药前给予止吐剂，可减轻上述副作用。如反应严重应立即停药，按医嘱解痉、止吐等对症处理。

（三）心脏毒性

1.临床表现

出现心电图异常、心律失常、心力衰竭、口腔溃疡、肝功损害及脱发等。

2.观察与护理

（1）心脏病者禁用。妊娠3个月内以及哺乳期妇女禁用。肝功不良者慎用。本品与碳酸氢钠配伍禁忌。

（2）给药期间及停用本品后3～6个月，应禁止接种活疫苗。滴注速度不宜太快，太快时，也可出现心律失常。总剂量超过15mg/kg者，可致心动过速和心衰。

（3）柔红霉素的累积总量在20mg/kg的限量以下，心力衰竭的危险性是很小的，约2％。但如果累积总量过高，则发生率就相应增加。联合治疗（放疗及应用其他潜在心脏毒性的药物治疗）或有与病症相关的临床情况，如贫血、感染、心包或心肌浸润都会加强柔红霉素的心脏毒性。心力衰竭有可能在完全缓解期发生或在停用柔红霉素治疗几周后发生，而且一般常用的内科治疗并不能改善心力衰竭。每一治疗周期之前及之后，都应做基础心电图。但心电图的改变，如T波低平或倒置，或S－T段下降，或心律失常发作，并不认为是停止用药的指征。现在认为QRS波低电压是心脏毒性较为特异的表现。如果发生QRS波低电压，须慎重权衡继续用药治疗的益处与发生不可逆心脏损害危险性两者间的利害关系。在累积总量很高时，心力衰竭可随时发生，而心电图预先无任何改变。

（四）过敏反应

同环磷酰胺。

（五）局部反应

1.临床表现

刺激性较强的化疗药物静脉注射时可引起局部反应，表现为静脉部位疼痛、发红，有时可见静脉栓塞和沿静脉皮肤色素沉着，严重者出现局部组织坏死，当刺激性强的药物漏入皮下时可造成局部组织化学性炎症，红肿疼痛甚至组织坏死和溃疡，经久不愈。

2.观察与护理

(1)注射这些药物之前,静脉穿刺一定要准确,不要来回穿刺找血管,这样常易穿破血管。在用药之前,一定要观察静脉点滴是否通畅,进液是否顺利,证实针头确在静脉内。

(2)一旦患者发现疼痛、局部肿胀或滴液很慢时,要警惕药液外漏,必要时拔掉重新做静脉穿刺点滴。注射前按要求配制药液,切勿漏出血管外,一般稀释至后静注或静滴。应用时不宜与过酸、碱的药物混用,以免降低效价或失效。皮肤或黏膜意外接触溶液时,应立即冲洗干净。

三、多柔比星

多柔比星又称阿霉素、阿得里亚霉素、14－羟基柔红霉素、ADM、ADR、DOX、DX,为橘红色的冻干粉剂,储存时密闭保存。多柔比星对机体可产生广泛的生物化学效应,具有强烈的细胞毒性作用。其作用机制主要是阿霉分子嵌入DNA而抑制核酸的合成。多柔比星适用于急性白血病、霍奇金病及淋巴肉瘤、网状细胞肉瘤、未分化小细胞性和非小细胞性肺癌、甲状腺癌、神经母细胞癌、多发性骨髓瘤、胰腺癌、子宫内膜癌及脑瘤也可应用。多柔比星缓慢静脉注射或动脉注射,临用前加氯化钠注射液溶解,儿童用量约为成人的一半。多柔比星的不良反应多为骨髓抑制、心脏毒性、皮肤反应、胃肠道反应等。每周分次用药的心肌毒性、骨髓抑制和胃肠道反应(包括口腔溃疡)较每两周用药 1 次为轻,三天连续给药的胃肠道反应较大,不宜采用。

(一)骨髓抑制

1.临床表现

骨髓抑制是化疗最常见的主要限制性毒性反应,骨髓抑制常最先表现为白细胞下降,血小板下降出现较晚较轻。

2.观察与护理

同环磷酰胺。

(二)心脏毒性

1.临床表现

(1)非特异性心肌病变:这种改变常见于用药的早期,表现为左室舒张功能的异常,并可致多种心电图改变,包括室性期前收缩、ST－T 改变、室上性心动过速等。

（2）迟发性心肌损害：这种迟发性心肌损害根据文献统计多发生于 ADM 的体内积累量达 $300\mathrm{mg/m^2}$ 以上时出现，其发生率为 $1\%\sim2\%$ 左右。虽然发生率较低，但常可致急性进行性心力衰竭而致死，后果严重。故使用本品的总积累量应以 $240\sim300\mathrm{mg/m^2}$ 为宜。

2.观察与护理

（1）心肺功能失代偿患者、水痘或带状疱疹患者禁用。严重心脏病患者禁用。明显感染或发热、恶病质、失水、电解质或酸碱平衡失调患者禁用。胃肠道梗阻、明显黄疸或肝功能损害患者禁用。本品能透过胎盘，故孕妇及哺乳期均禁用。多柔比星不能与肝素合并使用，以防产生沉淀。

（2）用药前后要测定心脏功能，监测心电图、超声心动图、血清酶学等。总量应控制在 $500\mathrm{mg/m^2}$ 以下。与放射治疗或与丝裂霉素合用，会加重心脏毒性。在进行纵隔或胸部放疗期间禁用本药，以往接受过纵隔放射治疗者，或与 MMC、DTIC、MTX 等连续用药时，每次用量和总剂量亦应酌减。与自由基清除剂维生素 E、解救剂 ATP、辅酶 Q_{10}、维生素 C 等并用。

（3）心电图显示诸如室上性心动过速、P 波低平、ST 段降低、心律失常、房性或室性期前收缩应停药。继发性弥漫性心肌病变、充血性心力衰竭应停药。

（4）白血病和恶性淋巴瘤患者在初次应用 ADM 时，可因大量瘤细胞破坏而致高尿酸血症，引起关节疼痛或肾功能损害。应嘱患者多饮水，适当应用别嘌醇，必要时查血清尿酸或肾功能。ADM 在动物中有致癌作用，在人体也有潜在的致突变和致癌作用。过去曾用过足量柔红霉素或阿霉素者则不能再用本药。本品可用于浆膜腔内给药和膀胱灌注，但一般不用于鞘内注射。ADM 与其他抗肿瘤药物联用时，不能在同一注射器内混用。

（5）用药期间，慎用活病毒疫苗接种。用药期间应严密肝功能及心电图变化。

（三）皮肤及其他反应

1.临床表现

出现色素沉着、皮疹、脱发、静脉炎等。

2.观察与护理

（1）注射这些药物之前，静脉穿刺一定要准确，不要来回穿刺找血管，这样常易穿破血管。在用药之前，一定要观察静脉点滴是否通畅，进液是否顺利，证实针头确在静脉内。

（2）一旦患者发现疼痛、局部肿胀或滴液很慢时，要警惕药液外漏，必要时拔掉重新做静脉穿刺点滴。

（3）首次用药后第 2～4 周开始脱发，停药后 3～5 个月内头发重新长出。

（四）胃肠道反应

1.临床表现

药物刺激引起胃平滑肌痉挛，患者表现为恶心、呕吐、口腔黏膜红斑、溃疡及食管炎、胃炎等反应。

2.观察与护理

用药前给予止吐剂，可减轻上述副作用。如反应严重应立即停药，按医嘱解痉、止吐等对症处理。

四、表柔比星

表柔比星又称表阿霉素、法玛新、E－ADM、EPI、EPB、ADM，为微带橙红色的疏松块状物。要求避光、密闭保存。表柔比星主要作用机制是直接嵌入 DNA 的碱基对之内，干扰转录过程，阻止 mRNA 的形成而发挥抗肿瘤作用，EPI 能抑制 DNA 和 RNA 的合成，故对细胞周期各阶段均有作用，为细胞周期非特异性药。表柔比星用于急性白血病和恶性淋巴瘤、乳腺癌、支气管肺癌、卵巢癌、肾母细胞瘤、软组织肉瘤以及甲状腺髓样癌等多种实体瘤。表柔比星的不良反应多为骨髓抑制、心脏毒性、局部表现、胃肠道反应等。

（一）骨髓抑制

1.临床表现

骨髓抑制是化疗最常见的主要限制性毒性反应，骨髓抑制常最先表现为白细胞下降，血小板下降出现较晚较轻。

2.观察与护理

（1）既往放疗、化疗的患者及老年人、骨髓功能低下、心功能异常等应适当减量，或将每次剂量分次给药。2 岁以下幼儿和大于 60 岁的老年患者慎用，且用药剂量应相应减少。联合用药，肝、胆疾患者亦宜适当减量。定期查心电图、肝功，如有异常应及时处理。

（2）为监测骨髓抑制的发生，化疗期间应定期查血常规，特别是白细胞计数,每周1～2次,如明显减少则应隔日查一次,直至恢复正常。对于白细胞下降到$1 \times 10^9/L$以下患者应及时采取保护性隔离,包括让患者独处一间病房,定时紫外线消毒,定时通风,有条件者可运用空气净化器,减少探视次数。保持患者体表、床褥、衣裤干净整洁。陪护家属应注意更换干净衣、裤、鞋、并佩戴口罩,若存在呼吸道感染则应避免与患者接触。

(二)心脏毒性

1.临床表现

主要是心电图的改变,表现为心律失常,室性期前收缩和非特异性的ST－T改变,心电图改变的发生率约24％～56％,一般能自行恢复。当累积剂量超过$100mg/m^2$时可出现充血性心力衰竭(CHF)。心力衰竭甚至可以在终止治疗几周后发生,并可能对相应的药物治疗无效。

2.观察与护理

(1)总剂量低于$1000mg/m^2$时未发现急性心力衰竭。EPI引起心脏毒性的平均剂量为$935mg/m^2$,而ADM为$468mg/m^2$,故EPI的总量应限制使用。用过ADM者,则EPI的总量应控制在$800mg/m^2$以下。

(2)以往做过胸部放射治疗或用过大剂量环磷酰胺者,本品的每次用量和总累积剂量均应相应减少。在用药期间和周围血象白细胞减少时禁行牙科手术,并要保证每日有足够的排尿量。

(3)用药期间及停用本品后3～6个月内禁行病毒疫苗接种。在表柔比星治疗期间仍应严密监测心功能,以减少发生心力衰竭的危险。

(三)局部表现

1.临床表现

刺激性较强的化疗药物静脉注射时可引起局部反应,表现为静脉部位疼痛、发红,有时可见静脉栓塞和沿静脉皮肤色素沉着,严重者出现局部组织坏死,当刺激性强的药物漏入皮下时可造成局部组织化学性炎症,红肿疼痛甚至组织坏死和溃疡,经久不愈。

2.观察与护理

孕妇、哺乳期妇女和对本品、多柔比星、表柔比星过敏者及用过足量多柔比星或表柔比星者禁用。在日光下、高温和高湿度下不稳定,在碱性溶液中可迅速分解成有色素的混合物。注射这些药物之前,静脉穿刺一定要准确,不要来回穿刺找血管,这样常易穿破血管。在用药之前,一定要观察静脉点滴是否通畅,进液是否顺利,证实针头确在静脉内。本品与5％GS、10％GS配伍会降效,勿与肝素合用。

(四)胃肠道反应

1.临床表现

药物刺激引起胃平滑肌痉挛,患者表现为恶心、呕吐等反应。

2.观察与护理

用药前给予止吐剂,可减轻上述副作用。如反应严重应立即停药,按医嘱解痉、止吐等对症处理。

七、吡柔比星

吡柔比星又称吡喃阿霉素、THP,为橙红色冻干疏松块状物或粉末,本品勿与盐水合用。要求遮光,严封,15℃以下保存。吡柔比星为半合成的蒽环类抗癌药,进入细胞核内迅速嵌入DNA核酸碱基对间,干扰转录过程,阻止mRNA合成,抑制DNA聚合酶及DNA拓扑异构酶Ⅱ(TopoⅡ)活性,干扰DNA合成。因本品同时干扰DNA、mRNA合成,在细胞分裂的G_2期阻断细胞周期、抑制肿瘤生长,故具有较强的抗癌活性。吡柔比星用于头颈部肿瘤,乳腺癌,胃癌,膀胱癌,肾盂及输尿管肿瘤,卵巢癌,子宫癌,急性白血病,恶性淋巴瘤。吡喃阿霉素可加入5％葡萄糖注射液或注射用水10ml溶解。吡柔比星的不良反应多为骨髓抑制、心脏毒性、胃肠道反应、局部反应等。

(一)骨髓抑制

同环磷酰胺。

(二)心脏毒性

1.临床表现

出现胸痛、心律失常、肝肾功能异常、脱发、膀胱刺激征等。

2.观察与护理

(1)心脏功能异常或有心脏病史者禁用。妊娠期、哺乳及育龄期妇女禁用。对用过其他蒽环类药物者应慎用。

(2)原则上每周期均要进行心电图检查,对合并感染、水痘等症状的患者应慎用本药,高龄者适当减量。心脏毒性低于 ADM,急性心脏毒性主要为可逆性心电图变化,如心律失常或非特异性 ST－T 异常,慢性心脏毒性呈剂量累积性。密切观察心脏、肝肾功能及继发感染等情况。

(3)此外还应注意:化疗前应了解患者有无心脏病史,检查心电图,掌握用药适应证,化疗中严格控制用药剂量,时刻监测患者心脏情况,特别是老人、儿童、有心脏病史者或胸部放疗的患者均属心脏毒性增加的高危人群。发现心脏毒性立即停药,并给予心肌营养药。

(三)胃肠道反应

1.临床表现

药物刺激引起胃平滑肌痉挛,患者表现为恶心、呕吐等反应。

2.观察与护理

用药前给予止吐剂,可减轻上述副作用。如反应严重应立即停药,按医嘱解痉、止吐等对症处理。

(四)局部反应

1.临床表现

刺激性较强的化疗药物静脉注射时可引起局部反应,表现为静脉部位疼痛、发红,有时可见静脉栓塞和沿静脉皮肤色素沉着,严重者出现局部组织坏死,当刺激性强的药物漏入皮下时可造成局部组织化学性炎症,红肿疼痛甚至组织坏死和溃疡,经久不愈。

2.观察与护理

(1)注射这些药物之前,静脉穿刺一定要准确,不要来回穿刺找血管,这样常易穿破血管。在用药之前,一定要观察静脉点滴是否通畅,进液是否顺利,证实针头确在静脉内。

(2)一旦患者发现疼痛、局部肿胀或滴液很慢时,要警惕药液外漏,必要时拔掉重新做静脉穿刺点滴。

(3)本品只能用 5% 葡萄糖注射液或注射用水,以免 pH 的原因影响效价或浑浊溶解后药液,即时用完,室温下放置不得超过 6 小时。

第四节　抗肿瘤植物成分

从天然植物中提取的具有一定活性,作用机制独特、毒副作用低的抗肿瘤植物药,相对于单纯的化学合成,植物提取的有效成分具有高度进化和高度专一的特点,能对与其共同进化的基因产物产生高效的药理作用,本节主要药物有:长春瑞滨、依托泊苷、紫杉醇、香菇多糖、长春碱、长春新碱、长春地辛、替尼泊苷、高三尖杉酯碱、羟喜树碱、泰索帝、硫酸长春碱、硫酸长春新碱、多西他赛、伊立替康、秋水仙碱等。

一、长春瑞滨

长春瑞滨又称异长春花碱、去甲长春花碱、盖诺、诺维本、NVB,为白色结晶性粉末,无臭,在水中易溶。为长春花属生物碱类抗肿瘤药物。本品必须溶于生理盐水在 4℃ 下避光保存。长春瑞滨作用机制与长春花碱(VLB)、长春新碱(VCR)基本相同,是通过阻滞微管蛋白聚合形成微管和诱导微管的解聚,使细胞分裂停止于有丝分裂中期,因此是抗有丝分裂的细胞周期特异性药物。是非小细胞肺癌目前单药治疗最有效的药物之一,单药有效率高达 30%;是乳腺癌较为有效的药物之一,有效率在 35%～52% 之间。与阿霉素联合应用疗效有进一步提高;还应用于晚期卵巢癌、恶性淋巴瘤、头颈部癌、小细胞肺癌、食管癌等。长春瑞滨的不良反应多为胃肠道反应、骨髓抑制、毒性反应、局部反应等。

（一）胃肠道反应

1.临床表现

药物刺激引起胃平滑肌痉挛,患者表现为恶心、呕吐等反应。

2.观察与护理

用药前给予止吐剂,可减轻上述副作用。如反应严重应立即停药,按医嘱解痉、止吐等对症处理。

（二）骨髓抑制

同环磷酰胺。

（三）毒性反应

1.临床表现

出现呼吸困难、气管痉挛、感觉异常、便秘、脱发、转氨酶升高、下颌痛，偶有腱反射消失的表现。

2.观察与护理

妊娠期、哺乳期妇女及严重肝功能损害者禁用。在进行包括肝脏的放疗时忌用本品。呼吸道毒性常于注药后数分钟或几小时内发生，临床需密切观察。

（四）局部表现

1.临床表现

刺激性较强的化疗药物静脉注射时可引起局部反应，表现为静脉部位疼痛、发红，有时可见静脉栓塞和沿静脉皮肤色素沉着，严重者出现局部组织坏死，当刺激性强的药物漏入皮下时可造成局部组织化学性炎症，红肿疼痛甚至组织坏死和溃疡，经久不愈。

2.观察与护理

（1）注射这些药物之前，静脉穿刺一定要准确，不要来回穿刺找血管，这样常易穿破血管。在用药之前，一定要观察静脉点滴是否通畅，进液是否顺利，证实针头确在静脉内。

（2）一旦患者发现疼痛、局部肿胀或滴液很慢时，要警惕药液外漏，必要时拔掉重新做静脉穿刺点滴。本品局部刺激性强，注射时应特别注意，药物注射完毕时应沿原静脉输入大量生理盐水，以减轻局部血管的刺激性。必要时先给予深静脉置管。使用时避免药物溅到皮肤或眼球内，一旦发生这种情况应立即进行冲洗。

二、依托泊苷

依托泊苷又称足叶乙苷、鬼臼乙叉苷、泛必治、拉司太特、VP－16，为灰白色结晶性粉末，易溶于水。本品不能肌注，要求置于冰箱内（4℃），避光保存。依托泊苷为植物类（鬼臼）的半合成抗肿瘤化疗药，属细胞周期特异性药，主要作用于细胞周期中的 S 后期和 G_2 前期，对微管功能并无影响，因此有异于长春碱和秋水仙碱等抗癌药。本品的药理作用主要是与 DNA 拓扑异构酶 Ⅱ 相互作用，从而使 DNA 的单链和双链断裂。VP－16 加入组织培养液后，有丝分裂明显受到抑制。依托泊苷主要用于治疗小细胞肺癌、淋巴瘤、睾丸肿瘤、急性粒细胞白血病,对卵巢癌、乳腺癌、神经母细胞瘤亦有效。依托泊苷的不良反应多为骨髓抑制、胃肠道反应、毒性反应等。

(一)骨髓抑制

同环磷酰胺。

(二)胃肠道反应

1.临床表现

药物刺激引起胃平滑肌痉挛,患者表现为恶心、呕吐等反应。

2.观察与护理

用药前给予止吐剂,可减轻上述副作用。如反应严重应立即停药,按医嘱解痉、止吐等对症处理。

(三)毒性反应

1.临床表现

出现皮炎、瘙痒、低血压、心悸、心电图异常、静脉炎等。

2.观察与护理

(1)心、肝肾功能有严重障碍者禁用。孕妇禁用。本品在葡萄糖溶液中不稳定,可形成细微沉淀,因此应使用生理盐水稀释。

(2)长春新碱能抑制可溶性微管蛋白二聚物进入微管的解聚作用,影响神经微管的功能与轴索的运输,替尼泊苷可增加微管蛋白对长春新碱的亲和力或增加微管蛋白对长春新碱解聚作用的敏感性,因而二者合用可增强长春新碱的神经毒性。临床采用缓慢静脉滴注法而不用静脉推注法,静脉点滴给药,至少30分钟。

三、紫杉醇

紫杉醇又称泰素、紫素、特素、安素泰、PTX,为白色结晶粉末、微溶于水,易溶于氯仿、丙酮等有机溶剂,要求避光、2~8℃条件下保存。紫杉醇是从紫杉树皮中提取出来的新型天然抗肿瘤药物,不溶于水。紫杉醇用于卵巢癌、恶性黑色素瘤、脑瘤等。紫杉醇的不良反应多为过敏反应、骨髓抑制、毒性反应、胃肠道反应等。

（一）过敏反应

同环磷酰胺。

（二）骨髓抑制

1.临床表现

骨髓抑制是化疗最常见的主要限制性毒性反应,骨髓抑制常最先表现为白细胞下降,血小板下降出现较晚较轻。

2.观察与护理

（1）妊娠及哺乳期妇女禁用,中性粒细胞计数低于 $1.5 \times 10^9/L$ 或血小板低于 $100 \times 10^9/L$ 的患者禁用本品。

（2）白细胞减少较血小板减少为常见,一般在给药后 7～14 天白细胞最低,多在第 14－21 天左右恢复正常,对肝功有影响。

（3）为监测骨髓抑制的发生,化疗期间应定期查血常规,特别是白细胞计数,每周 1～2 次,如明显减少则应隔日查一次,直至恢复正常。对于白细胞下降达 $1 \times 10^9/L$ 以下患者应及时采取保护性隔离,包括让患者独处一间病房,定时紫外线消毒,定时通风,有条件者可运用空气净化器,减少探视次数。保持患者体表、床褥、衣裤干净整洁。陪护家属应注意更换干净衣、裤、鞋,并佩戴口罩,若存在呼吸道感染则应避免与患者接触。

（4）用药期间,使用细胞集落刺激因子（如 G－CSF）可有效地预防严重骨髓抑制的发生。

（三）毒性反应

1.临床表现

出现麻木、癫痫、低血压、心动过缓、心电图异常等。

2.观察与护理

孕妇及哺乳期妇女禁用,高龄妇女和心脏传导功能异常者慎用。出现神经毒性者在以后的治疗中减少 20％ 的本品用量。同时服用烟酰胺及维生素 B,可能减少神经毒性的发生。脱发几乎发生于所有患者。关节痛、肌肉痛常见,几天内恢复。本品不能接触含聚氯乙烯的塑料制品,只能用玻璃瓶或聚乙烯输液器;静滴时应先经过直径不超过 0.22 微米微孔膜的滤过。本品与注射用两性霉素 B、盐酸氯丙嗪注射液、注射用甲泼尼龙琥珀酸钠、5％ 葡萄糖注射液配伍禁忌。

（四）胃肠道反应

1.临床表现

药物刺激引起胃平滑肌痉挛,患者表现为恶心、呕吐等反应。

2.观察与护理

（1）用药前给予止吐剂,可减轻上述副作用。如反应严重应立即停药,按医嘱解痉、止吐等对症处理。

（2）将紫杉醇用生理盐水或5%葡萄糖盐水稀释,静滴3小时,联合用药剂量为135～175mg/m²,3～4周重复;每周疗法60～90mg/m²,1次/周,连用6周休2周为一周期。研究证明,此方法疗效较好而副作用较轻。

四、香菇多糖

香菇多糖又称香菇糖、香菇菌多糖、瘤停能、天地欣、难治能,针剂为白色冻干块状物,本品应避免与维生素A制剂混用,用生理盐水或5%葡萄糖注射液溶解稀释时须强烈振摇、溶解完全后尽快使用。本品应避光、防潮、阴凉处保存。香菇多糖属生物反应调节剂,它有抗瘤作用,能增强机体抗原刺激的免疫反应。香菇多糖多用于急慢性白血病、胃癌、肺癌等多种肿瘤的辅助治疗,常与化疗药物合用。具有减轻化疗药物的毒性,缓解症状、提高患者低下的免疫功能、防止癌细胞转移、纠正微量元素失调等作用。也可抗病毒用于乙型肝炎及艾滋病,抗感染用于具有抗药性的肺结核,也用于治疗老年性慢性支气管炎。香菇多糖静注每次0.5～5mg,每周1～2次,一般3个月为一疗程;静滴用2ml注射用蒸馏水振摇溶解,加入250ml生理盐水或5%葡萄糖注射液中静脉滴注;肌注每次2～4mg,1次/天。香菇多糖的不良反应多为过敏反应、毒性反应、胃肠道反应等。

（一）过敏反应

同环磷酰胺。

（二）毒性反应

1.临床表现

出现胸部压迫感、咽喉狭窄感、头痛、头重、头晕等。

2.观察与护理

儿童、妊娠、老年人和育龄妇女慎用。用药时应密切观察,发生时应减慢给药速度,如改静脉推注为滴注或减慢滴注速度。

(三)胃肠道反应

1.临床表现

药物刺激引起胃平滑肌痉挛,患者表现为恶心、呕吐等反应。

2.观察与护理

用药前给予止吐剂,可减轻上述副作用。如反应严重应立即停药,按医嘱解痉、止吐等对症处理。

五、长春碱

长春碱又称长春花碱、VLB,为白色或类白色结晶性粉末,无臭,有引湿性,遇光或热变黄。易溶于水。要求遮光,密闭,在冷处保存。长春碱作用方式与浓度有关。低浓度时,本品与微管蛋白的低亲和点结合,由于空间阻隔等因素,抑制微管聚合。高浓度时,本品与微管蛋白上高亲和点结合,使微管聚集,形成类结晶。长春碱临床用于霍奇金病及恶性淋巴瘤,亦用于治疗绒毛膜上皮癌与乳腺癌。静注成人 $150\mu g/kg(10mg)$,儿童 $250\mu g/kg$,用生理盐水或 5% 葡萄糖液 $20\sim30ml$ 稀释后静注或在输液时冲入,每周 1 次,共 $4\sim6$ 周,总量 $60\sim100mg$ 为一疗程。胸腹腔注射:每次 $10\sim30mg$。长春碱的不良反应多为骨髓抑制、局部表现、毒性反应、胃肠道反应等。

(一)骨髓抑制

同环磷酰胺。

(二)局部表现

1.临床表现

刺激性较强的化疗药物静脉注射时可引起局部反应,表现为静脉部位疼痛、发红,有时可见静脉栓塞和沿静脉皮肤色素沉着,严重者出现局部组织坏死,当刺激性强的药物漏入皮下时可造成局部组织化学性炎症,红肿疼痛甚至组织坏死和溃疡,经久不愈。

2.观察与护理

(1)注射这些药物之前，静脉穿刺一定要准确，不要来回穿刺找血管，这样常易穿破血管。在用药之前，一定要观察静脉点滴是否通畅，进液是否顺利，证实针头确在静脉内。

(2)一旦患者发现疼痛、局部肿胀或滴液很慢时，要警惕药液外漏，必要时拔掉重新做静脉穿刺点滴。

（三）毒性反应

1.临床表现

出现口腔炎、指（趾）尖发麻、四肢痛、肌肉震颤、腱反射消失、头痛、抑郁、脱发、体位性低血压、失眠闭经、精子缺乏等。

2.观察与护理

(1)细菌性感染者，妊娠期妇女禁用。本品在动物中有致癌作用。因所有抗癌药均可影响细胞动力学，并引起诱变和畸形形成，孕妇与哺乳期妇女应谨慎给药，特别妊娠初期 3 个月。

(2)有痛风病史、肝功能损害、感染、白细胞减少、肿瘤已侵犯骨髓、有尿酸盐性肾结石病史、经过放射治疗或抗癌药治疗的患者慎用。

（四）胃肠道反应

1.临床表现

药物刺激引起胃平滑肌痉挛，患者表现为恶心、呕吐等反应。

2.观察与护理

用药前给予止吐剂，可减轻上述副作用。如反应严重应立即停药，按医嘱解痉、止吐等对症处理。

六、长春新碱

长春新碱又称硫酸长春新碱、VCR，为白色或类白色的疏松状或无定形固体，有引湿性，遇光或热易变黄。要求避光、密封，在 10℃ 以下保存。

长春新碱与长春碱相同，即通过与微管蛋白结合，阻滞微管装配，影响纺锤丝形成，阻断有丝分裂，为 M 期周期特异性药物，大剂量亦可杀伤 S 期细胞。与长春碱之间无交叉抗药性。本品除作于微管蛋白外，还可干扰蛋白质代谢及抑制 RNA 多聚酶的活力，并抑制细胞膜类脂质的合成和氨基酸在细胞膜的运转。因之除作用于 M 期外,对 G_1 期也有作用。长春新碱对急性及慢性白血病、恶性淋巴瘤、小细胞肺癌及乳腺癌有效,亦用于治疗睾丸肿瘤、卵巢癌、消化道癌及恶性黑色素瘤等。长春新碱静脉注射成人,1 次 1～2mg(或 1.4mg/m²),总量不超过 20mg。1 岁以上儿童每次 2mg/m²,1 次/周。1 岁以下儿童每次 0.05mg/m²,1 次/周,以避免过大的神经毒性;胸腹腔内注射每次 1～3mg,用生理盐水 20～25mg 稀释后注入。长春新碱的不良反应多为毒性反应、胃肠道反应、局部反应、过敏反应等。

(一)毒性反应

1.临床表现

出现四肢麻木、腱反射消失、麻痹性肠梗阻、腹绞痛、脑神经麻痹等。

2.观察与护理

孕妇禁用。因本品有神经毒性反应,2 岁以下儿童慎用。神经系统毒性较突出,多在用药 6～8 周出现,其发生率与单剂量及总剂量成正比。与环磷酰胺或甲氨蝶呤联合应用时应先用本品,若先用环磷酰胺则抗肿瘤作用减弱。

(二)胃肠道反应

1.临床表现

药物刺激引起胃平滑肌痉挛,患者表现为恶心、呕吐等反应。

2.观察与护理

用药前给予止吐剂,可减轻上述副作用。如反应严重应立即停药,按医嘱解痉、止吐等对症处理。

(三)局部表现

1.临床表现

出现疼痛、静脉炎、局部组织坏死的表现。

2.观察与护理

注射这些药物之前,静脉穿刺一定要准确,不要来回穿刺找血管,这样常易穿破血管。静注时可用生理盐水或 5% 葡萄糖注射液稀释注入畅流的静脉输液管内。本品不能作肌肉、皮下、鞘内注射。不可与眼接触,注射药液漏至血管外,应停止注射,用氯化钠注射液稀释局部,或以 1% 普鲁卡因注射液局部封闭、冷敷。

（四）过敏反应

同环磷酰胺。

七、长春地辛

长春地辛又称癌的散、长春花碱酰胺、硫酸长春地辛、去乙酰长春花碱酰胺、西艾克、长春碱酰胺、长春酰胺、VDS，为白色疏松状固体。要求避光，密闭，在冷处保存。长春地辛为长春花碱的衍生物。是细胞周期特异性药物，抑制细胞内微管蛋白的聚合，阻止细胞有丝分裂中纺锤体的形成，使细胞停止于有丝分裂中期。本药与长春花'碱和长春新碱间无完全的交叉耐药性。长春地辛临床常应用治疗乳腺癌、肺癌、恶性淋巴瘤、卵巢癌、睾丸肿瘤、食管癌、头颈部癌以及淋巴细胞白血病和慢性粒细胞白血病急变等。静注或连续 24 小时以上静滴。连续滴注的方法为将药物溶于 0.9％氯化钠注射液 200ml 中缓慢滴注。常用剂量为 $3mg/m^2$，每周给药 1 次，4～6 周为 1 疗程。长春地辛的不良反应多为骨髓抑制、毒性反应、局部组织刺激反应、胃肠道反应等。

（一）骨髓抑制

1.临床表现

骨髓抑制是化疗最常见的主要限制性毒性反应，骨髓抑制常最先表现为白细胞下降，血小板下降出现较晚较轻。

2.观察与护理

妊娠及哺乳期妇女禁用。白细胞减少较血小板减少为常见，一般在给药后 7～14 天白细胞最低，多在第 14～21 天左右恢复正常，对肝功有影响。为监测骨髓抑制的发生，化疗期间应定期查血常规，特别是白细胞计数，每周 1～2 次，如明显减少则应隔日查一次，直至恢复正常。对于白细胞下降达 $1×10^9/L$ 以下患者应及时采取保护性隔离，包括让患者独处一间病房，定时紫外线消毒，定时通风，有条件者可运用空气净化器，减少探视次数。保持患者体表、床褥、衣裤干净整洁。陪护家属应注意更换干净衣、裤、鞋，并佩戴口罩，若存在呼吸道感染则应避免与患者接触。

（二）毒性反应

1.临床表现

出现腹胀、便秘、感觉异常，肌肉无力和疼痛等。

2.观察与护理

孕妇、哺乳妇禁用。严重感染者禁用或慎用，年老体弱，心血管病患者慎用。二岁以下儿童需慎用，因其神经系统发育尚不健全。放疗、化疗、肝、肾功能损害，感染，神经肌肉疾病，痛风病史患者慎用。密切观察心律、肠鸣音及肌腱反射。

（三）局部组织刺激反应

1.临床表现

刺激性较强的化疗药物静脉注射时可引起局部反应，表现为注射部位疼痛、发红，有时可见静脉栓塞和沿静脉皮肤色素沉着，严重者出现局部组织坏死，当刺激性强的药物漏入皮下时可造成局部组织化学性炎症，红肿疼痛甚至组织坏死和溃疡，经久不愈。

2.观察与护理

注射这些药物之前，静脉穿刺一定要准确，不要来回穿刺找血管，这样常易穿破血管。在用药之前，一定要观察静脉点滴是否通畅，进液是否顺利，证实针头确在静脉内。本品不能作肌肉，皮下，鞘内注射，不可与眼接触。因有局部组织刺激作用，静注时应谨防外溢。应避免漏出血管外和溅入眼内，如注射药液漏至血管外，应停止注射，用氯化钠注射液稀释局部，或以1％普鲁卡因液局部封闭，冷敷。

（四）胃肠道反应

1.临床表现

药物刺激引起胃平滑肌痉挛，患者表现为恶心、呕吐等反应。

2.观察与护理

用药前给予止吐剂，可减轻上述副作用。如反应严重应立即停药，按医嘱解痉、止吐等对症处理。

八、伊立替康

伊立替康又称开普拓、CPT－11,为淡黄色澄明液体。储存滴注时应避光。伊立替康是喜树碱的半合成衍生物。喜树碱可特异性地与拓扑异构酶Ⅰ结合,后者诱导可逆性单链断裂,从而使 DNA 双链结构解旋;伊立替康及其活性代谢物 SN－38 可与拓扑异构酶Ⅰ－DNA 复合物结合,从而阻止断裂单链的再连接。现有研究提示,伊立替康的细胞毒作用归因于 DNA 合成过程中,复制酶与拓扑异构酶Ⅰ－DNA－伊立替康(或 SN－38)三联复合物相互作用,从而引起 DNA 双链断裂。哺乳动物细胞不能有效地修复这种 DNA 双链断裂。伊立替康用于肺癌、子宫颈癌、卵巢癌、大肠癌、5－FU 耐药的晚期大肠癌。伊立替康推荐剂量为 $350mg/m^2$,加入生理盐水或 5％葡萄糖溶液中静滴 30～90 分钟,每 3 周 1 次;或 $100mg/m^2$,每周 1 次;或 $125～150mg/m^2$,每周 1 次,连续 4 周,休息 2 周。若出现严重毒性反应(3～4 级)时,本品剂量应减少 15％～20％。伊立替康的不良反应多为骨髓抑制、胃肠道反应、毒性反应、过敏反应等。

(一)骨髓抑制

同环磷酰胺。

(二)胃肠道反应

1.临床表现

出现腹泻、恶心、呕吐、食欲不振、腹痛、肠麻痹、口腔炎等。

2.观察与护理

合并感染、腹泻、肠麻痹、肠梗阻者禁用本品。应预防使用止吐药,重症腹泻,可致水电解质紊乱,循环衰竭,应给予补液治疗。

(三)毒性反应

1.临床表现

肺炎、呼吸困难、脱发、皮肤色素沉着、水肿头痛、眩晕、倦怠、发热、出汗、颜面潮红、蛋白尿、血尿等。

2.观察与护理

间质性肺炎或肺纤维化、大量腹水或胸水患者及对本品过敏者禁用本品。妊娠、哺乳期妇女禁用。老年患者生理功能减退,使用本品时应谨慎。针对可能出现的不良反应用药预防。本品代谢产物 SN－38 在尿中易形成结晶,引起肾脏损害。故用药期间应多饮水,并碱化尿液。

（四）过敏反应

同环磷酰胺。

第五节　抗肿瘤激素类

激素治疗目前已成为肿瘤治疗的重要手段,主要用于治疗乳腺癌和前列腺癌。激素治疗有效的先决条件是肿瘤细胞上具有激素受体,并且肿瘤细胞的生长和繁殖在一定程度上仍受激素控制,通过改变机体激素水平,有效地控制肿瘤生长。激素可以减少癌症患者的病痛,在短时间内可以缓解病情。激素可以在病痛初发期发生有效的作用。有些激素可以通过调节人体内分泌,达到治疗肿瘤的作用。本节主要药物有:他莫昔芬、福美司坦、氨鲁米特、甲羟孕酮、甲地孕酮、己烯雌酚、丙酸睾酮、泼尼松等。

一、他莫昔芬

他莫昔芬又称三苯氧胺、诺瓦得士、TAM,为白色片,储存要求在室温、避光的情况下保存。他莫昔芬为合成抗雌激素类药物,能与雌激素竞争雌激素受体,阻断雌激素对乳腺癌的促进作用。临床用于晚期散播性乳腺癌,对绝经后的晚期乳腺癌疗效较好,对卵巢癌也有一定疗效。他莫昔芬用于治疗女性复发转移乳腺癌,也用作乳腺癌手术后转移的辅助治疗,预防复发。他莫昔芬用量成人每次 10mg 口服,每天 2 次,也可每次 20mg,每天 2 次。他莫昔芬的不良反应多为胃肠道反应、毒性反应等。

(一)胃肠道反应

1.临床表现

药物刺激引起胃平滑肌痉挛,患者表现为恶心、呕吐等反应。

2.观察与护理

用药前给予止吐剂,可减轻上述副作用。如反应严重应立即停药,按医嘱解痉、止吐等对症处理。重症腹泻,可致水电解质紊乱,循环衰竭,应给予补液治疗。

(二)毒性反应

1.临床表现

出现颜面潮热、皮疹、脱发、阴道出血、水肿(体液潴留)、闭经、可逆的血小板减少、血钙浓度增加、视网膜病、角膜浑浊、精神错乱、肺栓塞(表现为气短)、血栓形成、无力、嗜睡等。

2.观察与护理

(1)妊娠,哺乳期妇女禁用。有眼底疾病者禁用。白细胞、血小板减少、肝功能异常者慎用。

(2)偶见肝功异常。

(3)治疗期间应采用有效的非激素避孕措施。治疗初期骨和肿瘤疼痛可一过性加重,继续治疗可逐渐减轻。如有骨转移,在治疗初期需定期查血钙。针对可能出现的不良反应应用药预防。

二、福美司坦

福美司坦又称兰特隆、福美坦、兰他隆,为无色澄明液体,常温下储存即可。福美司坦为雄烯二酮的衍生物。在生理情况下,它可竞争性地抑制合成酶而使组织中的雌激素的生物合成减少,继而发挥其抗癌作用。福美司坦适用于自然或人工绝经后的乳腺癌。福美司坦常用其注射剂,每瓶 250mg。以生理盐水稀释后作深部肌内注射,每 2 周注射一次。福美司坦的不良反应多为毒性反应、过敏反应等。

(一)毒性反应

1.临床表现

月经失调、停经、阴道出血、颜面潮红、脱发、皮疹、头痛、眩晕、水肿,骨痛、视力障碍等。

2.观察与护理

(1)妊娠、哺乳期妇女、儿童禁用。绝经,怀孕妇女禁用。血象和肝功能异常者应慎用。

(2)因可出现头昏、嗜睡或昏睡,驾车或操纵机器应小心。

(3)定期检查患者的白细胞计数及分类、血电解质、血糖以及肝肾功能。针对可能出现的不良反应应用药预防。

(二)过敏反应

同环磷酰胺。

三、氨鲁米特

氨鲁米特又称氨苯乙哌啶酮、氨基导眠能、氨苯哌酮、氨苯哌啶酮、氨格鲁米特、氨基乙哌啶酮,为白色或类白色片,本品应遮光,密封室温下保存。氨鲁米特是镇静催眠药格鲁米特的衍生物,是一种内分泌治疗药物。本品能抑制肾上腺皮质中胆固醇转变为孕烯醇酮,从而阻断肾上腺皮质激素的合成,还能刺激肝脏混合功能氧化酶系,促进雌激素的体内代谢,加速在血中的清除等。氨鲁米特用于皮质醇增多症(库-欣综合征),抑制肾上腺皮质功能也用于治疗乳腺癌、卵巢癌、前列腺癌及肾上腺皮质癌。氨鲁米特用量开始每次 250mg 口服,一日 2 次,1~2 周后无明显不良反应可增加剂量,每次 250mg,一日 3~4 次,但每日剂量不超过 1000mg。口服 8 周后改为维持量,每次 250mg,一日 2 次。使用本品期间应同时口服氢化可的松,开始每次 20mg,一日 4 次,1~2 周后减量为每次 20mg,一日 2 次。氨鲁米特的不良反应多为过敏反应、胃肠道反应、毒性反应等。

(一)过敏反应

同环磷酰胺。

(二)胃肠道反应

1.临床表现

出现食欲缺乏、恶心、呕吐或腹泻等消化道反应。

2.观察与护理

(1)用药前给予止吐剂,可减轻上述副作用。

(2)如反应严重应立即停药,按医嘱解痉、止吐等对症处理。

(3)重症腹泻,可致水电解质紊乱,循环衰竭,应给予补液治疗。

(三)毒性反应

1.临床表现

嗜睡、困倦、头晕、运动失调、皮疹、甲状腺功能减退、肾上腺皮质功能不足等。

2.观察与护理

（1）合并感染、未控制的糖尿病患者、带状疱疹、肝肾功能损害、甲状腺功能减退者禁用。孕妇及哺乳期妇女及儿童禁用。老年人肾功能减退，可使药物在体内积聚，本品可引起神经系统毒性，应慎用。

（2）本品为芳香化酶抑制剂，用于绝经后的晚期乳腺癌，不适用于绝经前患者。不宜与他莫昔芬合用，因疗效不增而副作用增加。

（3）使用本品应合并应用氢化可的松，以阻断 ACTH 的作用。用药期间应监测血象及血浆电解质。香豆素类抗凝药、口服降糖药及地塞米松等药物可加速本品的代谢，合用时应注意观察。

四、来曲唑

来曲唑又称 Femara，为类白色片剂，要求室温保存避免潮湿。来曲唑是新一代芳香化酶抑制剂，为人工合成的苄三唑类衍生物，来曲唑通过抑制芳香化酶，使雌激素水平下降，从而消除雌激素对肿瘤生长的刺激作用。来曲唑的体内活性比第一代芳香化酶抑制剂氨鲁米特强 150～250 倍。由于其选择性较高，不影响糖皮质激素、盐皮质激素和甲状腺功能，大剂量使用对肾上腺皮质类固醇类物质分泌无抑制作用，因此具有较高的治疗指数。各项临床前研究表明，来曲唑对全身各系统及靶器官没有潜在的毒性，具有耐受性好、药理作用强的特点。与其他芳香化酶抑制剂和抗雌激素药物相比，来曲唑的抗肿瘤作用更强。来曲唑适用于绝经后晚期乳腺癌，多用于抗雌激素治疗失败后的二线治疗。常用量每次 2.5mg 口服，每日 1 次。性别、年龄及肝肾功能与来曲唑无临床相关关系，故老年患者和肝肾功能受损的患者不必调整剂量。来曲唑的不良反应多为全身反应、胃肠道反应等。

（一）全身反应

1.临床表现

表现为热潮红，食欲下降或增加，体重增加，头痛，头晕，脱发、多汗，皮肤疱疹，肌痛，骨痛，关节痛，疲劳，抑郁，焦虑等。

2.观察与护理

本品过敏者禁用。孕妇及哺乳期妇女及儿童禁用。绝经前妇女，严重肝肾功能不全者禁用。运动员慎用。密切观察,根据不同症状对症处理。

(二)胃肠道反应

1.临床表现

出现食欲缺乏、消化不良、恶心、呕吐、腹泻或便秘等消化道反应。

2.观察与护理

用药前给予止吐剂,可减轻上述副作用。如反应严重应立即停药,按医嘱解痉、止吐等对症处理。重症腹泻,可致水电解质紊乱,循环衰竭,应给予补液治疗。便秘者可给予轻缓泻剂。

五、亮丙瑞林

亮丙瑞林又称抑那通、Lucrin、Lupron、Procrine,酰基辅氨酸、醋酸亮丙瑞林、TAP-144、醋酸亮氨、利普安、亮丙瑞林醋酸酯。为微囊型缓释注射剂。本品要求避光室温密闭保存。亮丙瑞林是黄体生成激素释放激素(LHRH)的九肽合成衍生物的微囊型缓释制剂。LHRH 也称促性腺激素释放激素,系由下丘脑产生,它能促使垂体前叶释放卵泡刺激素分泌,提高睾丸酮和二氢睾丸酮的血药浓度。本品主要通过降低下垂体的反应性,抑制 LHRH 分泌,大大降低了睾丸酮和二氢睾丸酮的浓度,结果导致前列腺的缩小。亮丙瑞林用于前列腺癌。皮下注射,每次 3.75mg,4 周 1 次。用时每安瓿用附加的助悬液 2ml,注意使之充分悬浊并不起泡后使用。亮丙瑞林的不良反应多为肝脏损害反应、胃肠道反应、泌尿系统反应。全身反应、局部皮肤反应等。

(一)肝脏损害反应

1.临床表现

出现 LDH、GOT、GPT 等上升。

2.观察与护理

监测肝功能各指标,密切观察病情变化。应用护肝类药物。

(二)胃肠道反应

1.临床表现

出现食欲缺乏、恶心、呕吐等消化道反应。

2.观察与护理

用药前给予止吐剂,可减轻上述副作用。如反应严重应立即停药,按医嘱解痉、止吐等对症处理。

(三)泌尿系统反应

1.临床表现

出现尿频、尿潴留、血尿、排尿障碍等。

2.观察与护理

由于脊髓压迫或尿潴留引起的肾功能障碍患者和高龄生理功能低下的患者要慎用。出现尿路刺激应注意多饮水。尿潴留时给予导尿。

(四)全身反应

1.临床表现

出现发热,出汗,性欲减退,骨疼痛,肩腰痛,疲倦感,听力衰弱,知觉异常,耳鸣,头部多毛,女性化乳房等。

2.观察与护理

(1)嘱患者多饮水,注意休息,出汗时及时更换衣服,注意保暖,勿食用过热或刺激性食物,避免饮酒及浓茶、咖啡,进食不可过饱。

(2)防止跌倒,坐下时应缓慢,运动要适度,注意安全。

(3)告知乳房女性化的原因,嘱患者穿衣要宽大,避免触压,保持乳头清洁。

(五)局部皮肤反应

1.临床表现

刺激性较强的化疗药物静脉注射时可引起局部皮肤反应,注射部位出现疼痛、硬结、发红。

2.观察与护理

本品只作为皮下给药,静脉注射可能会引起血栓形成。临用时配制,混悬后立即使用。在混悬液中发现有沉积物,轻轻振荡使颗粒再度混悬均匀后使用,避免形成泡沫。注射针头用 7 号或更粗者。注射部位应选择上臂、腹部或臀部的皮下。注射部位应每次变更,不得在同一部位重复注射。检查注射针头不得扎入血管内。嘱咐患者不得按摩注射部位。

六、甲羟孕酮

甲羟孕酮又称甲孕酮、安宫黄体酮、DMPA、Provera,片剂为白色片,注射剂为无色或淡黄色的澄明油状液体。本品要求避光、密闭保存。甲羟孕酮为黄体酮的人工衍生物。作用性质同黄体酮,但作用较强而持久。其孕激素活性在口服时为炔孕酮的 10～15 倍,皮下注射时为黄体酮的 20～30 倍,肌注时由于贮存于局部组织缓慢释放,可维持长达 2～4 周的药效,若剂量加大可达 3 个月之久。肝脏代谢,尿中排泄。甲羟孕酮肌注用于避孕一次 0.15g,可避孕 3 个月;用于子宫内膜癌一次 0.3～0.4g,一周 3 次。甲羟孕酮的不良反应多为毒性反应。

毒性反应:

1.临床表现

痤疮、水肿、头晕、头痛、恶心、抑郁、乳房胀痛、体重增加、脱发、皮疹、瘙痒、宫内膜萎缩、月经量减少、妇女不规则出血等。

2.观察与护理

(1)禁用于血栓性静脉炎、血栓栓塞疾病,脑卒中,肝肾功能不全,已知或怀疑乳房或生殖器恶性肿瘤,过期流产,妊娠,精神抑郁者慎用。

(2)治疗前全面体检(特别是乳腺与盆腔检查)。针对可能出现的不良反应用药预防。

(3)经后应用雌激素替代疗法者,加用孕激素 7 天以上可降低内膜增生发生率。提供最佳的内膜成熟并消除增生变化,需要用孕激素 12～14 天。

(4)与鲁米特同用,可显著抑制其生物利用度。激素可引起一定程度液体潴留,癫痫、偏头痛、哮喘、心肾功能不全等情况应严密观察。

(5)发生突破出血,应详细检查除外器质性疾病。

七、甲地孕酮

甲地孕酮又称醋酸甲地孕酮、去氢甲酮、去氢甲孕酮,为白色片或类白色片,要求 25℃室温下保存。甲地孕酮为一高效黄体激素,除与雌激素配伍用作口服避孕药外,单独使用本品作为速效避孕药。虽然本品对子宫内膜癌的抗肿瘤效应的确切机制尚不明了,但一般认为是通过脑垂体的抗孕酮效应。用合成的甲地孕酮治疗乳腺癌和前列腺癌一个明显的副作用是增强食欲,体重增加,且不一定伴有液体潴留。虽与激素对肿瘤的疗效是无关的,但这是一个有利的副作用。甲地孕酮的不良反应多为胃肠道反应、高血压、出血表现等。

（一）胃肠道反应

1.临床表现

出现食欲缺乏、恶心、呕吐或腹泻等消化道反应。

2.观察与护理

用药前给予止吐剂，可减轻上述副作用。如反应严重应立即停药，按医嘱解痉、止吐等对症处理。重症腹泻，可致水电解质紊乱，循环衰竭，应给予补液治疗。

（二）高血压

1.临床表现

血压上升、血栓、头痛等表现。

2.观察与护理

具有血栓性静脉炎病史病员慎用。对接受本品治疗的患者应进行常规的血压监测，对未控制的糖尿病及高血压患者需小心使用。

（三）出血表现

1.临床表现

阴道出血、皮疹、血小板减少、头晕、恶心、呕吐等表现。

2.观察与护理

（1）禁用于妊娠诊断试验。不主张用于乳腺癌的术后辅助治疗。

（2）妊娠的头四个月内，不应服用。

（3）治疗前及治疗期间应对患者进行血纤维蛋白原和血小板凝集情况的检查，并密切注意临床症状，出血严重者采取输血或其他措施。

八、氟他胺

氟他胺又称福至尔、缓退瘤、Flutan，为淡黄色片或淡黄色颗粒。本品宜饭后服用。要求避光、密闭、干燥处保存。氟他胺为非甾体类抗雄激素药物。除抗雄激素作用外，本品无任何激素的作用。其代谢产物小羟基氟他胺是其主要活性形式，能在靶组织内与雄激素受体结合，阻断二氢睾丸素（雄激素的活性形式）与雄激素受体结合，抑制靶组织摄取睾丸素，从而起到抗雄激素作用。氟他胺用于前列腺癌或良性前列腺肥大。本品与亮脯利特合用（宜同时开始和同时持续使用)治疗转移性前列腺癌,可明显增加疗效。一般口服 0.25g/次,3 次/天,饭后服。氟他胺的不良反应多为胃肠道反应、全身反应等。

(一)胃肠道反应

1.临床表现

出现食欲缺乏、恶心、呕吐等消化道反应。

2.观察与护理

用药前给予止吐剂,可减轻上述副作用。如反应严重应立即停药,按医嘱解痉、止吐等对症处理。

(二)全身反应

1.临床表现

出现男性乳房女性化,失眠、疲劳、肝功异常、性功能减退、瘙痒、带状疱疹等。

2.观察与护理

嘱患者注意休息,勿食用过热或刺激性食物,避免饮酒及浓茶、咖啡,进食不可过饱。告知乳房女性化的原因,嘱患者穿衣要宽大,避免触压,保持乳头清洁。

第十一章　其他药物不良反应与防治

第一节　维生素类药物

维生素是维持机体正常代谢和功能所必需的一类低分子化合物,虽日需量甚微,但其作用十分重要。大多数维生素是很多代谢酶的组成成分,参与体内各种代谢。多数维生素必须由食物中获得,仅少数可在体内合成或由肠道细菌产生。正常饮食一般不会发生维生素缺乏,只有在某些特殊情况下,如食物中来源不足,需要量增多(生长期儿童、妊娠及哺乳期妇女、感染、高热、甲状腺功能亢进等);机体吸收障碍(胃肠道功能紊乱、肝胆道疾患等)或受某些药物的影响(长期使用广谱抗生素抑制肠内菌群而使 B、K 族维生素减少,应用异烟肼致维生素 B_6 缺乏等),均可导致维生素缺乏症。

目前已发现维生素 60 余种,大多已能人工合成,但至今被世界公认的有 14 种,它们是:维生素 A、维生素 B_1、维生素 B_2、泛酸、烟酸、维生素 B_6、生物素、叶酸、维生素 B_{12}、胆碱、维生素 C、维生素 D、维生素 E 和维生素 K。这些维生素可分为 2 类,即脂溶性和水溶性维生素。脂溶性维生素(包括维生素 A、维生素 D、维生素 E、维生素 K 等)口服后需经胆汁乳化成微胶粒才被小肠微绒毛吸收,吸收后在肝内有一定量的贮存,可供机体数月的需要。水溶性维生素(包括维生素 B_1、维生素 B_2、烟酸、烟酰胺、维生素 B_6、维生素 C、叶酸和维生素 B_{12} 等)口服后在肠道较易吸收,但不贮存,当摄入过多,血浓度超过肾阈时,即经肾排出。目前治疗所用的维生素药物多属合成品,主要用于纠正维生素缺乏症及补充特殊需要,也可作为某些疾病的辅助用药,但不能因维生素为营养品而不加限制地使用,更不能随意服用。维生素与其他药一样,用量过多对人体无益,甚至会引起很多不良反应,应掌握适应证,防止滥用。

维生素维持人体正常代谢和健康,虽不是构成机体的原料,亦不能产生能量,但它们当中大多数是酶或酶的辅基的组成部分,某些维生素如维生素 D 可视为激素的前体,调节人体正常代谢起重要作用。当机体在摄入维生素不足,吸收维生素障碍,需要量大增或因药物干扰等因素而造成机体维生素缺乏时,可产生原发性或继发性维生素缺乏症。如缺乏维生素 B_1 时、发生脚气病;缺乏维生素 C 时,发生坏血病;缺乏维生素 A 时,发生夜盲症;缺乏维生素 D 时,发生佝偻病等。当发生维生素缺乏症时,补给维生素的适应证最强,疗效亦确切。在某些场合,维生素可作为药物来使用。如用维生素 C 可用于酸化尿液处理难治性泌尿系感染;利用维甲酸的抗角化效应治疗囊性疱疮;用烟酸治疗严重高脂蛋白血症等。

人体对维生素的日需量甚微,随着生活水平的提高,单纯的典型的维生素缺乏症现在已极为少见,只在摄入不足、吸收障碍或需要量增加、药物干扰等情况下才会发生维生素缺乏症。但目前仍有盲目地、大剂量应用维生素的趋势。据统计,在美国,65 岁以上的人,1/3 以上都补充服用某种维生素,其中女性多于男性,白人多于黑人,文化水平高的多于文化水平低的,补充种类依各自喜好而不同,但多不恰当。过量应用维生素 A、D,特别在婴儿或儿童,所引起严重不良反应。不恰当地、片面宣传维生素 E 能治百病、延年益寿、抗癌及提高性行为,是导致维生素 E 滥用的主要原因。临床医生切不可把维生素作为营养品而给患者随意服用。

一、脂溶性维生素

脂溶性维生素(A,D,E,K)吸收过程复杂,与脂肪吸收平衡,故任何可使脂肪吸收不良的情况(如胆汁酸缺乏、胰腺功能不全、梗阻性黄疸、乳糜泻、热带口炎性腹泻、局限性肠炎)都可致某种或所有脂溶性维生素缺乏。脂溶性维生素影响各种细胞膜的通透性或转运,起氧化还原剂、辅酶及酶抑制剂作用。维生素 A 具某些激素作用,维生素 D 则具广泛的激素活性。脂溶性维生素主要贮存于肝脏,而由粪便排出。因其代谢极慢,与稍大于每日推荐量,亦可产生毒性效应。

(一)维生素 A

1.药理作用与应用

维生素 A(Vitamin A,甲种维生素,抗干眼病维生素,视黄醇,维生素甲)维生素 A 是一种较复杂的不饱和一元醇,包括维生素 A_1(视黄醇)和 A_2(3－脱氢视黄醇),主要存在于动物肝、脂肪、乳汁、蛋黄内。食物中的维生素 A 含量用视黄醇当量(RE)表示,1 单位的维生素 $A \approx 0.3 \mu g$ 维生素 $A \approx 0.3RE$,凡能转化为视黄醇的类胡萝卜素(存在于有色蔬菜及黄色水果中,主要为β－胡萝卜素),都称为维生素 A 元,人体约能吸收食物中摄入维生素 A 元的 1/3。1μg 胡萝卜素≈0.167RE。视黄醇在体内可转化为视黄酸和视黄醛。视黄醛与视蛋白合成视紫红质,视紫红质是感光的物质。视网膜中的视紫红质在感光过程中不断分解与再生,维生素 A 缺乏时视紫红质合成减少,暗适应视觉减低,严重时产生夜盲。维生素 A 对调节上皮细胞的分化生长起辅因子作用,催化黏多糖的合成,黏多糖是结缔组织基质的主要成分,皮肤、黏膜的腺体能分泌黏多糖。维生素 A 维持上皮组织结构的完整,缺乏时上皮组织干燥、增生、过度角化及脱屑,如眼结膜表层角化、脱屑、继发感染、引起干眼症及角膜软化。味蕾上皮角化、消化道黏膜分泌减少而致食欲减退;呼吸道黏膜干燥、纤毛减少,易致感染,且经久不愈。视黄醇、视黄醛对骨骼生长、卵巢、睾丸功能的维持及胚胎发育起重要作用。维生素 A 口服易吸收,水溶制剂较脂溶制剂更易吸收,胆汁酸、胰脂酶、中性脂肪、维生素 E 及蛋白质均促进维生素 A 的吸收,吸收部位主要在十二指肠、空肠。正常情况下,体内维生素 A＜5％与血浆脂蛋白结合,大量摄入维生素 A 时,肝内贮存已达饱和,蛋白结合率可达 65％。维生素 A 自肝内释放后与视网膜的视蛋白结合成视紫红质。维生素 A 在肝内代谢,随粪便排出,少量由乳汁排出。

适用于维生素 A 缺乏的预防与治疗,如角膜软化、干眼病、夜盲症、皮肤角化粗糙等。下列情况维生素 A 需要量增加。①持续紧张状态。②感染、长期发热、吸收不良综合征伴有胰腺功能不良,如胰腺囊性纤维化等。肝胆系统疾病如肝功能损害、肝硬化、阻塞性黄疸等及消化系统疾病(如胃切除术后)、热带口炎性腹泻、节段性肠炎、持续性腹泻等。③糖尿病和甲状腺功能亢进、严重蛋白质营养不良、脂肪吸收不良时,β－胡萝卜素转化为维生素 A 减少。④严格控制或选择饮食,或完全接受肠道外营养患者,体重骤降而致营养不良患者,以及妊娠、哺乳期妇女。

2.不良反应

摄入过量维生素 A,可致严重中毒,甚至死亡。

(1)急性中毒:可发生于大量摄入维生素 A(成人超过 100 万单位,小儿超过 30 万单位)6h 后,患者出现异常激动或骚动、头晕、嗜睡、复视、严重头痛、呕吐、腹泻、脱皮(特别是唇和掌),婴儿头部可出现凸起肿块,并有骚动、惊撅、呕吐等颅内压增高、脑积水、假性脑瘤表现。

(2)慢性中毒:可表现为骨关节疼痛、肿胀、皮肤瘙痒、口唇干裂、疲劳、软弱、全身不适、发热、头痛、呕吐、颅内压增高、视乳头浮肿、皮肤对阳光敏感性增高、易激动、食欲不振、脱发、腹痛、夜尿增多、肝毒性反应、门静脉高压、溶血、贫血、小儿骨骺早闭、妇女月经过少，足底、手掌、鼻、唇周围皮肤出现橘黄色斑，停药后中毒症状多在一周内缓解，亦可持续数周。

（3）长期大量应用：可引起维生素 A 过多症，甚至发生急性或慢性中毒。表现为食欲不振、瘙痒、脱发、毛发干枯、口唇皲裂、易激动、关节痛、骨折、颅内压增高、头痛、呕吐。

（4）神经系统反应：急性中毒症状为思睡、懒散、易激惹、难以抗拒的嗜睡、严重的头痛及视乳头水肿及复视。慢性维生素 A 中毒患者 50％颅压升高，有时伴有皮肤及毛发的改变，肌肉骨骼系统疼痛及疲劳。每天服用维生素 A 300万 U，可引起中枢神经系统症状，如急性精神症状，伴有明显的脑电图改变及脑脊液的病理改变。停药后给予小剂量精神抑制剂，精神症状在 1w 内消失。每天摄入维生素 A 1～2 万 U，共 2 年，发生良性颅内压升高、眩晕及视乳头水肿。在幼儿应用几个月，即可出现这些并发症。有报告发生眼球震颤、复视、怕光、眼肌麻痹、视网膜出血及眼球突出，这些是颅压升高所致的变化。有些中毒患者仅有视乳头水肿的变化。

（5）肌肉骨骼系统反应：大量应用维生素 A，由于骨破坏作用增加，可引起骨小梁及皮质的再吸收加速。血中碱性磷酸酶升高、尿中羟脯氨酸浓度增高及尿中钙增多与这些变化有关。常见骨和关节痛。可见骨压痛而无其他骨症状，这可能是伴发有骨膜增高、骨肥厚，及在儿童长骨骨骺过早闭合致生长停止。

（6）消化系统反应：急性中毒常见有恶心、呕吐和食欲不振，并有唇干及结痂、齿龈炎及出血。有发生烦渴者。在成人见有肝、脾及淋巴结变大。如长期摄入维生素 A，即便是常规剂量，也可能会引起严重的肝细胞损害。出现肝炎的症状和生化指标的改变，但不能用感染、肝脏代谢与免疫系统紊乱来解释。肝损害的症状包括肝大、异常的生化指标、门静脉高压和肝硬变。有些慢性维生素 A 中毒患者曾做肝活检，见有肝窦周围纤维化及大量的贮脂质细胞聚集，肝窦周围纤维化致使血流不足，可能导致继发性肝细胞萎缩及胞浆空泡形成。组织学检查也发现中心静脉硬化及灶性充血伴有肝窦周围脂肪贮积。有许多证据表明肝窦细胞蓄积维生素 A，而且连累神经纤维。

（7）内分泌与代谢的影响：慢性中毒时月经减少可能是早期症状，也可致高钙血症、高血糖症、碱性磷酸酶升高、血清脂质升高、低蛋白血症、低凝血酶原症、血清氨基转移酶升高、血清中维生素 C 减少、脑脊液的蛋白含量减少、尿中羟脯氨酸增多、尿中钙增多。慢性中毒有时见有浮肿。

（8）造血系统影响：大剂量维生素 A 可降低红细胞的低蛋白边界层的稳定性，而导致溶血及贫血。还可见有中性细胞减少、白细胞增多、血小板减少、再生障碍贫血及血沉增快。

（9）皮肤反应：急性中毒时整个皮肤脱落可能是晚期症状。慢性中毒时的早期症状为红斑、瘙痒、过度角化、毛发干枯、脱发、唇干、出血及皲裂。皮肤变为黄色或橘黄色，对日光的耐受性减低，色素沉着及指甲变脆。

（10）泌尿系统反应：慢性中毒可出现多尿、尿频、尿失禁、遗尿及因肾小管坏死所致的急性肾衰。

（11）心血管系统反应：有报告发生心动过速者，可能是继发于发热。

（12）对下一代的影响：对动物而言，缺乏或大剂量给予维生素 A 都会致畸。大鼠给予大剂量维生素 A，可使所生的鼠发生先天畸形及学习能力差，包括脑积水、脑膨出、尿路异常和骨骼畸形。母亲于妊娠期间应用过量维生素儿婴儿可出现明显畸形。有报告 18 例与在孕前和怀孕期间大量服用维生素 A 有关的畸形。有 2 例孕妇在妊娠头 3 个月内每天曾用维生素 A 2.5 万～4 万 U，所生婴儿有尿道畸形。在神经管畸形胎儿的肝脏内含有大量的维生素 A，但未能肯定它们的因果关系。显然，孕妇不可服用超过标准推荐剂量的维生素 A。

（13）致癌作用：虽然流行病学研究发现增加维生素 A 的消耗能减少癌的危险，但有证据说明维生素 A 对前列腺癌具有有害作用，有研究发现在所有年龄的男性，特别是 70 岁或更老的患者中，摄入过多维生素 A 能直接增加前列腺癌的危险。在动物模型中，维生素 A 的致癌作用增加，维生素可能是影响肿瘤的发展而不是致癌作用的早期阶段。

3.注意事项

（1）妊娠期对维生素 A 需要量略增多，但每日不宜超过 6000 单位。孕妇摄入大量维生素 A 时有报道可能致胎儿畸形，如泌尿道畸形、生长迟缓、早期骨骺关闭等。维生素 A 能从乳汁分泌，乳母摄入增加时，应注意婴儿自母乳中摄取的维生素 A 量。

（2）婴幼儿对大量或超量维生素 A 较敏感，应谨慎使用。

（3）维生素 A 过多症时禁用，慢性肾功能衰竭时慎用。

（4）幼儿特别有危险性，因对其格外敏感，应谨慎使用。

（5）无肠道吸收障碍时均采取口服给药。

（6）脂肪吸收不良或胆酸缺乏时，亦可采用水溶性维生素 A 溶液，加入米汤、果汁或其他饮料中服用。

（7）胆酸减少时维生素 A 用量适当增加。

（8）水溶性维生素 A 注射液不得用于静脉注射，误用后有发生过敏性休克的危险，严重时可致死。

（9）维生素 A 广泛存在于黄色及绿色蔬菜中，肝、黄油、蛋黄中含量较丰富，成人长期每日服用维生素 A 2.5 万单位，可引起维生素 A 过量。

（10）随访监测：暗适应试验、眼震颤电动图、血浆胡萝卜素及维生素 A 含量测定。

4.相互作用

（1）制酸药：氢氧化铝可使小肠上段胆酸减少，影响维生素 A 的吸收。

（2）抗凝药：大量维生素 A 与香豆素或茚满二酮衍生物同服，可导致凝血酶原降低。

（3）口服避孕药可提高血浆维生素 A 浓度。

（4）考来烯胺、矿物油、新霉素、硫糖铝能干扰维生素 A 吸收。

（5）与维生素 E 合用时，可促进维生素 A 吸收，增加肝内贮存量，加速利用和降低毒性，但大量维生素 E 服用可耗尽维生素 A 在体内的贮存。

（二）维生素 D

1.药理作用与应用

维生素 D(Vitamin D，维生素丁，抗佝偻病维生素，骨化醇，维生素丁）维生素 D 是包含 D_2（骨化醇，Calciferol）和 D_3（胆骨化醇，Cholecalcigerol）。两者结构相似，作用相同。Vitamin D_2 又叫丁二素。植物油和酵母中的麦角固醇，经紫外紫照射后转变成维生素 D_2。动物和人皮肤内贮存的 7－脱氢胆固醇（维生素 D_3 原）经日光或紫外线照射后转变成维生素 D_3。维生素 D 的主要生理功能是促进钙、肠道的吸收，使血钙、血磷浓度增加，有利于钙、磷在骨中沉着，促进骨组织钙化。但钙磷平衡的调节主要依靠维生素 D、甲状旁腺素（PTH）和降钙素（CT）三者的作用。维生素 D 发挥生理作用前，首先在肝脏内经肝细胞线粒体中的 25－羟化酶系统催化，形成 25－羟维生素 D_3[25－(OH)－D_3]。25－(OH)－D_3 是血液循环中的主要形式，同维生素 D 结合蛋白相结合。25－(OH)－D_3 经肾脏近曲小管上皮细胞线粒体 25－(OH)－D_3－1－羟化酶催化，形成 1,25－二羟维生素 D_3[1,25－(OH)－D_3]，这是作用于靶细胞的活性物，具有促进肠道钙吸收和动员骨钙等作用。维生素 D 常与维生素 A 共存于鱼肝油中,此外鱼类的肝脏及脂肪组织中以及蛋黄、乳汁、奶油、猪肝、鱼子中也含有。常见的维生素 D 有两种,即维生素 D_2(骨化醇,麦角骨化醇或称钙化醇)和维生素 O_3。动物组织、人体皮肤内均含有维生素 D_3 的前体 7－脱氢胆固醇,经日光(紫外线)照射后,转变成维生素 D_3。酵母等内含有麦角固醇,经紫外线照射后转变成维生素 D_2。

D_2 与 D_3 两者作用相同。对钙磷代谢及小儿骨骼生长有重要影响,能促进钙、磷在小肠内吸收,也可能促进对磷的吸收。维生素 D 缺乏时,人体吸收钙磷能力下降,血中钙磷水平较低,钙磷不能在骨组织上沉积,成骨作用受阻,甚至骨盐再溶解。在儿童称佝偻病,在成人称为骨软化病。如血钙明显下降,出现手足搐搦、惊厥等症状,常见于缺乏维生素 D 的婴儿,亦称为婴儿手足搐搦症。故临床上用于防治佝偻病、骨软化症和婴儿手足搐搦症等。本品对牙齿的发育也有密切的关系,佝偻病患者每兼有龋齿,克用本品防治。现以用国际单位计量,即以人工方法使幼年大鼠产生佝偻病,在此动物比较标准品和试品对骨钙化的影响,相当于 D_2 纯品 0.025mg 的生物效价,为一个国际单位。口服易吸收,在体内主要贮存于肝脏及脂肪组织中,血浆半衰期 19～20d,大部在体内缓慢代谢,可通过胎盘及进入乳汁中。

2.不良反应

(1)不良反应特点:短时间摄入超量或长期服用大剂量维生素 D,可导致严重的中毒反应或慢性中毒。可致维生素 D 过多症的剂量因人而异,一般情况下对维生素 D 敏感性正常的人,每天用 1.25mg(1mg＝4 万 IU)可致中毒,但每天用 0.1mg 也有中毒者。中毒可由于食物中加有维生素 D,特别是在乳或乳类制品中。过多应用维生素 D 影响钙的吸收和代谢。维生素 D 过多症的主要表现为高钙血症,初始为乏力、倦怠、无精打采、头痛、食欲不振、恶心、呕吐及腹泻。在早期可能发生肾功能损害,表现为多尿、烦渴、夜尿多、尿浓缩力减低及蛋白尿。慢性中毒的特征为各种组织钙盐沉着。过敏反应及致癌作用尚无报告。

(2)内分泌与代谢的影响:健康成人中,维生素 D 增多症可使血清胆固醇升高。维生素 D 过多使镁丧失,镁缺乏伴有高脂血症。其他维生素不足及镁缺乏时,对维生素 D 的过量,易感性增大。一次用大剂量维生素 D 常无任何不良反应,但有些报告可致血磷及血钙的改变。连续用药可出现低磷酸盐血症,并且高钙血症更持久。在停药后,高钙血症仍可持续几个月。过量的患者在尿中有蛋白、管型及钙与磷酸盐排出增多、白细胞减少。血清中钙、尿素氮增多,磷酸盐、碱性磷酸酶减少,胆固醇增多,及有时继发有其他电解质紊乱(钠增多及钾减少)伴有酸中毒。由于电解质平衡改变,可出现心电图改变。在治疗肾性软骨病时易于发生维生素 D 过多症,一方面因为维生素 D 的需要增多,而另一方面是因为肾功能不全。肾脏排出钙的能力如此受限制,以致不发生高钙尿症,后者是发生维生素 D 中毒的紧急信号。因此,在治疗这类患者时密切观察血中生化指标的改变是很重要的。假若血清钙达到 10mg/dL 或碱性磷酸酶下降到正常水平时,则应停用维生素 D。

(2)心血管系统反应:有些人发生高血压、动脉钙化是最常见的,有些广泛钙化的患者致使不能作动脉插管(透析时)。大剂量维生素 D 可能易于发生动脉硬化,特别是食用高脂肪、高胆固醇的人。动物脂肪含有大量维生素 D。心肌梗死患者消耗维生素 D 的量比心绞痛及退行性关节病患者明显为高。每天应用 $30\mu g$ 已达到危险的程度。长期应用大量维生素 D,可能是心肌梗死的诱因。维生素 D 所致的电解质平衡的改变可影响心电图。

(3)神经系统反应:偶有报告精神错乱、小脑性共济失调、末梢性面神经麻痹、淡漠、无兴趣及木僵。精神改变可能在任何躯体症状之前发生。维生素 D 增多症的严重性与脑电图改变的程度之间有对应关系。

(4)肌肉与骨骼系统影响:严重的维生素 D 过多症患者中,对于局部或全身骨质疏松症,X 线阳性发现者占明显百分比,在 X 线上可见有长骨脱钙及软组织钙化。

(5)消化系统反应:除上述的一般胃肠症状外,可有严重腹绞痛(疑为急性胰腺炎),亦可发生急性胰腺炎,可能是由于胰腺管有转移性钙化之故。大剂量维生素 D 也可能影响牙的釉质,有报告 1 例发生维生素 D 过多症后几年,出现牙增生不良。

(6)泌尿系统反应:可致肾钙质沉淀、肾结石、肾损害。首先是肾小管功能不全,以后影响肾小球功能,出现尿多、尿蛋白、肾功能减退。

(7)特殊反应:有时口中有金属味。过去有报告发生角膜带状营养不良,实际上是角膜及结膜有钙沉着。

(8)对下一代的影响:妊娠动物摄入过量维生素 D,可致胎仔畸形。孕妇应用大剂量维生素 D,可造成胎儿心脏瓣膜综合征。甲状腺功能抑制而使新生儿长期低血糖、抽搐,如甲状腺功能低下的孕妇每天用维生素 D 2.5mg,则能很好耐受。如有可能,使用维生素 D 时切勿哺乳,因可导致婴儿高血钙。

(9)呼吸系统反应:罕见有肺钙化。

(10)危险情况:个体对维生素 D 的沉着、失活及代谢有很大差别,有些人给予 0.1mg 即可发生不良反应。治疗甲状腺功能低下时，可发生高钙血症，可能由于对维生素 D 的敏感性增大。类肉瘤患者及进行肾透析的患者以及钙/磷比例失常的患者也可见有对维生素 D 的敏感性增大。新生儿伴有皮下脂肪坏死，可暂时对维生素 D 敏感。婴儿特发性高钙血症与维生素 D 摄入或维生素 D 代谢有相互关系。但大多数新生儿可反复耐受大剂量的维生素 D，仅对维生素 D 敏感的儿童才出现中毒症状，一般发生在首次大剂量之后。这种代谢异常的发生率为 1/50000。

3.注意事项

(1)肾功能不全者慎用。甲状腺切除术后发生甲状旁腺功能低下时，要注意调整药量。

(2)如发现维生素 D 中毒症状，立即停药。采低钙饮食，适当补钾、钠、镁。肾上腺皮质激素可拮抗维生素 D，并能减少胃肠钙磷吸收。故服用泼尼松 1mg/kg/d。也可以选用双氢氯噻嗪 1.5～2 mg/kg/d，或阿米洛利（Amiloride）0.3～0.45/kg/d，分 2～3 次口服，保护肾脏，以免造成肾功受损。

(3)大量久服，可引起高血钙、食欲不振、呕吐、腹泻甚至软组织异位骨化等。若肾功能受损，可出现多尿、蛋白尿、肾功能减退等。应及时停止使用本品及钙剂。

(4)孕妇使用过量，可导致胎儿瓣膜上主动脉狭窄、脉管受损、甲状旁腺功能抑制儿使新生儿长期低血糖抽搐，故应予注意。

(5)市售鱼肝油制剂中，维生素 A 的含量是维生素 D 的 10 倍，长期大量使用，易引起维生素 A 慢性中毒，故治疗佝偻病时宜用纯维生素 D 制剂。

(6)注射比口服易中毒。

(7)避光、密闭、阴凉处保存。

(8)用药期间应注意钙的补充。

(9)高血钙、吸收不良、活动型肺结核、易发生代偿失调的器质性心脏病、肾功能受损（尤其是老年患者）或对维生素 D 过敏者忌用。

(10)肝、胆、胰、口炎性腹泻及腹泻患者，可影响维生素 D 的吸收。

4.相互作用

长期服用液状石蜡、新霉素、消胆胺等，可减少维生素 D 的吸收，而抗惊厥药、镇静催眠药，如苯巴比妥、扑米酮、苯妥英钠、甲喹酮等，则可加速维生素 D 的代谢，如需同服须增加维生素 D 的量（每日 400U）。另外，与噻嗪类利尿药同服可致高血钙。

（三）维生素 E

1.药理作用与应用

维生素 E（Vitamin E，产妊酚，醋酸产妊酚，抗不育维生素，α—生育酚）是一种基本营养素，确切功能尚不明，属于抗氧化剂，可结合饮食中的硒，防止过氧化酶的不饱和键结合在细胞膜上，保护红细胞使免于溶血，亦可能为某些酶系统的辅助因子。20％～80％在肠道吸收（十二指肠），吸收需要有胆盐与饮食中脂肪存在以及正常的胰腺功能，与血中 β—脂蛋白结合，贮存于全身组织，尤其是在脂肪组织中，贮存量可高达供 4 年所需，肝内代谢，经胆汁和肾排泄。

适用于：①用于未成熟儿或脂肪吸收异常等引起的维生素 E 缺乏症。②未成熟儿及低出生体重婴儿应常规应用本品，以预防维生素 E 缺乏引起的溶血性贫血，并可减轻由于氧中毒所致的球后纤维组织形成（可致盲）及支气管—肺系统发育不良，但亦有认为常规应用本品有引起坏死性结肠炎潜在危险性。③用于进行性肌营养不良的辅助治疗。④下列情况维生素 E 的需要量增加。a.甲状腺功能亢进，吸收不良综合征伴胰腺功能低下（囊性纤维患者）、肝胆系统疾病（肝硬化、胆道闭锁、阻塞性黄疸）、小肠疾病（乳糜泻、慢性吸收不良综合征、局限性肠炎）、胃切除术后、β脂蛋白缺乏血症、棘红细胞增多症、蛋白质缺乏症。一般当脂肪吸收不良时，维生素 E 吸收亦受影响。b.接受肠道外营养患者、进行性体重下降、孕妇及乳母需要量均增力。维生素 E 需要量与膳食中多价不饱和脂肪酸含量直接相关。⑤本品对下列疾病未证实有效：癌的防治、乳腺纤维囊性病、间歇跛行、β地中海贫血、镰状红细胞病、空气污染引起的肺中毒性病变、感染性皮肤病、脱发、习惯性流产、绝经期综合征、不育症、溃疡病、烧伤、卟啉尿、神经—肌肉功能紊乱、血栓性脉管炎、阳痿、蜜蜂刺伤、肝掌、滑囊炎、尿布疹、预防动脉硬化、防止衰老、提高机体耐力及性机能。⑥适用于早产儿溶血性贫血、阵发性睡眠性血红蛋白尿、动脉粥样硬化、糖尿病性心血管病变。⑦也适用于紫癜、冻疮、硬皮病、小腿痉挛、间歇性跛行、习惯性流产及先兆流产、外阴萎缩症及外阴瘙痒、更年期障碍、抗衰老、预防癌肿等。⑧用于增强呼吸道免疫力。⑨外用于颜面色素斑。

2.不良反应

（1）长期服用大量（每日量 400～800mg），可引起视力模糊、乳腺肿大、腹泻、头晕、流感样症候群、头痛、恶心及胃痉挛、乏力软弱、眩晕、视物模糊、月经失调、闭经。

（2）长期服用超量（每日量＞800mg），对维生素 K 缺乏患者可引起出血倾向，改变内分泌代谢（甲状腺、垂体和肾上腺），改变免疫机制，影响性功能，并有出现血栓性静脉炎或栓塞的危险。

（3）个别有皮肤皲裂、唇炎、口角炎、胃肠功能紊乱、肌无力、停药后症状可渐消失。

（4）偶见低血糖，血栓性静脉炎，凝血酶原降低。有报道，一日 300mg 且长期服用，可引起出血，高血压，荨麻疹，生殖功能障碍，糖尿病和心绞痛加重，甚至可导致乳癌，免疫功能下降。

（5）Roberts 分析文献并结合自己的经验，总结了维生素 E 可致有下列临床疾病：血栓栓塞、肺栓塞、高血压、疲倦、女型乳房及乳腺肿瘤，而这些是特别严重的。此外尚有阴道出血、头痛、眩晕、恶心、腹泻及肠绞痛、肌无力及肌病（伴有血清肌酐激酶浓度升高及肌酸尿）、视力改变（大剂量维生素 E 拮抗维生素 A 的作用）、低血糖、口炎、口唇皲裂、荨麻疹、糖尿病及心绞痛明显加重、生殖能力紊乱及创伤痊愈速度减慢（动物实验）。

3.注意事项

（1）孕妇摄入正常膳食时，尚未发现有确切的维生素 E 缺乏，维生素 E 能通过胎盘，新生儿仅获得母亲血药浓度的 20％～30％，故低出生体重婴儿，出生后可因贮存少而致本品缺乏。

（2）对维生素 K 缺乏而引起的低凝血酶原血症及缺铁性贫血患者，应谨慎用药，以免病情加重。

（3）可与水混合的维生素 E 口服制剂，对预防因脂肪吸收不良而致的维生素 E 缺乏有效，如胆酸减低时可给予上述制剂并合理加大用量。

（4）胃肠道外用药仅适用于棘红细胞增多症或吸收不良综合征。

（5）若食物中含硒、维生素 A、含硫氨基酸不足，或者食物中含大量不饱和脂肪酸，维生素 E 需要量增加，应该予以补充。

4.相互作用

（1）大量氢氧化铝可使小肠上段的胆酸沉淀，降低脂溶性维生素 E 的吸收。

（2）避免香豆素及其衍生物与大量本品同用，以防止低凝血酶原血症，发生出血倾向。

（3）降血脂药考来烯胺和考来替泊，矿物油及硫糖铝等药物可干扰本品的吸收。

（4）缺铁性贫血补铁时对维生素 E 的需要量增加。

（5）本品可促进维生素 A 的吸收，肝内维生素 A 的贮存和利用增加，并降低维生素 A 中毒的发生；但超量时可减少维生素 A 的体内贮存。

（6）大量氢氧化铝可使小肠上段的胆酸沉淀、降低脂溶性维生素 E 的吸收。大剂量维生素 E 可降低凝血酶原的水平。

（7）本品可增强洋地黄的毒性反应。

（8）随着维生素 E 在临床上的广泛应用，出现了盲目大剂量或长期应用的趋势，且不恰当地宣传维生素 E 能治百病，延年益寿、抗衰老、抗癌及提高性行为等。这些片面的、甚至错误的宣传与做法，必须引起足够的重视。

（四）维生素 K

维生素 K 按其化学结构有 4 种，即维生素 K_1、K_2、K_3、K_4，它们的理化性质不完全一样，但作用基本相同。维生素 K_1 广泛存在于绿色植物和动物性食物中，现已能人工合成。人体肠道内细菌（主要是大肠杆菌）所产生的是维生素 K_2。维生素 K_3 和维生素 K_4 是人工合成品。维生素 K 的作用是维持血液的正常凝血过程，此外还有其他作用，如抑制内脏平滑肌痉挛等。

维生素 K_1：

1.药理作用与应用

维生素 K_1（Vitamin K_1，促凝康，叶绿醌）是肝脏合成因子 Ⅱ、Ⅶ、Ⅸ、Ⅹ 所必需的物质。维生素 K 缺乏可引起这些凝血因子合成障碍或异常，临床可见出血倾向和凝血酶原时间延长。通常称这些因子为维生素 K 依赖性因子。维生素 K 如何促使因子 Ⅱ、Ⅶ、Ⅸ、Ⅹ 合成的确切机制尚未阐明。一般认为维生素 K 到达细胞后，在微粒体环氧化酶作用下，可转化为环氧叶绿醌。环氧叶绿醌有助于因子 Ⅱ 的前身 γ—羧基谷氨酸的合成。维生素 K 本身可促使已羧化的因子 Ⅱ 前身转化为凝血酶原。在因子 Ⅶ、Ⅸ、Ⅹ 合成中，维生素 K 也起了类似作用。一旦维生素 K 缺乏，未经羧化的异常"凝血因子"释放入血，即可引起维生素 K 依赖性凝血因子异常。天然的维生素 K_1 和 K_2 为脂溶性，口服后必须依耐胆汁吸收；人工合成的 K_3 和 K_4 为水溶性，口服直接吸收，活性也较强。口服维生素 K_1 后 $6\sim12h$ 即发生作用；注射后 $1\sim2h$ 起效，$3\sim6h$ 止血效应明显，$12\sim24h$ 后凝血酶原时间恢复正常。维生素 K_4 注射后 $8\sim24h$ 作用才开始明显。维生素 K 吸收后在肝内迅速代谢，经肾及胆道中排泄，大多不致在体内贮藏。肠道细菌合成的维生素 K_2 可随粪便排出。

维生素 K_1 参与肝内凝血酶原凝血因子的合成，适用于：①止血。用于阻塞性黄疸、胆瘘、慢性腹泻、广泛性肠切除所致的肠吸收不良患者、早产儿或新生儿低凝血酶原血症等维生素 K 吸收或利用障碍引起的出血,可对抗香豆素类或水杨酸过量以及其他原因所致的凝血酶原过低引起的出血,也可用于长期口服广谱抗生素引起的继发性维生素 K 缺乏症。②解毒。用于解救杀鼠药"敌鼠钠"(DiPhacin)中毒。此时宜用大剂量。③镇痛。用于胆石症、胆道蛔虫症引起的胆绞痛。④防止新生儿出血性疾病。加拿大儿科学会推荐凡使用过影响维生素 K 正常代谢药物的孕妇,应在分娩前口服维生素 K_1 至少 2w;所有足月产健康新生儿,应在出生后 6h 内肌肉注射或口服维生素 K_1;其他新生儿,包括低体重儿、早产儿及各种患儿,都应在出生后 6h 内肌肉注射 1 个剂量的维生素 K_1;由于脂肪吸收不良而有高度继发性出血危险的患儿,应每天口服或每月肌肉注射 1 次维生素 K_1。

2.不良反应

(1)偶有过敏反应,静脉注射时,较易发生,有极个别因过敏反应致命的报道。静脉注射过快时可引起面部潮红、出汗、味觉异常、呼吸困难、紫绀、脉搏细速、低血压等,故应缓慢注射($<$1mg/min)。

(2)肌肉注射可引起局部肿胀、触痛及疼痛。

(3)口服后个别有恶心、呕吐、头痛等反应。

(4)新生儿应用本品(特别是超过推荐剂量时)可能出现高胆红素血症。

(5)6-磷酸葡萄糖脱氢酶缺乏症者可诱发急性溶血性贫血。

3.注意事项

(1)肝细胞受损所致的凝血酶原过低症,维生素 K 治疗无效。

(2)对肝素引起的出血无效。

(3)因维生素 K 是通过促进肝内合成凝血酶原等而起止血作用,而无直接干扰抗凝药的作用,至少要经过 1～2h 才能产生凝血作用,故若出血严重,须输入新鲜血浆或全血。

(4)为纠正过量抗凝药所致的凝血酶原过低症而用本品治疗时,仍应继续用抗凝药,如维生素 K,应用过多,会回复出现原来血栓性栓塞症,故剂量宜小,且应经常测定凝血酶原时间。

(5)本品可透入胚胎,但未见对人类生殖影响或致畸作用或胎儿其他副反应的报道。本品是否能通过乳汁排泄尚不清楚,但哺乳期妇女应慎用。

(6)本品注射液与维生素 C、维生素 B_{12}、苯妥英钠、右旋糖酐等混合,均会产生混浊。水杨酸、磺胺类、奎尼丁等也能影响维生素 K 的效果。

维生素 K_2、K_3、K_4 与维生素 K_1 相似。

骨化三醇：

1.药理作用与应用

骨化三醇(Calcitriol,钙三醇,断胆甾三烯三醇,钙三醇,1,25－羟基维生素 D_3)为维生素 D_3 的生物活性代谢物,作用较 D_2、D_3 强,具有肾激素作用,能与肠黏膜细胞质的特定受体结合,并转送到细胞核的染色体上,增加了 mRNA 的转录工作及促进胃肠内传送钙的蛋白质的合成。促进小肠内钙的吸收,调节骨质中无机盐的转运,纠正低血钙,减轻骨与肌肉的疼痛,降低血清碱性磷酸酶和血清甲状旁腺浓度或使之趋于正常。口服吸收快,3～6h 达峰值,7h 后尿钙浓度增加,生物反应与剂量有关,半减期为 3～5h。适用于慢性肾功能衰竭患者的肾性骨营养不良,特别是需要长期血液透析的患者;用于手术后、自发性及假性甲状旁腺功能减退、维生素 D 依赖性佝偻病、血磷酸盐缺乏抗维生素 D 性佝偻病以及绝经后及老年性骨质疏松症。

2.不良反应

剂量合适,一般无副作用。如用药不当,可引起维生素 D 过量的副作用,如高血钙、食欲不振、呕吐、腹泻,继之软组织异常、多尿、蛋白尿等或钙中毒。

3.注意事项

(1)用药期间应每周至少 2 次检测血清钙、磷浓度,随时调整剂量。同时给予足量钙片能使本品发挥更好疗效。若血清钙比正常值(9～11mg/100ml)超出 1mg/100ml 时,应减量或停药,并给予低钙饮食,直到血钙正常。然后按末次剂量减半重新给予本品。血清磷酸盐＞6mg/100ml 时,会出现软组织钙化,可用 X 片来诊断。由于本品影响肠、胃及骨内磷酸盐的转运,同时服用磷酸盐结合的药物,其剂量应根据血清磷酸盐浓度(正常值 2～5mg/100ml)加以调节。

(2)肾功能正常患者使用本品时,应持续服用足量的液体,以避免脱水。此类患者其慢性高钙血症可能合并血清肌酐的升高,通常是可逆的,但应注意引起高钙血症的因素。

(3)甲状旁腺功能低下者,偶然会有吸收障碍,可能需加大剂量。

(4)软胶壳中含极少量赋形剂角黄素,有报道它与视网膜上黄色结晶沉积有关,特别是长期服药后。

(5)忌用于与高血钙有关的疾病。孕妇、儿童用药安全性尚未确立。

(6)不能与维生素 D 类同时应用。

(7)其他注意事项见维生素 D。

4.相互作用

(1)与巴比妥类药物或抗惊厥剂合用,因会加速本品代谢,应增加本品剂量。

(2)为避免引起高血镁症,不应同时服用含镁制剂。

(3)因本品是维生素 D$_3$ 的代谢物,不能同时使用维生素 D 制剂及其衍生物。

维 A 酸:

维 A 酸(Ratinoic Acid,维甲酸)外用于寻常痤疮等。治疗部位皮肤可以起泡、结痂、重度烧伤或发红、肿胀、色素增加或减退,亦可有皮肤湿热感、轻微刺痛或脱屑。本药内服可产生头痛、头晕(50 岁以下患者较老人为多)、口干、脱屑等不良反应,控制剂量或同时服用谷维素、维生素 B$_1$、维生素 B$_6$ 等药物,可使头痛等反应减轻或消失。用 0.1～l.0mg/kg 治疗 10 例严重痤疮患者,发生有唇炎、面部皮炎、鼻血、干燥病、全身皮肤脱屑、多发性关节痛及头痛。7 例氨基转移酶升高,1 例甘油三酯升高,4 例蛋白尿,2 例血沉增快。另有报告,应用此药治疗严重耐药的结性囊痤疮患者 14 例,其不良反应与上述相类似。

二、水溶性维生素

(一)维生素 B$_1$

1.药理作用与应用

维生素 B$_1$(Vitamin B$_1$,Thiamine,硫胺素)结合三磷酸腺苷形成维生素 B$_1$ 焦磷酸盐(二磷酸硫胺,辅羧酶),是碳水化合物代谢时所必需的辅酶;维生素 B$_1$ 能抑制胆碱酯酶的活性,缺乏时胆酯酶活性增强,乙酰胆碱水解加速,致神经冲动传导障碍,影响胃肠、心脏肌肉功能。胃肠道吸收,主要在十二指肠。吸收不良综合征或饮酒过多能阻止吸收。吸收后分布于各组织,肝内代谢,经肾排泄,正常人每日吸收维生素 B$_1$^{5}～15mg。适用于:①维生素 B$_1$ 缺乏的预防和治疗,如维生素 B$_1$ 缺乏所致的脚气病或 Wernicke's 脑病。亦用于周围神经炎、消化不良等的辅助治疗。②全胃肠道外营养或摄入不足引起的营养不良时维生素的补充。③下列情况维生素的需要量增加,如妊娠或哺乳期、甲状腺功能亢进、烧伤、血液透析、长期慢性感染、发热、重体力劳动、吸收不良综合征伴肝胆系疾病(肝功能损害、酒精中毒伴肝硬化)、小肠疾病(乳糜泻、热带口炎性腹泻、局限性肠炎、持续腹泻、回肠切除)及胃切除后。④大量维生素 B$_1$ 对下列遗传性酶缺

陷病可改善症状,如亚急性坏死性脑脊髓病(Leigh's病)、支链氨基酸病(枫糖浆尿病 maplesyrap urine disease),乳酸性酸中毒和间歇性小脑共济失调。⑤维生素 B₁对下列疾病及症状无确切疗效,如小脑综合征、皮肤病、慢性腹泻、精神病、多发性硬化症、溃疡性结肠炎、食欲减退、乏力等。

2.不良反应

维生素 B₁对正常肾功能者几乎无毒性。大剂量静脉注射时,如发现皮疹、瘙痒、喘鸣,需注意过敏反应。注射用药有时发生过敏反应,表现为无力、心前区痛、心悸、呼吸困难、上腹痛、呕吐、瘙痒、红斑、面部皮肤脱屑、严重皮症、心动过速、低血压、紫癜、半昏迷状态、甚至过敏性休克、死亡。有报告大剂量注射时可发生呼吸衰竭,但很不常见。

3.注意事项

治疗 Wernicke's 脑病注射葡萄糖前,应先应用维生素 B₁。维生素 B₁一般可由正常食物中摄取,较少发生单一维生素 B₁缺乏。如有缺乏症状表现,使用复合维生素 B 制剂较宜。推荐膳食每日摄入量,小儿 4～6 岁 0.9mg,成人 1.4mg(男)或 1mg(女),孕妇 1.4mg,乳母 1.5mg。

4.相互作用

维生素 B₁在碱性溶液中易分解,与碱性药物如碳酸氢钠、枸橼酸钠配伍,易引起变质。

(二)维生素 B₂

1.药理作用与应用

维生素 B₂(Vitamin B₂,Riboflavin,核黄素,乳黄素)转化为黄素单核苷酸(navine mononucl－eotide,FMN)和黄素腺嘌呤二核苷酸(flavine adenine denucleot－ide,FAD),均为组织呼吸的重要辅酶,并可激活维生素 B₆,可能对维持红细胞的完整性有关。由胃肠道吸收,主要在十二指肠,嗜酒可减少维生素 B₂的吸收,吸收后分布到各种组织,极少在体内贮存。蛋白结合率中等。肝内代谢,经肾排泄。血液透析可清除维生素 B₂,但比肾排泄慢。

适应于:①防治口角炎、唇干裂、舌炎、阴囊炎、结膜炎、脂溢性皮炎等维生素 B₂缺乏症。②全胃肠道外营养及因摄入不足所致营养不良、进行性体重下降时维生素 B₂补充。③下列情况对维生素 B₂需要量增加,如妊娠及哺乳期妇女、甲状腺功能亢进、烧伤、长期慢性感染、发热、新生儿高胆红素血症接受蓝光治疗时、恶性肿瘤、吸收不良综合征伴肝胆系统疾病(酒精中毒伴肝硬化、阻塞性黄疸)及肠道疾病(乳糜泻、热带口炎性腹泻、局限性肠炎、持续腹泻)或胃切除术后。④维生素 B_2 对痤疮、灼热足综合征(Burning Feet Syndrome)、高热血红蛋白血症、偏头痛或肌痉挛等疾病的疗效未定。

2.不良反应

水溶性维生素 B_2 在正常肾功能状况下几乎不产生毒性。有报道静注速度过快时,可出现一过性胸部压迫感。

3.注意事项

大量服用时尿呈黄色。防治维生素 B_2 缺乏症,因常伴有 B 族其他维生素缺乏,故推荐应用复合维生素 B。推荐膳食每日摄入量小儿 4~6 岁 1mg,成人 1.6mg(男)或 1.2mg(女),孕妇 1.5mg,乳母 1.7mg。

4.相互作用

饮酒(乙醇)影响肠道吸收核黄素;应用吩噻嗪、三环类抗抑郁药、丙磺舒等药,核黄素需要增加。

(三)维生素 B_6

1.药理作用与应用

维生素 B_6(Vitamin B_6,盐酸吡多辛,吡多辛,吡多醇,吡多醛,抗炎素,抗皮炎素,抗神经炎维生素)在红细胞内转化为磷酸吡哆酸,作为辅酶对蛋白质、碳水化合物、脂类的各种代谢功能起作用。维生素 B_6 还参与色氨酸将烟酸转化成 5-羟色胺。主要在空肠吸收。维生素 B_6 与血浆蛋白不结合,磷酸吡哆醛与血浆蛋白结合完全。肝内代谢,经肾排泄。可经血液透析而排出。

适用于:①维生素 B_6 缺乏的预防和治疗,防治异烟肼中毒;也可用于妊娠、放射病及抗癌药所致的呕吐,脂溢性皮炎等。②全胃肠道外营养及因摄入不足所致营养不良、进行性体重下降时维生素 B_6 的补充。③下列情况对维生素 B_6 需要量增力,如妊娠及哺乳期、甲状腺功能亢进、烫伤、长期慢性感染、发热、先天性代谢障碍病(胱硫醚尿症、高草酸盐尿症、高胱氨酸尿症、黄曝呤酸尿症);充血性心律衰竭、长期血液透析、吸收不良综合征伴肝胆系统疾病(如酒精中毒伴肝硬化)、肠道疾病(乳糜泻、热带口炎性肠炎、局限性肠炎、持续腹泻)、胃切除术后。每日摄入饮食中维生素 B_6 与蛋白质摄入量有关。④新生儿遗传性维生素 B_6 依赖综合征,表现为易激惹、癫痫样痉挛,需在出生后一周内即开始维生

素 B_6 治疗,预防贫血及智力减退。⑤维生素 B_6 对下列情况,如痤疮及其他皮肤病、酒精中毒、哮喘、肾结石、精神病、偏头痛、经前期紧张、刺激乳汁分泌、食欲不振、未能证实确实疗效。

2.不良反应

(1)维生素 B_6 在肾功能正常时几乎不产生毒性。若每天服用 200mg,持续 30d 以上,曾报道可产生维生素 B_6 依赖综合征。每日应用 $2\sim6g$,持续几个月,可引起严重神经感觉异常,进行性步态不稳至足麻木、手不灵活,停药后可缓解,但仍软弱无力。

(2)治白细胞减少症,$50\sim100mg$ 加入 5% 葡萄糖液 20ml 作静脉推注,每日 1 次。个别病例有过敏反应。大剂量使用时可有记忆减退、氨基转移酶升高。长期大量使用可引起严重周围神经炎。

(3)内服可产生便秘、思睡、食欲不振。注射可产生剧烈头痛。

(4)单用维生素 B_6 或与维生素 B_{12} 合用可使寻常痤疮恶化或使痤疮性皮疹糜烂。

3.注意事项

(1)长期大量使用,孕妇可致新生儿产生维生素 B_6 依赖综合征。表现为易激惹、癫痫样痉挛。乳母摄入正常需要量对婴儿无不良影响。

(2)推荐膳食每日摄入量,小儿 $4\sim6$ 岁 1.3mg,成人 2.2mg(男)或 2mg(女),孕妇 2.6mg,乳母 2.5mg。

(3)不宜应用大剂量维生素 B_6,不宜超过正常规定的 10 倍以上量治疗某些未经证实有效的疾病。

(4)维生素 B_6 影响左旋多巴治疗帕金森病的疗效,但对卡比多巴无影响。

4.相互作用

(1)氯霉素、环丝氨酸、乙硫异烟胺、盐酸肼酞嗪、免疫抑制剂包括肾上腺皮质激素、环磷酰胺、环孢素、异烟肼、青霉胺、乙胺丁醇等药物可拮抗维生素 B_6 或增加维生素 B_6 经肾排泄,可引起贫血或周围神经炎。

(2)服用雌激素时应增加维生素 B_6 用量。

(3)左旋多巴与小剂量维生素 B_6(每日 5mg)合用,即可拮抗左旋多巴的抗震颤作用,但同时加用脱羧酶抑制剂时则无此问题。

（四）维生素 B_{12}

1.药理作用与应用

维生素 B_{12}（Vitamin B_{12}，钴氨素，钴胺素，氰钴胺）的药理作用有：①维生素 B_{12} 为一种含钴的红色化合物，需转化为甲基钴胺和辅酶 B_{12} 后才具有活性。叶酸在体内必须经还原作用转变为二氢叶酸，然后在二氢叶酸还原酶作用下，成为四氢叶酸。甲基钴胺能使四氢叶酸转化为 B_5，B_{10}—甲烯基四氢叶酸，后者在尿嘧啶脱氧核苷酸转化过程中具有供给"一碳基团"的作用。B_5，B_{10}—甲烯基四氢叶酸还原酶可催化 B_5，B_{10}—甲烯基四氢叶酸，使之还原为 B_5—甲烯基四氢叶酸。在甲基钴胺参与下，B_5—甲烯基四氢叶酸脱去甲烯基，再成为四氢叶酸，而甲烯基则转移给同型半胱氨酸以形成蛋氨酸。这样体内必须维持足够量四氢叶酸，以供大量 DNA 合成。因此缺乏维生素 B_{12} 时，其对血液学影响与叶酸相似，即 DNA 合成受阻，导致巨幼细胞贫血。所以维生素 B_{12} 间接参与胸腺嘧啶脱氧核苷酸合成。②奇数碳脂肪酸和某些氨基酸氧化生成的甲基丙二酰辅酶 A 转变为琥珀酰辅酶 A 必须有甲基丙二酰辅酶 A 变位酶和辅酶 B_{12} 参与。人体缺乏维生素 B_{12} 时，可引起甲基丙二酸排泄增加和脂肪酸代谢异常。如果甲基丙二酸沉着于神经组织中，可能使之变性。③S—腺苷蛋氨酸和蛋氨酸主要由同型半胱氨酸接受 B_5—甲基四氢叶酸的甲基而形成。甲基维生素 B_{12} 是上述反应的辅酶。因此维生素 B_{12} 的缺乏，可以导致蛋氨酸和 S—腺苷蛋氨酸的合成障碍，很可能是神经系统病变的原因之一。口服维生素 B_{12} 在胃中与胃黏膜壁细胞分泌的内因子形成维生素 B_{12}—内因子复合物。当该复合物进入至回肠末端时与回肠黏膜细胞的微绒毛上的受体相结合，通过胞饮作用进入肠黏膜细胞，再吸收入血液。吸收入血液后即与转钴胺相结合，转入组织中。转钴胺有三种，其中转钴胺Ⅱ是维生素 B_{12} 转运的主要形式，占血浆中维生素 B_{12} 总含量的 2/3。肝脏是维生素 B_{12} 的主要贮存部位。人体内维生素 B_{12} 贮存总量为 3～5mg，其中 1～3mg 贮于肝脏。主要经肾排出，除肌体需求量外，几乎皆以原形随尿排出。

适用于：①抗贫血药。用于巨幼细胞贫血、恶性贫血、抗叶酸药物引起的贫血、脂肪泻，也可用于多发性神经炎、神经痛、神经萎缩以及肝脏疾病等的辅助治疗。临床主要用于治疗原发性或继发性内因子缺乏所致的巨幼细胞性贫血。②维生素 B_{12} 缺乏。热带性或非热带性口炎性腹泻，肠道切除后引起的盲端形成和小肠憩室以及短二叶裂头绦虫肠道寄生等所致维生素 B_{12} 吸收障碍。③下

列情况对维生素 B_{12} 需求增加,如哺乳、妊娠、长期素食者,吸收不良综合征、肝硬化及其他肝脏疾患、反复发作的溶血性贫血、甲状腺机能亢进、慢性感染及恶性肿瘤。

2.不良反应

(1)有报告发生荨麻疹、湿疹及皮疹、瘙痒、腹泻与过敏性哮喘,但发生率很低,极个别有过敏性休克。

(2)可引起低血钾及高尿酸血症。

(3)大剂量口服或注射维生素 B_{12},特别是羟钴胺也可致有痤疮,但不常见,并且是良性的。

(4)除上述在肌内注射时的反应外,还可引起低血钾症及高尿酸血症。

(5)心脏病患者注射维生素 B_{12} 有可能增加血容量,导致肺水肿或充血性心力衰竭的发生。

(6)恶性贫血患者应用维生素 B_{12} 治疗可发生轻型红细胞增多症及末梢血管血栓形成。

3.注意事项

(1)痛风患者如使用本品,由于加速核酸降解,血尿酸升高,可诱发痛风发作,应加注意。

(2)神经系统损害者,在诊断未明确前,不宜应用维生素 B_{12},以免掩盖亚急性联合变性的临床表现。

(3)恶性贫血口服维生素 B_{12} 无效,必须肌内注射,并终身使用。

(4)用量过大,并无必要,不但浪费,有时带来不良反应。

(5)与维生素 B_{12} 代谢无关的各种贫血、营养不良、病毒性肝炎、多发性硬化症、三叉神经痛、皮肤或精神疾患等,应用维生素 B_{12} 治疗均无疗效,不应滥用。

(6)维生素 B_{12} 不得作静脉注射。

(7)利伯病(Leber's disease)即家族遗传性球后视神经炎及抽烟性弱视症。血清中维生素 B_{12} 异常升高,如使用维生素 B_{12} 治疗可使视神经萎缩迅速加剧,但采用羟钴胺则有所裨益。

(8)维生素 B_{12} 缺乏可同时伴有叶酸缺乏,如以维生素 B_{12} 治疗,血象虽能改善,但可掩盖叶酸缺乏的临床表现;对该类患者宜同时补充叶酸,才能取得较好疗效。

(9)维生素 B_{12} 治疗巨幼细胞贫血,在起始 48h,宜查血钾,以便及时发现可能出现的严重低血钾。

4.相互作用

(1)应避免与氯霉素合用,否则可抵消维生素 B_{12} 具有的造血反应。

(2)维生素 C 在体外试管中可破坏维生素 B_{12}。曾有志愿者长期服用大量维生素 C,每次 lg,一日 3 次,共 3 年,发现血清维生素 B_{12} 浓度降低。不应大量摄入维生素 C。

(3)氨基糖苷类抗生素,对氨基水杨酸类,抗惊厥药如苯巴比妥、苯妥英钠、扑米酮或秋水仙碱等,可以减少维生素 B_{12} 从肠道吸收。

(五)维生素 C

1.药理作用与应用

维生素 C(Vitamin C,Ascorbic Acid,抗坏血酸,丙素)为抗体胶原形成、组织修补(包括某些氧化还原作用)、苯丙氨酸、酪氨酸、叶酸的代谢,铁、碳水化合物的利用,脂肪、蛋白质的合成,保持血管的完整等所必需。本品在体内抗坏血酸和脱氧抗坏血酸组成一种可逆的氧化还原系统,发挥递氢功能,在生物氧化以及细胞呼吸过程中起重要的作用。它参与氨基酸代谢及肾上腺皮质激素、神经递质、胶原蛋白和细胞间质的合成。可降低毛细血管的通透性,加速血液的凝固、刺激凝血功能,促进铁在肠内吸收、调整血脂、增加抗感染能力,参与解毒等,并具有抗组织胺及防止致癌物质(如亚硝胺)生成的作用。近年认为维生素 C 作为水溶性抗氧化剂,具有消除氧自由基使之失活,本身变为活性低的脱氢维生素 C,还可提供一个电子给脱氢维生素 E 以保持维生素 E 在体内的水平。白细胞中维生素 C 的含量为血浆的 150 倍,可减少中性粒细胞的氧化损伤和提高其趋化性,增加 T、B 淋巴细胞的增殖能力。维生素 C 尚有防止突变、改善心肌缺血、促进伤口愈合等功能。大剂量维生素 C 能促进胆固醇转化为胆汁酸和胆固醇硫酸酯,从肠道排出,从而降低血胆固醇。胃肠道吸收,主要在空肠。蛋白结合率低。少量贮藏于血浆和细胞,以腺体组织内的浓度为最高。肝内代谢,极少数以原形物或代谢物经肾排泄;当血浆浓度 $>14\mu g/ml$ 时,尿内排出量增多。可经血液透析清除。

适宜于:①防治坏血病,也可用于各种急慢性传染性疾病及紫癜等辅助治疗。克山病患者发生心源性休克时,可用大剂量本品治疗。②慢性铁中毒的治疗。维生素 C 促进去铁胺对铁的螯合,使铁排出加速。③特发性高铁血红蛋白血症的治疗,维生素 C 有效。④下列情况对维生素 C 的需要量增加,如患者接受慢性血液透析、胃肠道疾病(长期腹泻、胃或回肠切除术后)、结核病、癌症、溃疡病、甲状腺功能亢进、发热、感染、创伤、烧伤、手术等；因严格控制或选择饮食，接受肠道外营养的患者，因营养不良，体重骤降，以及在妊娠期和哺乳期维生素 C 需要量均需增加；应用巴比妥类、四环素类、水杨酸类，或以维生素 C 作为泌尿系统酸化药时(维生素 C 可提高乌洛托品效应)，维生素 C 需要量增加。⑤维生素 C 对下列情况的作用未被证实，如预防或治疗癌症、牙龈炎、化脓、出血、血尿、视网膜出血、抑郁症、龋齿、贫血、痤疮、不育症、衰老、动脉硬化、溃疡病、结核、痢疾、胶原性疾病、骨折、皮肤溃疡、枯草热、药物中毒、血管栓塞、感冒等。⑥急慢性传染病、病后恢复期、创口愈合不良的辅助治疗。克山病患者发生心源性休克时，可用大剂量维生素 C 治疗。⑦用于肝硬化、急性肝炎和砷、汞、铅、苯等慢性中毒时的肝脏损害。⑧作为特发性血小板减少性紫癜的替代治疗手段之一。⑨用于各种贫血、过敏性皮肤病、化学性眼烧伤等。⑩预防深部静脉血栓。近年来用于感冒、某些癌症、高脂血症等的治疗，亦有一定疗效。

2.不良反应

(1)长期服用每日 2～3g 可引起停药后坏血病。

(2)长期应用大量维生素 C 偶可引起尿酸盐、半胱氨酸盐或草酸盐结石。

(3)快速静脉注射可引起头晕、晕厥。

(4)大量应用(每日用量 lg 以上)可引起腹泻、皮肤红而亮、头痛、尿频(每日用量 600mg 以上)、恶心呕吐、胃痉挛。

(5)剂量过大可引起腹泻、皮疹、胃酸增多、胃液反流、泌尿系结石、尿内草酸盐及尿酸盐增多、深静脉血栓形成、血管内溶血或凝血。

(6)有时可导致白细胞吞噬能力降低。

(7)日用量超过 5g 可导致溶血，重者可致命。

(8)孕妇大量服用可致婴儿坏血病。长期大量服用突然停药，可出现坏血病症状。

3.注意事项

(1)下列情况应慎用：①半胱氨酸尿症；②痛风；③高草酸盐尿症；④草酸盐沉积症；⑤尿酸盐性肾结石；⑥糖尿病(因维生素 C 可能干扰血糖定量)；⑦葡萄糖－6－磷酸脱氢酶缺乏症(可引起溶血性贫血)；⑧血色病；⑨铁粒幼细胞性贫血或地中海贫血(可致铁吸收增加)；⑩镰形红细胞贫血(可致溶血危象)。

(2)本品可通过胎盘，可分泌入乳汁。

(3)孕妇大量服用可致婴儿坏血病。长期大量服用突然停药，可出现坏血病症状。

（4）大剂量维生素 C 与含维生素 B_{12} 的食物同时摄入时，可破坏相当数量的维生素 B_{12}，故推荐空腹服用；与食物中的铜、锌离子络合，可阻碍其吸收。因此维生素 B_{12} 缺乏的患者不应用维生素 C。

（5）推荐膳食每日摄入量，4～6 岁小儿 45mg，成人 60mg，孕妇 80mg，乳母 100mg。未经证实有效时，不宜应用大于 10 倍上述剂量。

（6）不宜与碱性药物（如茶碱、碳酸氢钠、谷氨酸钠等）、核黄素、氯丁醇、含铜或铁离子（微量）的溶液配伍，以免疗效降低。

（7）与维生素 K_3 配伍时可发生氧化还原反应，使两者疗效减弱或消失。

（8）维生素 C 与磺胺类药物同服，可使磺胺类药物在肾脏形成结晶，故不宜同用。

（9）与肝素或华法林并用，可引起凝血酶原时间缩短。

（10）口服避孕药或慢性维生素 A 过多症的患者，维生素 C 的代谢加快，需大量补充。

（11）阿司匹林可与白细胞膜上维生素 C 受体竞争性结合，阻碍后者进入白细胞内，妨碍其功能的正常发挥。因此，长期服用阿司匹林者要补充维生素 C。

（12）口服维生素 C 每日 2g，尿液 pH 显著降低，可增加酸性药物在肾小管的重吸收。

（13）大剂量维生素 C 摄入可使尿中排出增多，使尿糖呈假阳性反应，有碍于糖尿病的诊断与确切掌握降糖药的剂量。

（14）先天性 6－磷酸葡萄糖脱氢酶缺乏的患者，使用维生素 C 可致溶血性贫血。

（15）维生素 C 过敏者忌用。

（16）长期大量应用突然停药，可引起类似坏血病的症状，故宜逐渐减量停药。

（17）维生素 C 片剂或注射剂被氧化变黄后不可再用。

4.相互作用

（1）口服大剂量维生素 C 可干扰抗凝药的抗凝效果。

（2）与巴比妥或扑米酮等合用，可促使维生素 C 的排泄增加。

（3）纤维素磷酸钠可促使维生素 C 代谢为草酸盐。

（4）长期或大量应用维生素 C 时，能干扰双硫仑对乙醇的作用。

（5）水杨酸类能增加维生素 C 的排泄。

（6）维生素 C 在胃肠道内可使食物中的维生素 B_{12} 的含量减少，因此维生素

B$_{12}$缺乏的患者不应用维生素 C。

（7）维生素 C 可抑制青霉素在肾小管的排泄，延长青霉素的代谢。

泛酸钙：泛酸钙（Calcium Pantothenate，本多生酸钙、遍多酸、泛酸、维生素 B$_5$）是辅酶 A 的前体，为多种代谢环节中所必需，包括碳水化合物、蛋白质和脂类以及正常的上皮功能的维持。由胃肠道吸收，在体内不被代谢，70％以原形随尿排出，30％随粪便排出。适用于泛酸钙缺乏（如吸收不良综合征、热带口炎性腹泻、乳糜泻、局限性肠炎、或应用泛酸钙拮抗药物时）的预防和治疗；维生素 B 缺乏症的辅助治疗；泛酸钙或泛酸对下列疾病的作用未被证实，如糖尿病神经病变、预防白发或恢复发色、改善智力、增加肠蠕动、预防关节炎、阿狄森病、过敏、某些出生缺陷、呼吸道疾病、解除瘙痒、皮肤病、或治疗链霉素及水杨酸中毒。注意血友病患者用药时应谨慎，因泛酸可延长出血时间。患热带口炎性腹泻、乳糜泻或局限性肠炎所致的吸收不良综合征时，泛酸需要量增加。水溶性泛酸盐在肾功能正常时几乎没有毒性，泛酸无不良反应。

（六）烟酸

1.药理作用与应用

烟酸（Nicotinic Acid，尼古丁酸，尼克酸）在体内转化为烟酰胺，再与核糖腺嘌呤等组成烟酰胺腺嘌呤二核苷酸（辅酶 I）和烟酰胺腺嘌呤二核苷酸磷酸（辅 n），为脂质代谢、组织呼吸的氧化作用和糖原分解所必需。烟酸可减低辅酶 A 的利用；通过抑制极低密度脂蛋白（VLDL）的合成而影响胆固醇的合成，大剂量可降低血清胆固醇及甘油三酯浓度，烟酸有周围血管扩张作用。胃肠道吸收。口服后 30～60min 血药浓度达峰值，广泛分布到各组织。肝内代谢。治疗量的烟酸仅有小量以原形及代谢物由尿排出，用量超过需要时，绝大部分经肾排出。

适宜于：①防治糙皮病等烟酸缺乏病。也用作血管扩张药，治疗高脂血症。②严格控制或选择饮食，或接受肠道外营养的患者，因营养不良体重骤减，妊娠期、哺乳期，以及服用异烟肼者，需要量均增加。③下列情况对烟酸的需要量增加，如糖尿病、恶性肿瘤、口咽部疾病、遗传性代谢病（如 Hartnup 病）、胰脏功能低下引起吸收不良综合征伴肝胆系统疾病（如肝硬化）、小肠疾病（乳糜泻、热带口炎性腹泻、局限性肠炎、持续腹泻）、或胃切除术后、甲状腺功能亢进、长期慢性感染、发热。④烟酸对下列情况无作用，如痤疮、麻风、青斑样脉管炎、周围血管疾病、多动症、心脏病发作。

2.不良反应

（1）烟酸在肾功能正常时几乎不会发生毒性反应。

（2）静脉注射可有过敏反应：皮肤红斑或瘙痒，甚至出现哮喘。

（3）烟酸的一般反应有：感觉温热、皮肤发红、特别在脸面和颈部，头痛。

（4）大量烟酸可导致腹泻、头晕、乏力、皮肤干燥、瘙痒、眼干燥、恶心、呕吐、胃痛等。因黄斑部水肿而致可逆性视力模糊，但罕见。

（5）偶尔大量应用烟酸可致高血糖、高尿酸、心律失常、肝毒性反应。

（6）一般反应：服用烟酸2w后，血管扩张及胃肠道不适可渐适应，逐渐增加用量可避免上述反应。如有严重皮肤潮红、瘙痒、胃肠道不适，应减小剂量。颜面或皮肤潮红，搔痒，皮疹，恶心，呕吐，心悸，视力障碍，可引起肝损害，黄疸，高尿酸血症。

（7）最常见反应：为上腹部不适、潮红、热感、头跳痛、刺激胃及腹泻。不常见的有瘙痒、皮疹、眼花、腹痛、消化性溃疡加重、黄疸、肝功能不全、糖耐量减低及高尿酸血症。

（8）心血管系统反应：皮肤潮红是大剂量烟酸治疗的正常反应。有的患者可出现严重的血管反应如发热感、头昏、头跳痛、眩晕、无力、晕厥，有时血压显著下降。可出现心律失常，多为房性的。

（9）神经系统反应：口面部麻刺感，可能是该药的一种神经病理作用，也可能是血管反应。有报道它可增强用药者的精神状态。

（10）消化系统反应：在降血脂的剂量下，常引起烧心、呕吐、胃胀气、饥饿痛和腹泻，其中有一些症状是反映肠道蠕动增强。较常见氨基转移酶、碱性磷酸酶暂时性升高以及 BSP 试验减低。大剂量烟酸（每天用量超过 4g）可损害肝脏，肝活检可见明显的胆汁郁积、肝细胞紊乱及形成纤维性结节，即所谓的烟酸性肝炎。有几例使用缓释制剂的患者出现慢性肝损害、可逆性胆汁郁积和在胆道周围出现淋巴细胞浸润。个别患者出现黄疸及肝炎。当长期应用此药时，应定期检查肝功能。烟酸可使血清中未结合的胆红素升高，特别是 Gilbert 综合征患者为明显，静注烟酸可以作为诊断此综合征的试验。未结合的胆红素升高，可能是烟酸所致的溶血作用。因为烟酸会引起胆汁胆固醇分泌增多，而胆汁酸的分泌不变，因而可以预期胆石症生成的可能性较大。

（11）内分泌与代谢的影响：烟酸使糖尿病患者对胰岛素的需求量增大，可能由于肝脏同化葡萄糖的作用不全之故。约 20％的用药患者的尿酸增高，所以在痛风患者中应检查尿酸。

（12）皮肤反应：出现暂时性皮肤瘙痒和潮红，常出现荨麻疹。长期用药可出现皮肤干燥、轻度表皮脱落、黑棘皮症状和脱发等；约 1/4 患者出现皮肤呈棕色色素沉着。皮脂分泌有增加趋势。

3.注意事项

（1）下列情况应慎用：①动脉出血；②糖尿病（烟酸用量大可影响糖耐量）；③青光眼；④痛风；⑤高尿酸血症；⑥肝病；⑦溃疡病（用量大可引起溃疡活动）。溃疡患者禁用。有胃肠道疾病的患者，最好避免使用此药。妊娠初期服用过量烟酰胺有致畸作用。

（2）给药过程中应注意检查肝功能、血糖。

4.相互作用

（1）异烟肼可阻止烟酸与辅酶Ⅰ结合，而致烟酸缺少。

（2）烟酸与胍乙啶等肾上腺素受体阻滞型抗高血压药合用，其血管扩张作用协同增强，并可产生直立性低血压。

（3）它对有些患者可加强神经节阻滞剂的降压作用。

烟酰胺：烟酰胺（Nicotinamide，维生素 B_3，菸酰胺）在体内与核糖、磷酸、腺嘌呤形成烟酰胺腺嘌呤二核苷酸（辅酶Ⅱ）和烟酰胺腺嘌呤二核苷酸磷酸（辅酶 D），为脂质代谢、组织呼吸的氧化作用和糖原分解所必需。烟酰胺还有防治心脏传导阻滞和提高窦房结功能的作用。胃肠道易吸收，肌注吸收更快，吸收后分布到全身组织，经肝脏代谢，治疗量仅少量以原形自尿排出，用量超过需要时排泄增多。用于防治糙皮病等烟酸缺乏病，也用于防治心脏传导阻滞。注意妊娠初期用可致畸。孕妇禁用。肌注可引起局部疼痛，个别有头昏、恶心、食欲不振等，可自行消失。个别病例头晕，恶心，腹或胃部不适，食欲不振。姻酰胺与异烟肼有拮抗作用，长期服用异烟肼时，应适当补充烟酰胺。烟酰胺无扩张血管作用，高血压患者需要时可用烟酰胺。

（七）叶酸

1.药理作用与应用

叶酸（Folic Acid，维生素 B_{11}、维生素 M、叶片酸）主要在空肠近端吸收，十二指肠也有一定吸收作用。肠壁的吸收机理尚不清楚，主要为被动扩散过程。叶酸和维生素 B_{12} 对脱氧核糖核酸（DNA）的合成和红细胞的生成密切相关。当肠道吸收的叶酸经门静脉进入肝脏，在肝内二氢叶酸还原酶作用下，转变为具有活性的四氢叶酸。四氢叶酸是体内转移"一碳基团"的载体，是 DNA 合成过程中的重要辅酶"一碳基团"可以连接在四氢叶酸 5 位或 10 位碳原子上,特别是参与嘌呤核苷酸和嘧啶核苷酸的合成与转化。尿嘧啶核苷酸转化为胸腺嘧啶核苷酸时所需的甲基来自携有"一碳基团"的四氢叶酸所提供的甲烯基。因此叶酸缺乏时,"一碳基团"转移发生障碍,胸腺嘧啶核苷酸合成发生困难,DNA 合成也受影响,细胞分裂速度减慢,往往停留在 G_1 期,而 S 期及 G_2 期相对延长。这不仅影响造血细胞,引起巨幼细胞性贫血,也可累及体细胞,特别是增殖迅速的组织如消化道黏膜及其他部位的上皮细胞的增殖也受到影响,引起舌炎、腹泻等。叶酸在胃肠道几乎完全吸收(主要在十二指肠上部),大部分贮存在肝内,体内叶酸主要被分解为蝶呤和对氨基苯甲酰谷氨酸。由胆汁排至肠道中的叶酸可被再吸收,形成肝肠循环。口服后主要在空肠近端吸收,数分钟即出现于血中,贫血者较正常人的吸收速度更快。主要在肝贮存,治疗量的 90% 自尿中排泄,大剂量注射后 2h,即有 20%～30% 出现于尿中。适宜于抗贫血药,用于巨幼细胞性贫血。主要用于因叶酸缺乏所致的巨幼细胞性贫血。婴幼儿、妊娠期、哺乳期妇女,长期使用避孕药、止痛药、抗惊厥药、肾上腺皮质激素等,以及慢性溶血的反复发作,可以适当补充叶酸,以防叶酸缺乏症。

2.不良反应

在肾功能正常患者,本品很少发生中毒反应,偶见过敏反应。有些患者长期服用叶酸后可出现厌食、恶心、腹胀等胃肠道症状。大量服用叶酸时,可引起黄色尿。少数出现过敏反应,如搔痒、支气管收缩(痉挛),动物实验可诱发癫痫。长期服用可出现厌食、恶心、腹胀等。在静脉注射时可出现一过性休克症状。

3.注意事项

(1)叶酸口服可以迅速改善巨幼细胞性贫血,但不能阻止由维生素 B_{12} 缺乏所致的神经损害的进展,例如脊髓亚急性联合变性。如果大剂量持续服用叶酸,可进一步降低血清维生素 B_{12} 的含量,反可使神经损害向不可逆转方面发展。因此,在明确排除维生素 B_{12} 缺乏所致恶性贫血前,不宜贸然使用叶酸治疗。如因诊断不明而需用叶酸作为诊断性治疗时,其每日用量以不超过 0.4mg 为妥。

(2)遇有口服叶酸片剂出现恶心或(和)呕吐较剧,或处于手术前后禁食期,或胃切除后伴有吸收不良等情况,可选用叶酸钠或亚叶酸钙甲酰四氢叶酸钙作肌注。

(3)营养性巨幼红细胞贫血常合并缺铁,应同时补铁,并补充蛋白质及其他

B族维生素。

（4）有些药物可导致叶酸缺乏，如酒精、苯妥英钠、口服避孕药、氨甲蝶呤、氨苯蝶呤、乙胺嘧啶、甲氧苄氨嘧啶、消胆胺等。使用这些药物建议同服叶酸。

4.相互作用

（1）与维生素C同服，后者可能抑制叶酸在胃肠中的吸收。

（2）叶酸与苯妥英钠同用，可降低后者的抗癫痫作用。

（3）甲氨蝶呤、乙胺嘧啶等对二氢叶酸还原酶有较强的亲和力，阻止叶酸转化为四氢叶酸，中止叶酸的治疗作用。反之在甲氨蝶呤治疗肿瘤、白血病时，如使用大剂量叶酸，也会影响甲氨蝶呤的疗效。

（4）大剂量的叶酸可对抗苯巴比妥、苯妥英和扑痫酮的抗癫痫作用，并使敏感儿童的发作次数增多。

谷维素：谷维素（Oryzanol）据称能调整植物神经功能，减少内分泌平衡障碍，改善精神神经失调症状。现用于植物神经功能失调（包括胃肠、心血管神经官能症）、周期性精神病、脑震荡后遗症、精神分裂症周期型、更年期综合征、月经前期紧张症等，但疗效不够明显。个别病例有腹或胃部不适、恶心、呕吐、口干、皮疹、脱发、乳房肿胀、油脂分泌过多、体重增加，但停药后均可消失。

第二节　酶制剂类药物

酶(enzyme)是生物体内具有高效、迅速和专一性催化作用的特殊蛋白质,是决定活细胞代谢方式和代谢速度的重要因素,体内的生化反应及正常代谢均与酶有关。有些酶需要先与非蛋白质辅因子结合才发挥作用,这些辅因子则称为辅酶。可用于某种酶或辅酶缺乏、活性的不足或治疗疾病的需要。但受到分子量大,有抗原性,口服被消化液破坏的限制,影响其临床应用。生化制剂乃采用生物提取和生物化学方法合成而制备,用于补充、调节和纠正人体的功能失调,具有毒性低和不良反应少等特点,是一类新兴的药物。随着生物遗传工程在医学中的应用,生化制剂将会越来越具有生命力。

酶是构成生物体细胞与组织成分的一类大分子的特殊蛋白质,是机体内的重要活性物质。由于生物体内的一切代谢过程几乎都受酶的催化,因此作为药用的酶类种类较多,各酶有底物特异性。本章所介绍的只是常用的酶和辅酶,这些酶具专一性,有针对性治疗价值。胰蛋白酶、糜蛋白酶是常用的抗炎清创酶,能选择性地分解变性蛋白质的肽链,对正常组织则无作用,用于净化创面,促进肉芽生长及其他炎症疾病的抗炎消肿;菠萝蛋白酶的优点是分解纤维蛋白的大分子,但不破坏凝血所必需的纤维蛋白原,临床用于各种炎症、浮肿、血肿、血栓症;抑肽酶为广谱的蛋白酶抑制物,常用于各型胰腺炎、纤维蛋白溶解所致出血等的防治;透明质酸酶则有良好的促进药物扩散作用;溶菌酶能分解黏多糖多肽,有抗菌、抗病毒、止血、消肿及加快组织恢复功能等作用;胶原酶则有独特的消化天然胶原及变性胶原的能力,尤适于清创及创口的愈合;DNA 酶为核酸内切酶,能使含大量 DNA 及核蛋白的脓液液化,SK－SD 则同时具链激酶(溶栓作用)及 DNA 酶的作用;超氧化物歧化酶是体内自由基清除剂,目前正在试用于抗衰老、抗炎、抗癌;辅酶 A 和辅酶 Q_{10})在体内虽有重要作用,但作为药物作用相当有限,因不能透过细胞膜,仅用于缺血缺氧性疾病及心律失常的辅助治疗。其他酶制剂,阿糖苷酶,半乳糖苷酶,培哥德酶用于遗传性该酶缺乏的患者作替代治疗。但应注意,这些酶均是生物提取及生物合成的,分子量大,有一定的抗原性,潜在发生过敏反应的危险,大多不宜静脉注射,过敏体质者宜慎用。只作为疾病治疗的一种辅助治疗,不应把酶作为治疗疾病的唯一手段而忽视了病因治疗及其他药物的应用。生化制剂种类亦繁多,发展较快。这些药物不易透过细胞膜,能否发挥其生理效应,值得怀疑。

(一)胰蛋白酶

1.药理作用与应用

胰蛋白酶(Trypsin)具肽链内切酶的作用,选择性地作用于变性蛋白使之水解成多肽或氨基酸,起着提高组织通透性、抑制浮肿和血栓周围的炎症反应;溶解血凝块、渗出液、坏死组织;分解痰液、脓液等黏性分泌物;促使局部药液迅速扩散吸收等作用。由于人体血清内含有非特异性的胰蛋白酶抑制物,所以本品不会消化正常组织。系蛋白分解酶类药。能使血凝块、脓液、坏死组织及炎性渗出物分解液化而清除,用于脓胸、血胸、坏死性创伤、溃疡、血肿、脓肿、炎症、瘘管等所产生的局部浮肿、血肿、脓肿等,与抗生素或磺胺类药物合用的效果更佳;眼科用本品治疗各种眼部炎症(如虹膜睫状体炎、葡萄膜炎、急性泪囊炎、角膜溃疡等)、出血性眼病(前房出血、玻璃体出血、眼底出血、视网膜静脉周围炎、视网膜静脉血栓形成)以及眼外伤、视网膜震荡等,用以促进淤血、渗出物和坏死组织的消退,使浮肿和炎症消失,缩短恢复期;亦可喷雾吸入溶解黏痰;过去用本品伤口浸润封闭治疗蛇咬伤,企图分解蛇毒蛋白,但可加重组织损伤,引起出血,疗效可疑。

2.不良反应

(1)局部反应:注射局部疼痛、硬结。体表面局部应用可产生灼痛感,必要时应用局麻药物可防止发生。雾化吸入可使眼、呼吸道及上消化道有局部刺激。

(2)过敏反应:本品可引起组胺释放,引起全身反应,有寒战、发热、头痛、头晕、胸闷、胸痛、腹痛、皮疹、腹或胃部不适、血管神经性浮肿、呼吸困难、眼压升高、白细胞减少等,症状轻时不影响继续治疗,给予抗组胺药和对症药物(解热镇痛药)即可控制或预防,严重时应即停用。不可用于急性炎症及出血空腔中,体腔内应用可致温度轻度升高及心率加快。不可静注,用前作划痕试验,注意过敏反应。品偶可致过敏性休克。

3.注意事项

(1)不可用于急性炎症部位、出血空腔、肺出血一周以内。

(2)肾、肝功能不全、血液凝固异常和有出血倾向者忌用。

(3)结核性脓胸、胸瘘患者局部慎用。

(4)用前先用针头蘸本品溶液做皮肤划痕试验。显示阴性反应,始可注射给药。

（5）吸取药液后，应另换一未沾药液的针头注射，针头外壁沾有药液可引起注射局部疼痛。

（6）为了减轻注射局部疼痛，可酌加 2％盐酸普鲁卡因注射液。

（7）本品缓冲液溶解在水溶液中不稳定，溶解后效价下降较快，故应在临用前新鲜配制，3h 内用完。

（8）本品不可作静脉注射。

（9）哮喘患者慎用喷雾吸入法。

（10）外用时，创面若是酸性，用生理盐水反复冲洗至中性后使用，疗效更佳。

（二）糜蛋白酶

1.药理作用与应用

糜蛋白酶（Chymotrypsin，α－糜蛋白酶）具有肽链内切酶的作用，使蛋白质大分子的脒链切断，成为分子量较小的肽，或在蛋白分子脒链端上作用，使分出氨基酸。本品尚有脂酶作用，使某些脂水解。因此可消化脓液、积血、坏死组织，起创面净化、消炎、消肿作用。此外，尚能松弛睫状韧带及溶解眼内某些组织的蛋白结构。系蛋白分解酶类药。能促进血凝块、脓性分泌物和坏死组织等的液化清除，用于眼科手术以松弛睫状韧带，减轻创伤性虹膜睫状体炎；也可用于创口或局部炎症，以减少局部分泌和浮肿。

2.不良反应

（1）肌内注射偶可致过敏性休克，用前应先做皮肤过敏试验。

（2）本品可引起组胺释放，招致注射局部疼痛、肿胀。

（3）眼科局部应用可引起短期性的眼内压增高，导致眼痛和角膜浮肿，青光眼症状可持续 1w 后消退。

（4）尚可致角膜线状混浊、玻璃体疝、虹膜色素脱落、葡萄膜炎，以及创口开裂或延迟愈合等。

（5）糜蛋白酶眼科应用时还可有眼色素膜炎、角膜浮肿，且伤口愈合缓慢。

（6）未满 20 岁患者禁用，因可使玻璃体液流失。本品能透入玻璃体液，因而对视网膜有很强毒性。

（7）局部刺激症状有热感、疼痛；全身症状有发热、头重、呕吐、皮疹、胃液酸度减低、口内炎、腹痛、上眼睑浮肿、血管神经性浮肿、过敏性虚脱等。用前应先做皮试。

3.注意事项

(1)严重肝脏疾患及血凝功能不正常禁用。

(2)20岁以下的患者,由于晶状体囊膜玻璃体韧带相连牢固,眼球较小,巩膜弹性强,应用本品可致玻璃体脱出,故禁用。

(3)眼内压高或伴有角膜变性的白内障患者,以及玻璃体有液化倾向者均禁用本品。

(4)本品可造成凝血功能障碍,正在应用抗凝剂者和有严重肝病者禁用。

(5)角膜损伤者,接触此酶可发生明显肿胀、增厚、最终坏死。

(6)对本品引起的青光眼症状,于术后滴用β-受体阻滞药,如噻吗洛尔或口服碳酸酐酶抑制药(如乙酰唑胺),可望得到减轻。

(7)本品对视网膜有较强的毒性,应用时勿使药液透入玻璃体,因可造成晶状体损坏。

(8)眼科局部用药一般不引起全身不良反应。

(9)本品遇血液迅速失活,因此在用药部位不得有未凝固的血液。

(10)本品溶解后不稳定,在室温放置9d可损失50%活性。在4℃贮存1个月,活性未见显著下降。

(三)门冬酰胺酶

1.药理作用与应用

门冬酰胺酶(Asparaginase,爱施巴,天冬酰胺酶)为取自大肠杆菌的酶制剂类抗肿瘤药物,能将血清中的门冬酰胺水解为门冬氨酸和氨,而门冬酰胺是细胞合成蛋白质及增殖生长所必需的氨基酸。左旋门冬酰胺通常并非必需氨基酸,但某些肿瘤细胞(如淋巴白血病细胞等)缺乏门冬酰胺酶而不能合成门冬酰胺,须依赖宿主供给。给予门冬酰胺酶后,细胞外液中的门冬酰胺水解成门冬氨酸,遂使肿瘤细胞缺乏左旋门冬酰胺,蛋白合成受影响,肿瘤细胞生长抑制,最后导致死亡。正常细胞有自身合成门冬酰胺的功能,而急性白血病等肿瘤细胞则无此功能,因而当用本品使门冬酰胺急剧缺失时,肿瘤细胞因既不能从血中取得足够门冬酰胺,亦不能自身合成,使其蛋白质合成受障碍,增殖受抑制,细胞大量破坏而不能生长、存活。本品亦能干扰细胞DNA、RNA的合成,可能作用于细胞G,增殖周期中,为抑制该期细胞分裂的细胞周期特异性药。目前尚未发现它与常用的抗肿瘤药物有交叉耐药现象。本品经肌肉或静脉途径吸收,血浆蛋白结合率约仅30%,吸收后能在淋巴液中测出,但在脑脊液中的浓度很低。注射本品后,血中门冬酰胺浓度几乎立即下降到不能测出的水平,说明本品进入体内后,很快就开始作用。本品排泄似呈双相性,仅有微量呈现于尿中。本品从血管扩散到血管外间隙和细胞外间隙较慢。可在淋巴液中测出,脑脊液中浓度仅为血浆的1%。尿液中仅存在微量。本品不能通过血脑屏障,注射后以肝、肾组织含量最高,尿中测不到门冬酰胺酶。

适用于治疗急性淋巴细胞性白血病(简称急淋)、急性粒细胞性白血病、急性单核细胞性白血病、慢性淋巴细胞性白血病、何杰金病及非何杰金病淋巴瘤、黑色素瘤等。本品对上述各种瘤细胞的增殖有抑制作用,其中对儿童急淋的诱导缓解期疗效最好,有时对部分常用化疗药物缓解后复发的患者也可能有效,但单独应用时缓解期较短,而且容易产生耐药性,故现多与其他化疗药物组成联合方案应用,以提高疗效。主要适用于治疗急性淋巴性白血病,一般与其他药物联合作诱导治疗,不宜用作维持治疗。

2.不良反应

成人似较儿童多见。较常见的有过敏反应、肝损害、胰腺炎、食欲减退等。对出现的不良反应的性质要仔细分析,凡有可能引起严重后果的,应立即停用本品,并结合具体表现给相应的治疗措施,危急的要积极抢救。常见不良反应有食欲不振、恶心、呕吐、腹泻、头晕、头痛、嗜睡、精神错乱。血浆蛋白低下和血脂质过高或过低,氮质血症和肝功损害。骨髓抑制,白细胞及血小板减少,贫血,凝血障碍,局部出血,感染等。有心血管系统症状,脱发,蛋白尿。个别可发生胰腺炎。可引起过敏反应,用前须作皮试。少见的有血糖过高、高尿酸血症、高热、精神及神经毒性等。

(1)过敏反应:门冬酰胺酶是一种分子量相当大的外源性蛋白质,具有抗原性,5%~20%接受治疗的患者可出现过敏症状,从轻度变态反应到过敏性休克。若同时应用柔红霉素,可使过敏性并发症减少。剂量越大,过敏的发生率越高,连续给药比间歇给药的发生率低。可发生于最初疗程,皮试并不能完全预测过敏反应的发生。反应包括:皮疹、荨麻疹、关节炎、关节肿痛、皮肤瘙痒、面部浮肿,严重者可发生呼吸窘迫、休克甚至致死。半数患者可出现骨髓抑制症状。在用肌注给药的晚期儿童白血病,虽其轻度过敏反应的发生率较高,但有报告认为其严重过敏反应的发生率较静注给药为低。过敏反应一般在多次反复注射者易发生,但曾有在皮内敏感试验(简称皮试)阴性的患者发生。另在某些过敏体质者,即使注射做皮试剂量的门冬酰胺酶时,偶然也会产生过敏反应。约3%的人发生过敏性休克。为了避免这样的严重并发症,在治疗前应及时测定门冬酰胺酶抗体,应用此药治疗的患者约 30％～60％在治疗 1w 内有此种抗体。患者可能对某种微生物(如欧文菌属)所制成的门冬酰胺酶过敏,而对其他微生物(如大肠杆菌)制成的门冬酰胺酶则耐受很好。

(2)肝肾损害:有 50％以上肝功能的生化指标异常,肝脏损害通常在开始治疗的 2w 内发生,可能出现多种肝功能异常,包括血清丙氨酸氨基转移酶、门冬氨酸氨基转移酶、血氨、碱性磷酸酶、脂肪酶、胆红素等升高、血清白蛋白及胆固醇降低,曾有经肝穿刺活检证实有脂肪肝病变的病例。有因肝损害而死亡者。至少有 1/4 患者有肾脏损害(镜下血尿、蛋白尿、管型尿)或出血性膀胱炎,少数人肾衰,可致死亡。

(3)诱发胰腺炎:胰功能常发生紊乱,包括胰岛素生成减少,接受治疗的成年患者中,大约 5％出现明显的胰腺炎,也有死于出血性胰腺炎的病例。患者如感觉剧烈的上腹痛并伴有恶心、呕吐,应疑有急性胰腺炎,其中暴发型胰腺炎很危重,甚至可能致命。

(4)高血糖症:血糖过高患者有多尿、多饮、口渴症状,其血浆渗透压可能升高而血酮含量正常。高血糖经停用本品,或给适量胰岛素及补液可以减轻或消失,但少数严重的可以致死。

(5)高尿酸血症:高尿酸血症常发生在开始治疗时,由于大量肿瘤细胞快速破坏,致使释放出的核酸分解的尿酸量增多,严重的可引起尿酸性肾病、肾功能衰竭。取自大肠杆菌的门冬酰胺酶含的内毒素可引起高热、畏寒、寒战,严重的甚至可致死。

(6)神经系统反应:精神及神经毒表现为程度不一的嗜睡、精神抑郁、精神错乱、情绪激动、幻觉,偶可发生帕金森综合征等。少数病例发生头晕、头痛及精神错乱,有时脑电图有改变。可见急性可逆的器质性脑综合征,颇似酒精性震颤性谵妄。

(7)血液系统反应:罕见的有白细胞减少、低纤维蛋白原血症、凝血因子Ⅴ、Ⅷ等减少、颅内出血或血栓形成、下肢静脉血栓及骨髓抑制等。凝血因子减少与本品抑制蛋白质合成有关。有一部分患者发生贫血,血中清蛋白减少可致外周浮肿。凝血及纤维蛋白溶解异常,伴有凝血酶原时间、部分凝血激酶时间及凝血酶时间延长,纤维蛋白原浓度明显降低,血小板减少及凝血因子浓度减低,致使一些患者有出血倾向。50％的患者用此药期间出现骨髓抑制,表现为局部出血、贫血等。

(8)合并感染:用此酶治疗期间有发生各种感染的危险性,特别是革兰阴性菌感染增多。

（9）免疫系统反应：本药有免疫抑制作用，如抑制抗体合成，抑制迟发性过敏反应，抑制淋巴细胞转化和移植排斥反应等，因而 T 淋巴细胞与 B 淋巴细胞的功能均受到影响。

（10）其他反应：用包括尚有血氨过高、脱发、发热、出血、消化道反应（恶心、呕吐、食欲减退、腹泻）、口腔炎等。

3.注意事项

（1）由于不能排除本品有潜在的致畸胎、致突变和致继发性癌的作用，妊娠3 个月内的孕妇避免使用。由于哺乳期间使用的安全性尚未确定，考虑到本品对婴儿的危害，在哺乳期间接受治疗的乳母应停止哺乳。

（2）下列情况禁用：①对本品有过敏史或皮试阳性者；②有胰腺炎病史或现患胰腺炎者；③现患水痘、广泛带状疱疹等严重感染者等。

（3）下列情况慎用：①糖尿病；②痛风或肾尿酸盐结石史；③肝肾功能严重不全；④以往曾用细胞毒或放射治疗的患者；⑤骨髓功能抑制；⑥合并感染。

（4）患者必须住院，在对肿瘤化疗有经验的医生指导下治疗，每次注射前须备有抗过敏反应的药物（包括肾上腺素、抗组胺药物、静脉用的类固醇药物如地塞米松等），及抢救器械。

（5）凡首次采用本品或已用过本品但已停药一周或一周以上的患者，在注射本品前须做皮试。皮试的药液可按下列方法制备：如 5ml 的灭菌注射用水或氯化钠注射液入小瓶内摇动，使小瓶内 10000 国际单位（IU）的门冬酰胺酶溶解，从小瓶内抽取 0.1ml（每 1ml 含 2000IU），注入另一瓶含 9.9ml 稀释液的小瓶内，从而制成浓度约为每 1ml 含 20IU 的皮试药液。用 0.1ml 皮试液（约为 2.0 IU）做皮试，至少观察 1h，如有红斑或风团即为皮试阳性反应。患者必须皮试阴性才通接受本品治疗。

（6）应从静脉大量补充液体，碱化尿液，口服别嘌醇，以预防白血病或淋巴瘤患者发生高尿酸血症和尿酸性肾病。

（7）由于使用本品后会很快产生抗药性，故本品不宜用作急淋等患者缓解后的维持治疗方案。

（8）本品可经静滴、静注或肌注给药。①静注前必须用灭菌注射用水或氯化钠注射液加以稀释，每 10000IU 的小瓶稀释液量为 5ml。静注给药时，本品应经正在输注的氯化钠或葡萄糖注射液的侧管注入，静注的时间不得短于半小时。②静滴法给药，本品要先用等渗液如氯化钠或 5％葡萄糖注射液稀释，然后加入氯化钠或 5％葡萄糖注射液中滴入。③肌内注射,先要在含本品 10000IU 的小瓶内加入 2ml 氯化钠注射液加以稀释,每一个肌注部位每一次的肌注量不应超过 2ml。不论经静脉或肌内注射,稀释液一定要澄清才能使用,且要在稀释后 8h 内应用。

(9)来源于埃希大肠杆菌与来源于欧文菌族 Erwinia carotora 的门冬酰胺酶间偶有交叉敏感发生。

(10)在治疗开始前及治疗期间定期随访下列检测:周围血象、血浆凝血因子、血糖、血清淀粉酶、血尿酸、肝功能、肾功能、骨髓涂片分类、血清钙、中枢神经系统功能等。

(11)由于本品能进一步抑制患者的免疫机制,并增加所接种病毒的增殖能力、毒性及不良反应,故在接受本品治疗 3 个月内不宜接受活病毒疫苗接种,另与患者密切接触者的口服脊髓灰质炎疫苗时间亦应推迟。

(12)用此酶治疗期间有发生各种感染的危险性,特别是革兰阴性菌感染增多。

(13)因可出现过敏反应,初次使用及经 1w 或 1w 以上间隙再次使用时,均应作皮内试验。皮试阳性反应者作初次治疗以及对过敏反应属高危对象而仍有必要再次使用本药作重点治疗者,给予首剂前均应进行脱敏。一旦发生过敏应即用肾上腺素、吸氧和静注类固醇。

4.相互作用

(1)泼尼松或促皮质素或长春新碱与本品同用时,会增强本品的致高血糖作用,并可能增多本品引起的神经病变及红细胞生成紊乱的危险性,但有报告如先用前述各药后再用本品,则毒性似较先用本品或同时用两药者为轻。

(2)由于本品可增高血尿酸的浓度,故当与别嘌醇或秋水仙碱、磺吡酮等抗痛风药合用时,要调节上述抗痛风药的剂量以控制高尿酸血症及痛风。一般抗痛风药选用别嘌醇,因该药可阻止或逆转门冬酰胺酶引起的高尿酸血症。

(3)糖尿病患者用本品时及治疗后,均须注意调节口服降糖药或胰岛素的剂量。

(4)本品与硫唑嘌呤、苯丁酸氮芥、环磷酰胺、环孢素、巯嘌呤、单克隆抗体 CD$_3$ 或放射疗法合用时,可提高疗效,因而应考虑减少化疗药物、免疫抑制剂或放射疗法的剂量。

(5)本品与甲氨蝶呤同用时,本品可通过抑制细胞复制的作用而阻断甲氨蝶呤的抗肿瘤作用。有研究说明如门冬酰胺酶在给甲氨蝶呤 9～10d 前应用或在给甲氨蝶呤后 24h 内应用,可以避免产生抑制甲氨蝶呤的抗肿瘤作用,并可减少甲氨蝶呤对胃肠道血液系统的副作用。

(6)本品与一些抗肿瘤药物有拮抗作用,在本药的蛋白合成和细胞复制的抑制期,可能会干扰如甲氨蝶呤(MTX)一类药物的作用。故后者需在有细胞复制时才能发挥癌细胞杀伤作用。本药可干扰酶对其他药物的解毒作用,尤其是肝脏的解毒作用,门冬酰胺酶与长春新碱(VCR)同时使用或在用 VCR 前即用本药也可增加 VCR 毒性。

链激酶:链激酶(Streptokinase,链球菌激酶,溶栓酶)具有促进体内纤维蛋白溶解系统活性的作用,能使纤维蛋白溶酶原激活因子前体物转变为激活因子,后者再使纤维蛋白原转变为有活性的纤维蛋白溶酶,使血栓溶解。用于治疗血栓栓塞性疾病,如深静脉栓塞、周围动脉栓塞、急性肺栓塞、血管外科手术后的血栓形成、导管给药所致血检形成、新鲜心肌梗死、中央视网膜动静脉栓塞等。主要不良反应可引起出血(主要并发症,出血部位出现血肿,不需停药,可继续治疗,严重出血用凝血药对抗个别病例有药热、寒战或发冷、头痛;注入过快可能引起过敏反应(皮疹、面部潮红或苍白、气喘、心悸、胸闷、腹痛、过敏性休克);静注后可能出现溶血性贫血;可引起皮肤坏死,局部组织损伤,支气管痉挛。注意链球菌感染和亚急性心内膜炎患者禁用;新做外科手术者为相对禁用,原则上三日内不得使用;有出血倾向及出血性疾病禁用;怀孕 6w 内、产前 2w 内和产后 3d 内禁用;链球菌感染和心内膜炎患者禁用本品;新做外科手术者为相对禁用,原则上三日内不得使用。

(四)尿激酶

1.药理作用与应用

尿激酶(Urokinase,尿活素,人纤溶酶,人纤维蛋白溶酶)是由新鲜的人尿中分离精制而得的一种蛋白质酶,为一种高效的血栓溶解药。可直接激活内源性无活性的纤溶酶原变为有活性的纤溶酶,使组成血栓的纤维蛋白水解,而渗入新鲜血栓内,更易激活附着在纤维蛋白网上的纤维酶原,促使新鲜血栓的溶解,对已机化的陈旧血栓无效。由于本品是来源于人体的蛋白质酶,故与链激酶不同,无抗原性,不良反应也较轻、较少。其作用机制与链激酶不同,是切断纤溶酶原分子中的精氨酸 560－缬氨酸 561 键,使生成纤溶酶,而使纤维蛋白凝块、纤维蛋白原以及前凝血因子 V 和 Ⅷ 降解,并分解与血凝有关的纤维蛋白堆积物而起作用。酶类溶血栓药,能激活体内纤溶酶原转为纤溶酶,从而水解纤维蛋白使新鲜形成的血栓溶解。用于急性心肌梗死、急性脑血栓形成和脑血管栓塞、肢体周围动静脉血栓、中央视网膜动静脉血栓及其他新鲜血栓闭塞性疾病。本品对陈旧性血栓无明显疗效。适用于治疗脑血栓形成、周围血管栓塞、中央视网膜血管栓塞、急性心肌梗死等新鲜血栓栓塞性疾病,以及肾移植、整形外科手术等出现的血栓形成,均有较好的疗效。

2.不良反应

(1)使用剂量较大时,少数患者可能有出血现象,轻度出血如皮肤、黏膜、肉眼及显微镜下血尿、血痰或小量咳血、呕血等,采取相应措施,症状可缓解。若发生严重出血,如消化道大出血,腹膜后出血及颅内、脊髓、纵隔内或心包出血等,应中止使用,失血可输全血(最好用鲜血,不要用代血浆),能得到有效的控制,紧急状态下可考虑用氨基己酸、氨甲苯酸对抗尿激酶作用。

(2)少数患者可出现过敏反应:一般表现较轻,如支气管痉挛、皮疹等。偶可见过敏性休克。

(3)发热:约有 2‰~3‰患者可见不同程度的发热。可用对乙酰氨基酚作退热药。不可用阿司匹林或其他有抗血小板作用的退热药。

(4)其他:尚可见恶心、呕吐、食欲不振、疲倦、可出现 ALT 升高。可引起出血。少数有过敏反应,头痛,恶心,呕吐,食欲不振等应立即停药。极少数患者出现消化道出血和皮下出血,需停药。个别患者有短暂的头昏、头痛、胸闷、恶心、呕吐或食欲不振等反应,但不影响治疗。

3.注意事项

(1)下列情况禁用:①近期(14d 内)有活动性出血(胃与十二指肠溃疡、咳血、痔疮、出血等)、做过手术、活体组织检查、心肺复苏(体外心脏按摩、心内注射、气管插管)、不能实施压迫部位的血管穿刺以及外伤史;②控制不满意的高血压(血压>21.3/14.7kPa)或不能排除主动脉夹层动脉瘤者;③有出血性脑卒中(包括一时性缺血发作)史者;④对扩容和血管加压药无反应的休克;⑤妊娠、细菌性心内膜炎、二尖瓣病变并有房颤且高度怀疑左心腔内有血栓者;⑥糖尿病合并视网膜病变者;⑦出血性疾病或出血倾向,严重的肝、肾功能障碍及进展性疾病;⑧意识障碍患者。

(2)严重肝功能障碍和严重高血压患者、低纤维蛋白原血症及有出血性疾病者均忌用。

(3)高龄老人、严重动脉粥样硬化者应用剂量宜谨慎。

(4)本品只供静注和心内注射,不可作肌注或局部注射。

（5）使用本品时应按需要作优球蛋白溶解时间（ELT）试验及凝血酶时间和凝血酶原时间测定，在给药期间应作凝血象的监护观察。

（6）肺栓塞的溶解常伴随血液动力学变化，要注意采取维持血压措施。

（7）本品溶液必须在临用前新鲜配制，随配随用。每瓶 25 万单位的尿激酶，可用灭菌注射用水 5ml 溶解（不可用其他溶液溶解），制成的药液允许显浅稻草黄色（色深或不能完全溶解者不可应用）。溶解时应将瓶轻轻转动，切勿用力振摇（因可产生不溶物），制得的药液要求通过 0.45μm 终端过滤器或小型赛璐珞过滤器，以除去不溶性颗粒，进一步按用法内的要求进行稀释备用。

（8）本品在酸性药液中易分解降效。所用的稀释液宜接近中性。用葡萄糖输液稀释时应选择 pH≥4.5 的产品。溶解好的药液易失活，未用完的药液应丢弃，不宜保存再用。

（9）本品可引起注射部位针孔出血，在用药期间一般不宜作穿刺等操作。

糜木瓜酶：糜木瓜酶为蛋白溶解酶，可水解多脓类及脂类。在实验中作为化学核溶解的疗法，用以治疗椎间盘脱出，其结果不定，有时并不比安慰剂的效应好。不良反应较突出的危险为过敏反应，偶尔是致命的，并伴有持久的神经反应。如吸入粉剂可致呼吸道有严重反应。化学核溶解疗法后，常有下腰痛持续 2～14d，应用止痛剂可控制。其他的反应为肺栓塞、血栓形成静脉炎、严重肌痉挛、蛛网膜炎、麻痹加重、麻痹性肠梗阻及膀胱括约肌功能失常；难以说明这些不良反应是否由于此酶引起，因为此疗法本身及注射前的造影剂也可起作用。如果糜木瓜酶直接注射到神经中，一些神经损伤是可能的，如果偶然注射在鞘内，可能出现蛛网膜下出血。有人甚至提出椎间盘中的酶从硬膜外漏出可在 1/4 的病例中出现。

（五）抑肽酶

1.药理作用与应用

抑肽酶（特斯乐，特血乐，屈来赛多，抑胰肽酶）通过按一定化学比例形成的可逆的酶—抑制剂复合物从而抑制人体的胰蛋白酶、纤溶酶、血浆及组织中血管舒缓素。丝氨酸活性的蛋白酶在血管舒缓素—激肽原—激肽系统、补体系统、凝血系统中起着主要作用，而在这些系统中，纤溶酶及血浆血管舒缓素都起关键作用。抑肽酶通过酶上的丝氨酸活性部分，形成抑肽酶—蛋白酶复合物而达到抑制作用。然而与不同的蛋白酶结合，显示出不同的离解常数。与胰蛋白酶的结合最牢固，这个常数是目前所报导的蛋白质间作用中最低的之一，与人体纤溶酶的结合不很牢固。因为酶-抑制物复合体的 K 值较大,因此可能是可逆的,与人血浆血管舒缓素结合的复合物相当不牢固,但仍在抑肽酶的治疗范围内。抑肽酶不仅与游离的酶分子结合,而且可以与已和第三组分结合的酶结合(如果该酶的活性中心还有结合能力)。因此,抑肽酶抑制游离的纤溶酶,也可抑制用链激酶进行溶栓治疗时形成的中间体-纤维蛋白溶酶链激酶复合物。抑肽酶的抗纤溶作用基于对蛋白水解激活的纤溶酶的抑制,不同于合成的抗纤溶剂,由于对过分激活的纤溶酶的直接抑制作用,抑肽酶不但能保护直接的底物(纤维蛋白)不被纤溶酶降解,并保护着血浆中的纤维蛋白原、V、Ⅷ因子及血清中的 α_2-球蛋白。在内毒素引起的休克及低血容量休克的实验中,Trasylol 能明显地抑制激肽原的激活。Trasylol 能够预防或延迟肺间质浮肿(休克肺)的发展。其抑制作用具有剂量及时间的依赖性。在休克时,缺血的胰腺可产生一种高度毒性的肽物质,即心肌抑制因子(MDF)。这种因子与休克的死亡有很大的关系。在出血性、败血症性及心源性休克以及烧伤休克的鼠、狗、猴及人的血浆中可测到 MDF。MDF 在所有出血的情况下,可引起心肌收缩力的下降,同时,它引起内脏阻力血管的收缩造成局部缺血,导致更多 MDF 的产生。而且,由于引起网状内皮系统的毒性损害,延迟了其在血循环中的清除。Trasylol 可以极大地阻止 MDF 的产生。

Trasylol 静脉注射后原形抑肽酶迅速分布于整个细胞外相,从而也使血药浓度迅速降低(半衰期约 23min)。抑肽酶在肾脏蓄积,也较小程度上在软骨组织中蓄积。在肾脏的富集是由于抑肽酶结合于近曲小管上皮细胞的刷状缘,抑肽酶也富集于吞噬溶酶体。由于碱性的抑肽酶对酸性的蛋白多糖的亲合力导致了在软骨组织中蓄积。抑肽酶富集于吞噬溶酶体是依赖于肾小管上皮细胞的主动转运机制,因此也依赖于完整细胞的功能。肺、脾和胰腺中的浓度与血清的浓度相近。脑、肌肉、胃和肠的浓度最低。Trasylol 实际上不进入脑脊液(CSF)。在狗、豚鼠、健康志愿者或神经系统有、无感染的患者的脑脊液中均未检验出 Trasylol。仅有非常有限的 Trasylol 透过胎盘屏障。分娩前静脉注射后,新生儿血液浓度为母血浓度的 1/10,其他研究者没有在已输注 Trasylol 的母体中胎儿血中发现抑肽酶。胎盘对 Trasylol 可能不是绝对不透过的,但是其透过显然是非常缓慢的过程。

Trasylol 能抑制胰蛋白酶及糜蛋白酶,阻止胰脏中其他活性蛋白酶原的激活及胰蛋白酶原的自身激活,故可用于各型胰腺炎的治疗与预防;能抑制纤维蛋白溶酶和纤维蛋白溶酶原的激活因子,阻止纤维蛋白溶酶原的活化,用于治疗和预防各种纤维蛋白溶解所引起的急性出血;能抑制血管舒张素,从而抑制其舒张血管、增加毛细血管通透性、降低血压的作用,用于各种严重休克状态。此外,本品在腹腔手术后直接注入腹腔,能预防肠粘连。

2.不良反应

少数患者可出现过敏反应,应立即停药。输注过快有时出现恶心,呕吐,发热,瘙痒,荨麻疹等。支气管痉挛、胃肠道不适、皮疹、心动过速等均属过敏反应。较少见的不良反应有:治疗胰腺炎时可出现凝血机制障碍、过敏性休克等。使用本品可能发生过敏和类过敏反应($<0.5\%$)。症状范围自皮疹、瘙痒、呼吸困难、恶心、心动过速到循环衰竭的过敏性休克,可导致个别病例死亡。心脏外科患者高剂量 Trasylol 治疗期间,血清肌酐可一过性增高。输注抑肽酶后可能出现血栓性静脉炎。

3.注意事项

(1)对抑肽酶过敏者禁忌使用本品。

(2)动物试验显示本品虽无任何致畸和胚胎毒性作用,然而根据一般的原则,妊娠头三个月不应使用。

(3)使用本品可能发生过敏和类过敏反应($<0.5\%$)。症状范围自皮疹、瘙痒、呼吸困难、恶心、心动过速到循环衰竭的过敏性休克,可导致个别病例死亡。

输注时出现高敏反应,应立即停止给药,进行急救处理,(如应用肾上腺素、肾上腺皮质激素和扩容治疗)。

(4)用于过去曾接受抑肽酶治疗的患者因可能出现过敏反应,应至少在给主剂量前 10min 给予初剂量 1mg 进行观察,无反应时再给其余剂量。此外,还应在给主剂量前立即静脉给予 H_1-拮抗剂(抗组织胺剂)和 H_2-拮抗剂(如甲氰米胍)。

(5)已知对某些药物过敏及过敏体质的患者应在严密观察下非常小心地用抑肽酶治疗,因可发生假性过敏反应,对这些患者也应提前静脉给予 H_1-和 H_2-拮抗剂。

(6)体外循环应用注意。

①Trasylol 加到肝素化血中可延长全血的凝血时间。高剂量 Trasylol 治疗时延长激活全凝血时间(ACT),接受上述剂量。应用于体外循环的患者,ACT 应保持在 750s 以上,或者用肝素-精氨酸分析调整控制肝素水平。

②应根据患者固定的体重剂量方案和心肺分流的时间给肝素可确保有足够的循环肝素。

③确定中和肝素需用的精氨酸剂量应按给予肝素的总量,而不是根据 Hemochron 法测得的 ACT。

(7)Trasylol 对血栓溶解剂(如链激酶、t－PA、尿激酶)有剂量依赖的抑制作用。

(8)本品禁止与其他药物配伍。必须避免在已混合的输液中给予。本品尤其避免与 β－内酰胺类抗生素合用。

(9)本品与含有其他成分的水溶液混合的数据

①羟乙基淀粉:在 24h 内未显示出 Trasylol 活性的丧失。

②葡萄糖液:在 24h 内未显示出 Trasylol 活性的丧失。

③营养液:考虑到营养液的不同组成,Trasylol 应与营养液分别输注,尤其营养液中含有氨基酸或脂肪乳剂。

(10)注意:如安瓿和药瓶内容物混浊,禁止使用。安瓿和药瓶开启后立即使用。

4.相互作用

本品禁止与皮质激素、肝素、含氮氨基酸的营养液及四环素等药物配伍用。

第三节　解毒类药物

解毒药是指能够除去或防止毒物吸收,改变毒物毒性或对抗毒物的毒理效应的药物,可分为一般性解毒药和特异性解毒药。一般性解毒药解毒谱广,专属性低,对毒物无特异性抵抗作用,但可减少或延缓毒物在胃肠道吸收,促使毒物从体内排出,如用高锰酸钾使生物碱氧化,用活性炭吸附毒物以减少吸收,用硫酸钠导泻以促进毒物排泄等,仅作为中毒综合治疗的辅助治疗。特异性解毒药专属性高,有特效作用的对因疗法,疗效高,但仅对相应的毒物有效。特异性解毒药在中毒抢救中占重要地位,必须尽早足量使用,要严格掌握适应证和用药方法,采取对症治疗和全身支持疗法帮助机体赢得时间排出毒物。本节只介绍特异性解毒药,临床上用于解救急性中毒的病例。

一、急性中毒的一般治疗原则

1.切断毒源,防止毒物继续被吸收

(1)冲洗胃肠:用高锰酸钾溶液(1∶1000~1∶5000)洗胃,把毒物氧化解毒,应用催吐药或导泻药,促使毒物从胃肠道排出。催吐药可用阿朴吗啡,导泻可用硫酸钠或硫酸镁。

(2)支持生命器官功能和促使毒物排泄:静脉补液、使用高效能利尿剂,必要时作血液透析以促使药物自体内排出。呼吸困难或呼吸抑制者行人工机械呼吸。

2.减低或消除毒物的毒性作用

(1)沉淀吸附:活性炭、鞣酸、鸡蛋清、豆浆等可沉淀和吸附多种生物碱和金属毒物。口服2%~10%硫酸钠,可用于氯化钡或碳酸钡的中毒。

(2)中和氧化:弱碱性物质(肥皂水、2%碳酸氢钠等)可中和酸性毒物;弱酸性物质(如3%~5%醋酸、硼酸、果汁等)可中和碱性毒物;活性炭50g、氯化镁25g、鞣酸28g的混合物可作为通用解毒剂,对毒物产生中和、吸附、减小吸收等作用。

3.对症治疗

维持呼吸和循环的功能,合理应用抗惊厥药、中枢兴奋药等对症治疗药。

4.应用特殊解毒剂

根据毒物种类和作用特点选用相应的特异性解毒剂,如金属中毒应采用金属络合剂,有机磷药中毒应采用阿托品和氯磷定等。

二、解毒药的分类

1.解金属中毒药物

谷胱甘肽、二巯基丙醇、二巯基丁二钠等。

2.解有机磷中毒药物

碘解磷定、氯磷定等。

3.解氰化物中毒药物

硫酸钠、硫代硫酸钠等。

4.解阿片类中毒药物

纳络酮、纳屈酮等。

5.治疗高铁血红蛋白血症药物

亚甲蓝。

6.治疗放射性损伤药物

巯乙胺、半胱氨酸等。

7.解蛇毒药物

抗蛇毒血清、南通蛇药、上海蛇药等。

8.解有机氟中毒药物

解氟灵。

9.其他解毒药

2-巯基乙磺酸钠、药用炭等。

三、常见解毒药物

(一)解金属中毒药物

金属铅、铜、汞、锌、铁、锡等或类金属磷、砷、锑、铋等大量进入体内,可与组织蛋白质和细胞酶系统中的巯基结合,抑制酶的活性,使组织细胞代谢障碍,产生一系列中毒症状。本类解毒药多为金属络合剂,其结构中具有2个或多个供电子集团(如氮、氧、硫),能与金属或类金属离子结合成环状络合物(称整合物),从而改变原来的金属特性,生成低毒或无毒的可溶性物质从尿中排出体外。与金属络合难以解离者,其解毒效果更好。络合的稳定性与下列因素有关:①络合剂与各种金属络合力不同,常以络合常数(K)的对数值(logK)表示其稳定度。其中[M]、[L]和[ML]分别为金属、络合物及金属络合物的克分子浓度,络合常数小的络合物不够稳定,有一定程度的解离,可被络合常数大的金属所代替。②与配位体(Ligand)的配位原子数多少有关。单基配体不如多基配体的络合稳定,由多基配体络合生成的络合物成环状,比非环状的要稳定,生成的环以 5 元环比 6 元环更为稳定(如 EDTA)。络金属对重金属中毒的解毒有效性除取于络合常数大小外,还和络合物应有足够高的水溶性,在体内不易进行生物转化,易于到达重金属的贮存部位,对重金属的解毒能力强,不受体内pH 影响,所形成的金属络合物易于排泄等因素有关。

谷胱甘肽:谷胱甘肽(Glutathione)谷胱甘肽是甘油醛磷酸脱氢酶的辅基,又是乙二醛酶及磷酸丙糖脱氢酶的辅酶,参与体内三羧循环及糖代谢,使人体获得高能量,它能激活各种酶,如体内的巯基(—SH)酶等,从而促进糖类、脂肪及蛋白质代谢,也能影响细胞的代谢过程。临床上用于:①解毒:对丙烯腈、氰化物、一氧化碳、重金属及有机溶剂等的中毒均有解毒作用,对红细胞膜有保护作用,故可防止溶血,从而减少高铁血红蛋白。②对某些损伤的保护作用:由于放射线治疗、放射性药物或由于使用肿瘤药物所引起白细胞减少症以及由于放射线引起的骨髓组织炎症,本品均可改善其症状。③保护肝脏,能抑制脂肪肝的形成,也能改善中毒性肝炎和感染性肺炎的症状、④抗过敏:能纠正乙酰胆碱、胆碱酯酶的不平衡,从而消除由于这种不平衡所引起的过敏症状。⑤改善某些疾病的症状:对缺氧血症的不适、恶心、呕吐、瘙痒等症状以及由于肝脏疾病引起的其他症状,均有改善作用。⑥防止皮肤色素沉着:可防止新的黑色素形成并减少其氧化。⑦眼科疾病:可抑制晶体蛋白质巯基的不稳定,因而可以抑制进行性白内障及控制角膜及视网膜疾病的发展等。尚未见严重不良反应报道。

青霉胺:详见免疫抑制药物。

二巯基丙醇:

1.药理作用与应用

二巯基丙醇(Dimercaprol,巴尔,BAL)本品带有两个巯基(—SH)。一个分子的本品结合一个金属原子形成不溶性复合物。二个分子的本品与一个金属原子结合形成较稳定的水溶性复合物。复合物在体内可重新离解为金属和本品,本品被氧化后失去作用。要在血浆中保持本品与金属 2∶1 的优势和避免本品过高浓度的毒性反应,需要反复给药,一直用到金属排尽和毒性作用消失为止。本品的巯基与金属结合的能力比细胞酶巯基为强,可预防金属与细胞酶巯基结合和使已与金属络合的细胞酶复活而解毒,所以在金属中毒后应用越早越好。最好在接触金属后 1～2h 内给药,4h 内有用,超过 6h 再给本品,作用减弱。因此本品对急性金属中毒有效,而对慢性中毒虽能增加尿中金属排泄量,但已被金属抑制带有巯基细胞酶的活力已不能恢复,临床症状常无明显好转。对其他金属的促排效果,排铅不及依地酸钙钠,排铜不及,对锑和铋无效。本品与镉、铁、硒、银、铀结合形成复合物,但其毒性反应比原金属为大,故应避免应用。甲基汞和其他有机汞化合物中毒时应用本品,可使汞进入脑组织,故应禁用。口服不吸收。肌注后 30～60min 血药浓度达高峰,维持 2h。动物注射本品后尿内中性硫含量排泄迅速增多,其中约 50% 是由于注射本品的结果。尿中葡糖醛酸含量增多,提示本品部分以葡糖醛酸苷形式由尿排出。主要用于治疗砷、汞和金中毒,与依地酸钙钠合用治疗儿童急性铅脑病。

2.不良反应

(1)常见不良反应:本品有特殊气味。常见不良反应依次有恶心、呕吐、头痛、唇、口腔、喉、眼、阴茎灼热感,咽和胸部紧迫感、流泪、流涕、流涎(唾液增多)、多汗(额、手和其他部位)、腹痛、肢端麻木和异常感觉、肌肉和关节酸痛。剂量超过 5mg/kg 时出现心动过速、高血压、抽搐和昏迷,持续应用可损伤毛细血管,引起血浆渗出,导致低蛋白血症、代谢性酸中毒、血浆乳酸增高和肾脏损害。儿童不良反应与成人相同,但可有发热和暂时性中性粒细胞减少。一般不良反应常在给药后 10min 出现,30～60min 后消失。

(2)结合膜炎,视力模糊。手麻,手刺痛。收缩小动脉,使血压升高,心跳加快,大剂量损伤毛细血管,而使血压下降。少数有震颤、肌痛及痉挛。对肝肾有损害。小儿可出现发烧。

(3)注射局部可出现疼痛、浮肿、红斑以及无菌性脓肿。通常伴有焦虑和不安的感觉。

3.注意事项

(1)老年人的心脏和肾脏代偿功能减退,故应慎用。对有心脏病、高血压、肾脏病、肝病和营养不良的患者应慎用。有严重高血压、心力衰竭和肾功能衰竭的患者应禁用。对花生和花生制品过敏者,不可应用本药。

(2)本品与金属结合的复合物,在酸性条件下容易离解,故应碱化尿液,保护肾脏。二次给药间隔时间不得少于 4h。

(3)本品为油剂,肌注局部可引起疼痛,并可引起无菌坏死,肌注部位要交替进行,并注意局部清洁。

（4）曾记载一妇女患 Wilson 病，应用本品 6 年。用药期间妊娠二次，未见有胎儿异常。

（5）应用本品前后应测量血压和心率。治疗过程中要检查尿常规和肾功能。大剂量长期应用时还要检查血浆蛋白。

（6）本药与金属结合的复合物，在酸性条件下容易离解，故应碱化尿液，保护肾脏。两次给药间隔的时间不得少于 4h。本药为油剂，肌注局部可引起疼痛，并可引起无菌坏死，肌注部位要交替进行，并注意局部清洁。

依地酸钙钠：

1.药理作用与应用

依地酸钙钠（Calcium Disodium Edetate，EDTA 钙钠，解铅乐）能与多种二价和三价重金属离子络合形成可溶性复合物，由组织释放到细胞外液，通过肾小球滤过，由尿排出；金属络合物在尿中排泄的高峰为用药后 24h～48h。本品和各种金属的络合能力不同，可用稳定常数（logK）来表示。稳定常数低的金属较易离解，能被其他稳定常数高的金属所替代，例如钙（logK10.8）可被铅（logK18.0）替代；但本品在体内与金属的络合能力不完全与其稳定常数符合，其中以铅为最有效，其他金属效果较差，而对汞和砷则无效。这可能系汞和砷在体内与酶（－SH）牢固结合，或本品不易与组织内的汞和砷络合。口服不易吸收。静脉注射在血循环消失很快，存在于血浆，主要在细胞外液；脑脊液中甚微，仅占血浆的 5％。本品在体内几乎不进行代谢，1h 内尿排出 50％，24h 内排出 95％。本品主要用于治疗铅中毒，亦治镉、锰、铬、镍、钴和铜中毒，以及作诊断用的铅移动试验。

2.不良反应

（1）头昏、头晕、前额痛、食欲不振、恶心、畏寒、发热、关节痛、腹痛、乏力。组胺样反应有鼻黏膜充血、喷嚏、流涕和流泪。少数有尿频、尿急、蛋白尿、低血压和心电图 T 波倒置。过大剂量可引起肾小管上皮细胞损害，导致急性肾功能衰竭。肾脏病变主要在近曲小管，亦可累及远曲小管和肾小球。不良反应和肾脏损害一般在停药后恢复。

（2）有患者应用本品后出现高血钙症，应予以注意。大剂量可有肾小管水肿等损害，用药期注意查尿，若出现管型、蛋白、红细胞、白细胞、少尿或肾功能衰竭等，应即停药。

（3）注射过快，浓度超过 0.5％，可引起血栓静脉炎。

（4）个别人出现全身反应，如疲乏，过度口渴突然发热或寒战，严重肌痛，食欲不振,类组胺反应,皮炎。

3.注意事项

(1)交叉过敏反应:本品与乙二胺有交叉过敏反应。

(2)动物实验证明本品有增加小鼠胚胎畸变率,但可通过增加饮食中的锌含量而预防。组织培养中加入本品可影响早期鸡胚上皮细胞的发育。

(3)老年人的肾脏和心脏潜在代偿功能减退,故应慎用本品,并应减少剂量和疗程。

(4)本品对各种肾脏病患者和肾毒性金属应慎用,对少尿、无尿和肾功能不全的患者应禁用。

(5)本品对正在接触铅的患者不宜口服,因反可增加铅在胃肠道的吸收。本品可络合体内锌、铁、铜等微量金属,但无实际临床意义。

(6)注射剂为 20% 水溶液,肌内注射引起局部疼痛。一般用 0.5%～1% 盐酸普鲁卡因溶液稀释到 0.5%～1.5% 浓度,以减轻疼痛。每日剂量不宜超过 1.5g,每一疗程连续用药不超过 5d。需要应用第二疗程前应间歇停药 4～7d。

(7)剂量过大和疗程过长不一定成比例地增加尿中金属的排泄量,相反可引起急性肾小管坏死。严重中毒患者不宜应用较大剂量,否则使血浆中金属—本品复合物增加量不及从尿排出,反而增加铅对人体的毒性。儿童急性严重铅脑病如不治疗,其死亡率高达 65%,存活者常遗留脑损伤后遗症。

(8)单独应用本品效果不理想,一般采用本品和二巯基丙醇联合治疗。具体用药:二巯基丙醇按体重 4mg/kg,每 4～6h 一次,同时应用本品按体重 12.5mg/kg,每日 2 次,两药疗程共 3～5d。每一疗程治疗前后应检查尿常规,多疗程治疗过程中要检查血尿素氮、肌酐、钙和磷。

4.相互作用

本品能络合锌,干扰精蛋白锌胰岛素的作用时间。

(二)解有机磷中毒药物

有机磷是指有机磷酸酯类化合物,在工、农、林业和国防工业均广泛使用,常用的如对硫磷(1605)、内吸磷(1509)、甲拌磷(3911)、导拉硫磷(4049)、乐果、敌百虫、敌敌畏、磷胺、特普等。另外,沙林(sarin)、丙氟磷(DEF)是神经毒气,具有军事意义。有机磷酸酯类由于它具有强大的抑制胆碱酯酶的作用,使其丧失水解乙酰胆碱的能力,致体内解离的乙酰胆碱在胆碱能神经的突触间隙堆积过多,产生胆碱能神经过度兴奋的效应,出现中毒症状。轻度中毒者以 M 样症状为主,中度中毒者同时有 M 样和 N 样症状,重度中毒者,除了 M 样和 N 样症状之外还有中枢症状。M 样症状表现为瞳孔缩小、视力模糊、流涎、出汗、支气管分泌增力口、支气管痉挛、呼吸困难、肺水肿、恶心、呕吐、腹痛、腹泻、大小便失禁,血压下降、心动过缓。N 样症状表现为心率加快、心缩力增强、血压升高、瞳孔缩小、腹痛、腹泻、流涎、出汗,肌震颤、抽搐,严重者有肌无力、麻痹。中枢症状表现为不安、失眠、震颤、谵妄、昏迷、呼吸抑制和循环衰竭。有机磷中毒的解毒药主要有阿托品和某些肟类化合物。阿托品对抗已经积蓄在体内的乙酰胆碱引起的 M 样作用;肟类化合物如碘解磷定、氯磷定等,能恢复未老化的胆碱酯酶的活性。早期足量的合并用药,能迅速达到解毒的目的。

胆碱酯酶复活药特效地拮抗有机磷的毒性主要通过 3 种方式来实现:①加速磷酰化胆碱酯酶的脱磷酰化,恢复酶的活性。②复活药直接将解离的有机磷酸酯化合物结合,成为无毒的物质由尿中排出,或加速游离有机磷酸酯的分解,从而防止有机磷酸酯类继续毒害胆碱酯酶。③复活剂还能将胆碱酯酶结合,减少有机磷酸酯将酶结合,使酶免受毒害。以上解毒方式是以第一方式为主的。应用复活剂治疗有机磷中毒时,早期用药效果好,治疗慢性中毒效果较差或无效。复活药与阿托品并用时,治疗效果比各药单独应用优越。例如,实验表明单用 PAM 仅能提高小鼠对氯磷(paraoxam,1059 农药在体内活性体)致死量 2～4 倍。单独用阿托品时,只提高 2 倍,如 2 药合用能提高致死量 128 倍。然而酶复活剂不能取代阿托品的解毒作用,往往在已用足量的阿托品的基础上使用。

(三)解氰化物中毒药物

亚硝酸钠:

1.药理作用与应用

亚硝酸钠(Sodium Nitrite)系氧化剂,能使血红蛋白中的二价铁氧化成三价铁,形成高铁血红蛋白。高铁血红蛋白中的 Fe^{3+} 与氰化物(CN^-)结合力比氧化型细胞色素氧化酶的 Fe^{3+} 为强,即使已与氧化型细胞色素氧化酶结合的 CN^- 也可使其重新释放,恢复酶的活力。但高铁血红蛋白与 CN^- 结合后形成的氰化高铁血红蛋白在数分钟后又逐渐解离,释出 CN^-,又重现氰化物毒性。因此本品对氰化物中毒仅起暂时性的延迟其毒性。本品尚有扩张血管作用。口服后吸收迅速,15min 即起作用,可持续 1h。约 60% 在体内代谢,部分为氨,其余以原形由尿排泄。静脉注射立即起作用。用于氰化物中毒。

2.不良反应

有恶心、呕吐、头昏、头痛、出冷汗、紫绀、气急、昏厥、低血压、休克、抽搐。不良反应的程度除剂量过大外,还与注射本品速度有关。

静注可出现血压下降。

3.注意事项

(1)老年人心脏和肾脏潜在代偿功能差。本品可使血管扩张,导致低血压,影响心脏冠状动脉灌注和肾血流量,应慎用,并在注射过程中严密观察其不良反应。

(2)对有心血管和动脉硬化的患者需要应用时,要适当减少剂量和减慢注射速度。

(3)本品为3%水溶液,仅供静脉使用,每次 $10 \sim 20ml(6 \sim 12mg/kg)$,每分钟注射 $2 \sim 3ml$,需要时在 1h 后可重复半量或全量;出现严重不良反应应立即停止注射本品;注射较大剂量本品引起高铁血红蛋白的紫绀,可用亚甲蓝使高铁血红蛋白还原。

(4)本品对氰化物中毒仅起暂时性的延迟其毒性。因此要在应用本品后,立即注射硫代硫酸钠,使其与 $CN-$ 结合变成毒性较小的硫氰酸盐由尿排出。

(5)必须在中毒早期应用,中毒时间稍长即无解毒作用。

(6)使用本品合成的亚硝基胺在动物有致癌作用,但在人类尚未报道。

硫代硫酸钠:硫代硫酸钠(Sodium Thiosulfate,次亚硫酸钠)在酶的参与下能和体内游离的或已与高铁血红蛋白结合的 $CN-$ 相结合,使变为毒性很小的硫氰酸盐,随尿排出而解毒。本品不易由消化道吸收。静脉注射迅速分布到各组织的细胞外液。主要用于氰化物中毒,也可用于砷、汞、铅、铋、碘等中毒。本品主要不良反应为静注后除有暂时性渗透压改变外,还有头晕,乏力,恶心,呕吐。静脉注射不可过快,防止出现血压下降。注意本品基本无毒性,静注一次量容积较大,应注意一般的静注反应;氰化物中毒:须先用亚硝酸钠,亚硝戊脂或亚甲蓝,然后缓慢静注本品,与亚硝酸钠从不同解毒机理治疗氰化物中毒,应先后作静脉注射,不能混合后同时静注;本品继亚硝酸钠静注后,立即由原针头注射本品,口服中毒者,须用 5% 溶液洗胃,并保留适量于胃中。

亚硝酸异戊酯:亚硝酸异戊酯(Amyl Nitrite,亚硝戊酯)系治疗氰化物中毒的急救辅助药。解毒机制与亚硝酸钠相同,但作用较弱;仅能使少量血红蛋白中的二价铁氧化成三价铁,Fe^{3+} 再与氰化物($CN-$)结合成氰化高铁血红蛋白,暂时延迟氰化物毒性。因此,要在应用本品后立即注射亚硝酸钠和硫代硫酸钠。本品有扩张血管作用,药效很快,缓解心绞痛急性发作。但由于其不良反应较多,故已被其他抗心绞痛药取代。本品吸入后 30s 内即可见效,药效持续 3～5min。对血液动力学的改变有心跳加快、臂动脉和左心室终末舒张压降低。本品用于氰化物中毒,亦用于心绞痛急性发作。主要不良反应为吸入本品后可有头痛、心动过速、体位性低血压,且尚有不良刺激性气味;常见面颈发红、搏动性头痛,连用数天即自行消失。剂量过大可致低血压(血压下降),心率增快,加重心绞痛症状,冠状动脉闭塞与血栓形成。注意本品有扩张血管作用,降低血压,故对老年人和有心血管疾病的患者,应慎用或禁用;青光眼、脑出血、颅内压升高禁用;本品系 3－甲基－1－丁醇－亚硝酸酯和 2－甲基－1－丁醇－亚硝酸酯两药的混合剂,易燃,不可近火。

(四)解阿片药物中毒药物

阿片类药物属于成瘾镇痛药,吗啡是从阿片中提取的主要有效成分,即阿片生物碱,广泛应用于疼痛的治疗,阿片受体拮抗药用于阿片类药物急性中毒的治疗。阿片类药物中毒分为急性中毒与慢性中毒。

急性中毒是指使用吗啡、海洛因、美沙酮等阿片类过量时,呈现程度不同的中毒症状:昏迷、呼吸抑制、紫绀、血压下降、针尖样瞳孔、尿量减少、体温下降,死亡原因多为呼吸衰竭。根据呼吸抑制、针尖样瞳孔、昏迷三联症可确诊为阿片中毒。治疗措施首先要使呼吸道通畅,进行人工呼吸,静脉注射少量阿片拮抗剂纳络酮,可立即逆转呼吸抑制的症状,因此纳络酮目前被列为首选药。烯丙吗啡和左洛啡烷虽有对抗作用,但也有部分激动作用,可能会加重阿片类轻度中毒时的呼吸抑制药。治疗过程中,不要过早停用拮抗剂,患者苏醒后可用作用时间较长的拮抗药纳屈酮继续治疗。阿片类成瘾者急性中毒时,如用拮抗药,可诱发严重的戒断症状,甚至危及生命,且在拮抗药作用期间,即使给大量阿片激动药也难以对抗。对喷他佐辛等部分激动剂所致的阿片类急性中毒,应使用大剂量的纳络酮(Naloxone),才能有效。

慢性中毒是指产生了精神依赖性和身体依赖性,即成瘾。成瘾者突然停药,将产生戒断症状,包括不安、失眠、呵欠、出汗、流涕、流泪、胃纳差、散瞳等,如不给阿片类药物,可出现肢体疼痛、腹绞痛、呼吸加快、血压上升、体温升高,严重者可出现休克,甚至危及生命。成瘾者在使用阿片类药物期间,若给予阿片类拮抗药,能迅速催发戒断症状,可根据此点作为成瘾或脱瘾治疗是否成功的诊断依据。治疗慢性中毒可采用以下措施:先给予小剂量美沙酮(Metkadone,

每日 5～10mg)，每半小时可给纳络酮 1.2mg，虽有较大不适，但经过 3～6h，戒断症状即可缓解，然后换用作用时间较长的纳屈酮作维持治疗，达到戒除的目的。也可单纯使用美沙酮替代疗法，应用美沙酮代替成瘾性强的海洛因，使患者减少或消除对毒品的渴求。一般 1mg 美沙酮可代替 2mg 海洛因、4mg 吗啡、20mg 哌替啶，开始时每日口服 15～20mg 美沙酮，以后逐渐减量，多数患者在10d 内完全戒除。

其他药物还有纳曲丽、纳美芬、烯丙吗啡(纳洛芬)等，详见镇痛药物。

(五)解有机氟中毒药物

常用的有机氟杀鼠药包括氟乙酰胺和氟乙酸钠，为最有效的杀鼠药，它们进入人体内，可被酰胺酶分解成氟乙酸，氟乙酸与细胞线粒体上的辅酶 A 结合生成氟乙酰辅酶 A，后者与草酰乙酸反应生成氟柠檬酸，氟柠檬酸可竞争性抑制乌头酸酶，从而阻断三羧酸循环中柠檬酸的氧化，使柠檬酸大量堆积，组织代谢发生障碍，破坏了细胞正常生理功能，导致细胞死亡。引起严重的中枢神经系统和心脏的症状，如心室纤颤和呼吸衰竭。对有机氟中毒的患者，可用特异性解毒药解氟灵解救。乙酰胺(Acetamide，解氟灵)为氟乙酰胺(敌蚜胺)中毒的有效解毒药。本品解毒机制可能是体内与氟乙酰胺竞争酰胺酶，使氟乙酰胺不能脱氨成为氟乙酸，干扰了柠檬酸的生成，从而阻断了它对三羧酸循环的影响，恢复细胞正常生理功能。适用于氟乙酰胺中毒，疗效显著，可见中毒潜伏期延长，症状明显改善，一般主要不良反应为肌肉注射有局部疼痛，如和普鲁卡因20～40mg 混合注射可减轻疼痛。注意早期足量应用，危重病例一次可给 5～10g；与解痉药、半胱氨酸合用疗效较好。

(六)解蛇毒药物

世界上除两极、少数岛屿、大西洋及个别地区外，都有毒蛇的分布，我国有毒蛇 4 科 47 种，遍及全国 27 个省区。因而对毒蛇咬伤防治研究有着十分重要的意义。蛇毒成分复杂，其中蛋白质约占 90%，含有 1 种以上的有毒成分，中毒症状是以混合毒性作用产生的。眼镜蛇科蛇毒主要致死成分是神经毒素和心脏毒素；海蛇科蛇毒主要致死成分是神经毒素和肌肉毒素；蝮科蛇毒主要是血液毒，还含有心脏毒、细胞毒、出血毒等。蛇伤可引起呼吸肌麻痹，骨骼肌麻痹、心律失常、溶血、出血等症状，如不及时抢救，可因休克或呼吸麻痹而死亡。

治疗毒蛇咬伤，首先应结扎伤肢，延缓蛇毒吸收，以争取有效排毒或解毒的治疗时间；然后切开伤口排毒，用 2.5%～5% EDTA（乙二胺四乙酸，依地酸）溶液伤口周围浸润注射，可抑制蛇毒的依赖钙的蛋白水解酶；早期用药能防止蝰科蛇毒引起的局部组织坏死，注射胰蛋白酶可将蛇毒中毒性蛋白成分水解破坏，可根据毒蛇和当时情况选用，在明确诊断蛇咬伤毒蛇的类型之后，相应抗蛇毒血清是治疗蛇伤的首选药物，它可以通过特异性免疫反应直接中和蛇毒。目前我国生产的抗蛇毒血清有蝮蛇、五步蛇、银环蛇、眼镜蛇、金环蛇、蝰蛇蛇等 6 种精制抗蛇毒血清。抗蛇毒血清治疗毒蛇咬伤能迅速改善症状、降低蛇伤死亡率，缩短疗程。但对蛇毒已经形成的组织损伤及中毒症状疗效较慢，恢复较难。对于危重患者还要进行对症治疗，做到标本兼治。对症治疗包括抗休克、抗菌、抗炎、急性肾功能衰竭和呼吸衰竭等合并症。另外，我国科学工作者对中草药治疗蛇伤做了研究工作，例如，广东蛇药用于银环蛇伤、眼镜蛇伤；上海蛇药、南通蛇药、群生蛇药等用于蝮蛇伤；红卫蛇药用于五步蛇伤；湛江蛇药用于眼镜蛇伤及银环蛇伤等。对多种蛇伤都有一定解毒保护作用，然而其疗效远不及抗蛇毒血清。

精致抗腹蛇毒血清：精致抗複蛇毒血清是由蝮蛇毒免疫马后所采集的含有抗体的血清或血浆精制而成。对蝮科的其他一些蛇毒有交叉中和作用，每毫升抗毒血清能中和五步蛇毒 1mg，烙铁头蛇毒 1.5mg，竹叶青蛇毒 0.5mg。对眼镜蛇科的银环蛇、眼镜蛇、眼镜王蛇则无效。主要用于蝮蛇咬伤的治疗。对五步蛇、烙铁头蛇及竹叶青蛇咬伤也有效。不良反应少见，但可引起血清过敏反应，如发热、皮疹、胸闷、气短、恶心、呕吐、腹痛、抽搐等。注意注射前应作皮试，取本品 0.1ml，加 1.9ml 生理盐水稀释，在前臂掌侧皮内注射 0.1ml，观察 15～20min，周围无红晕及蜘蛛足者为阴性；在用本品以前肌肉注射苯海拉明 20mg，或将地塞米松 5mg 加于 25%～50% 葡萄糖液 20ml 内静脉注射，15min 后再注射本品，可防止产生过敏反应，即使出现反应，亦较快消失；在注射过程中如果出现过敏反应，应即停药并对症处理；本品在 2～10℃冷暗处存放，有效期为 3 年。

其他抗蛇毒血清还有精致抗五步蛇毒血清、精致抗银环蛇毒血清、精致抗眼镜蛇毒血清等与精致抗蝮蛇毒血清相似。

（七）治疗高铁血红蛋白症药物

随着染料、树脂、橡胶、制药及其他化学工业的发展，氨基苯、硝基苯的生产和使用日益增加，这些化合物中除少数外，大多数都可使血液中的血红蛋白氧化成为高铁血红蛋白。另外,某些药物如伯氨喹、非那西丁、亚硝酸盐、硝酸甘油等也可引起高铁血红蛋白血症。变质菜或腌菜受肠道细菌作用,其中的硝酸盐还原成亚硝酸盐,同样可造成血红蛋白的氧化。高铁血红蛋白中含有三价铁,可与经基牢固结合,失去携氧能力,从而引起组织缺氧,出现紫绀等中毒症状。治疗本症方法是采用还原物质,促使高铁血红蛋白还原成血红蛋白,常用的还原物质有美蓝和维生素 C 等。

亚甲蓝:

1.药理作用与应用

亚甲蓝(美蓝,次甲蓝,米次蓝,四甲基蓝,甲烯蓝)系氧化剂,根据其在体内的不同浓度,对血红蛋白有三种不同的作用。低浓度时 6－磷酸－葡萄糖脱氢过程中的氢离子经还原型三磷酸吡啶核苷传递给亚甲蓝,使其转变为还原型的白色亚甲蓝;白色亚甲蓝又将氢离子传递给带三价铁的高铁血红蛋白,使其还原为带二价铁的正常血红蛋白,而白色甲亚蓝又被氧化为亚甲蓝。亚甲蓝的还原－氧化过程可反复进行。高浓度时,亚甲蓝不能被完全还原为白色亚甲蓝,因而起氧化作用,将正常血红蛋白氧化为高铁血红蛋白。由于高铁血红蛋白易与 CN－结合形成氰化高铁血红蛋白,但数分钟后二者又离解,故仅能暂时抑制CN－对组织中酶的毒性。亚甲蓝静注后作用迅速,基本不经过代谢即随尿排出,口服在胃肠道的 pH 条件下可被吸收。并在组织内迅速还原为白色亚甲蓝。在 6d 内,74％由尿排出,其中 22％为原型,其余为白色亚甲蓝,且部分可能被甲基化。少量亚甲蓝通过胆汁,由粪便排出。

本品对化学物亚硝酸盐、硝酸盐、苯胺、硝基苯、三硝基甲苯、苯醌、苯肼等和含有或产生芳香胺的药物(乙酰苯胺、对乙酰氨基酚、非那西丁、氨苯碘胺、苯佐卡因等)引起的高铁血红蛋白血症有效。对先天性还原型二磷酸吡啶核苷高铁血红蛋白还原酶缺乏引起的高铁血红蛋白血症效果较差。对异常血红蛋白症伴有高铁血红蛋白血症无效。对急性氰化物中毒,能暂时延迟其毒性。

2.不良反应

(1)本品静脉注射过速,可引起头晕、恶心、呕吐、胸闷、腹痛。剂量过大,除上述症状加剧外,还出现头痛、血压降低、心率增快伴心律紊乱、大汗淋漓和意识障碍。用药后尿呈蓝色,排尿时可有尿道口刺痛。

(2)眼科局部用药一般无不良反应,但静脉注射用于解毒时,可致恶心、呕吐、腹泻、尿蓝色等。高浓度可刺激尿路,大剂量可使全身发蓝、红细胞脆性增加、头昏、腹痛、心前区痛、大汗、兴奋、谵妄、神志不清、心电图 T 波倒置等一系列反应。

（3）亚甲蓝有时用于鞘内注射，以诊断脑脊髓液漏出部位，这种方法很有可能损害脊髓。

（4）当应用亚甲蓝作为防止尿路结石形成时，可致有排尿困难、腹泻和胃不适。

（5）羊膜囊内注入亚甲蓝诊断产期的羊膜破裂，如过量可致婴儿发生溶血性贫血。伊文思蓝（Evans Blue）比亚甲蓝更安全，可以代用。

（6）在尿路手术应用过量时，可发生休克、正铁血红蛋白血症及假性紫绀。而后者是由于染有蓝色而易误认为患者的循环情况的变化。

3.注意事项

（1）6－磷酸－葡萄糖脱氢酶缺乏患者和小儿应用本品剂量过大可引起溶血。对肾功能不全患者应慎用。

（2）本品不能皮下、肌内或鞘内注射，前者引起坏死，后者引起瘫痪。

（3）本品为1％溶液，应用时需用25％葡萄糖注射液40ml稀释，静脉缓慢注射（10min注射完毕）。

（4）对化学物和药物引起的高铁血红蛋白血症，若30～60min皮肤黏膜紫绀不消退，可重复用药。

（5）先天性还原型二磷酸吡啶核苷高铁血红蛋白还原酶缺陷引起的高铁血红蛋白血症，每日口服300mg和大剂量维生素C。

（八）治疗放射损伤药物

放射性损伤是由于电离性放射线自外部照射机体（外照射）或放射性物质进入体内照射有关组织（内照射）引起的，也称为放射病。放射性损伤最有效的防护是物理学方法，化学性防护也有效，但不够满意，已经发生的放射性损伤，现在还没有有效的治疗药物，主要是对症治疗和预防继发性感染。本节介绍防治放射性损伤比较有效药物有巯乙胺和半胱氨酸，对辐射下的机体产生选择性保护作用，可减少机体损伤程度。其余植物多糖如猴茹多糖、密环菌多糖对γ－射线照射的动物有保护作用，白细胞介素－2（IL－2）能促进辐射损伤的淋巴细胞增殖能力恢复，白细胞减少是放射治疗常见的并发症，影响患者机体的恢复和继续进行放射治疗，升白细胞药也有一定的疗效。本节介绍药物的疗效尚不够满意，因此，寻找更有效的放射病防治药物是十分必要的。

巯乙胺：巯乙胺（半胱胺，β－巯基乙胺）应用后受到照射时，即产生大量的游离羟基(OH),从而出现抗氧化作用。此外本品亦能与机体内某些酶相互作用,因而使之对放射能稳定。还能解除金属对细胞中酶系统活动的抑制。可用于预防和治疗因 X 线或其他放射能引起的放射病综合征(表现为恶心、呕吐、全身乏力、嗅觉及味觉障碍等)。用于急性四乙基铅中毒,效果较好,能解除其症状(尤其是神经系统症状),但尿铅排泄则未见增加。注意肝肾功能不良禁用。主要不良反应为注射中可能出现呼吸抑制,注射宜缓,患者宜取卧位,药液忌与金属接触,必须用玻璃注射器和不锈钢针头。

半胱氨酸:半胱氨酸为一种含巯基的氨基酸,参与细胞的还原过程和肝脏内的磷脂代谢,它有保护肝细胞不受损害、促使肝脏功能旺盛的作用。用于放射性药物中毒、锑剂中毒、肝炎、预防肝坏死等。尚未见严重不良反应报道。

参考文献

[1]王树青,鞠伟华,周宣秀．常见药物不良反应与救治西药分册[M]．北京:军事医学科学出版社,2013.

[2]林军,刘纳新,欧小龙．常见药物不良反应与救治中药分册[M]．北京:军事医学科学出版社,2013.

[3]周玲,钟淑民．药物不良反应的皮肤表现与处理[M]．南昌:江西科学技术出版社,2006.

[4]张来银,孙永金,周忠启,等．常用药物不良反应与合理应用[M]．西宁:青海人民出版社,2007.

[5]张松,张兰华,张小莉．中老年人常见药物不良反应知识问答[M]．北京:中国社会出版社,2010.

[6]杨新波,黄正明．药物不良反应与药源性疾病的防治[M]．北京:军事医学科学出版社,2009.

[7]李秀云,张冬林．药物不良反应观察[M]．北京:人民军医出版社,2012.

[8]黄德斌,杨峰,徐元翠,等．药物不良反应与合理应用[M]．武汉:湖北科学技术出版社,2010.

[9]艾义明,徐喆．抗结核药物不良反应的处理与防范[M]．武汉:湖北科学技术出版社,2011.

[10]李少波．心血管药物不良反应与防治[M]．北京:人民军医出版社,2011.

[11]何红梅,杨志福．常用药物不良反应速查手册[M]．北京:中国医药科技出版社,2020.

[12]雷招宝．药物不良反应知识问答[M]．北京:化学工业出版社,2007.

[13]张建平．心血管药物不良反应分析与处理上[M]．北京:中国纺织出版社,2020.

[14]孙定人,齐平,靳颖华,等．药物不良反应第3版[M]．北京:人民卫生

出版社,2003.

[15]张洁. 临床药物不良反应实用手册[M]. 昆明:云南科技出版社,2014.

[16]吴惠平. 临床常用药物不良反应观察与护理[M]. 北京:人民卫生出版社,2012.

[17]钱之玉. 药物不良反应及其对策[M]. 北京:化学工业出版社,2005.